Maja Hirschbühl

Die heos-Therapie

Mit Handeln zum Begreifen – die Sprachentwicklung prozessorientiert begleiten

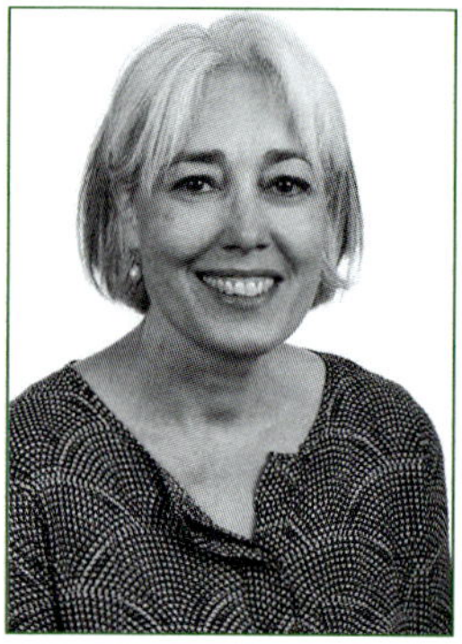

Maja Hirschbühl studierte Logopädie an der Universität Freiburg (CH). Nach ihrem Abschluss arbeitete sie zunächst als angestellte Logopädin in der Praxis von Maja Eichholzer, bevor sie 2000 eine Anstellung als Logopädin bei der logopädischen Vereinigung Oberrheintal annahm, in der sie noch heute tätig ist. Bis 2008 unterstützte sie Maja Eichholzer bei ihren Weiterbildungskursen zur heos-Therapie. Seit 2015 leitet sie die Kurse zum Thema heos-Therapie für verschiedene Hochschulen und Kursanbieter und unterrichtet darüber hinaus das Thema heos-Therapie an der Schweizer Hochschule für Logopädie Rorschach (SHLR). Von 1997 bis 2011 engagierte sie sich berufspolitisch im Vorstand des logopädischen Berufsverbandes BSGL.

Mit Erwerb dieser Publikation erhalten Sie zusätzliches Material zum Download. Die Dateien stellen wir Ihnen in unserem **Online-Shop www.skvshop.de** zur Verfügung.
Wenn Sie Ihre Bestellung über unseren Online-Shop getätigt haben, finden Sie die Download-Datei direkt nach der Bestellung in **Ihrem persönlichen Kundenkonto unter „Meine Downloads“.**
Erfolgte Ihre Bestellung nicht über unseren Shop, fordern Sie bitte über **info@schulz-kirchner.de** Zugangsdaten an – geben Sie dabei bitte **Ihren Namen, Ihre Anschrift** und das **Stichwort „heos“ an.**

Maja Hirschbühl

Die heos-Therapie

Mit Handeln zum Begreifen – die Sprachentwicklung prozessorientiert begleiten

Schulz-Kirchner Verlag

Bibliografische Information der Deutschen Nationalbibliothek
Die Deutsche Nationalbibliothek verzeichnet diese Publikation in der Deutschen Nationalbibliografie; detaillierte bibliografische Daten sind im Internet über http://dnb.d-nb.de abrufbar.

1. Auflage 2024
ISBN 978-3-8248-1340-7
eISBN 978-3-8248-9888-6

Mollweg 2, D-65510 Idstein
Vertretungsberechtigte Geschäftsführer:
Dr. Ullrich Schulz-Kirchner, Martina Schulz-Kirchner
Umschlagfoto: © New Africa – Adobe Stock
Lektorat: Doris Zimmermann
Umschlagentwurf und Layout: Susanne Koch
Druck und Bindung: TZ-Verlag & Print GmbH, Bruchwiesenweg 19, 64380 Roßdorf
Printed in Germany

Inhalt

Vorwort 7

Vorwort der Autorin 9

Einleitung. 11
Entstehungsgeschichte der heos-Therapie 11
Weiterentwicklung der heos-Therapie 12

Teil I: Das heos-Therapiekonzept

1 Grundgedanken der heos-Therapie 13

2 Drei Annahmen als Basis für die therapeutische Haltung und für die Prinzipien zur Umsetzung der heos-Therapie 15

3 Wichtige therapeutische Hilfestellungen für die Begleitung des Handlungsprozesses 25

4 Das Sprachangebot und das sprachliche Verhalten der Logopädin in der heos-Therapie 29

5 Die sechs Entwicklungsstufen auf der Handlungsebene und die daraus abgeleitete therapeutische Umsetzung 35

5.1 Vorbemerkungen 35

5.2 Passives Verhalten 37

5.3 Entwicklungsstufe 1: Manipulation der Gegenstände 43

5.4 Entwicklungsstufe 2: Funktionales Handeln *ohne* Beachtung des Handlungsresultats 50

5.5 Entwicklungsstufe 3: Ausprobieren *mit* Beachtung des Handlungsresultats 60

5.6 Entwicklungsstufe 4: Ausprobieren *mit* Ziel innerhalb einer einzelnen, konkreten Situation .69

5.7 Entwicklungsstufe 5: Ausprobieren mit viel Eigenaktivität 84

5.8 Entwicklungsstufe 6: Planungsebene 94

6 Unterstützung der exekutiven Funktionen (EF) in der heos-Therapie 103

7 Grafische Übersicht zur heos-Therapie 113

8 Einordnung der heos-Therapie in Bezug auf die evidenzbasierte Praxis (EBP). 120

Teil II: Aus der logopädischen Praxis

9 Die heos-Therapie bei verschiedenen Sprachstörungen 127
9.1 Vorbemerkungen 127
9.2 heos-Therapie beim Einstieg in den therapeutischen Prozess 128
9.3 heos-Therapie am Anfang des Spracherwerbs 135
9.4 heos-Therapie bei Kindern mit einer semantisch-lexikalischen Störung 138
9.5 heos-Therapie bei Kindern mit einer morpho-syntaktischen Störung . 150
9.6 heos-Therapie bei Kindern mit einer phonologischen Störung 156
9.7 heos-Therapie bei Kindern mit einer phonetischen Störung 159
9.8 heos-Therapie bei Kindern mit einer Redeflussstörung 162
9.9 heos-Therapie bei Kindern mit einer Spracherwerbsstörung in ihrer Erstsprache und Deutsch als Zweitsprache (DaZ) 166

10 heos-Therapie bei Kindern mit einer Spracherwerbsstörung in Kombination mit zusätzlichen Beeinträchtigungen 177
10.1 heos-Therapie zur Unterstützung von Kindern mit einer kognitiven Einschränkung 180
10.2 heos-Therapie zur Unterstützung von Kindern mit einer Autismus-Spektrums-Störung (ASS) 182
10.3 heos-Therapie zur Unterstützung der motorischen Fähigkeiten und des Tonus 187

11 Hinweise zur Raumgestaltung und Materialwahl 189

Anhang

1 Die heos-Therapie – Überblick über die Entwicklungsstufen und die therapeutische Umsetzung 197
2 Konkrete Beispiele zu den verschiedenen Entwicklungsstufen in der heos-Therapie 204
3 Gezielter Einsatz von Sprache in der heos-Therapie 212
4 Das heos-Modell (Grafik) 215
5 Zeichnerische Versprachlichungen nach der Arbeit in der Küche 216
6 Pläne der Kinder für Projekte in der Werkstatt und deren Umsetzung . 220

Literaturverzeichnis 227

Danksagung 231

Vorwort

Über Jahre traf ich Maja Eichholzer (geb. 1936) immer wieder in Wil SG zu einer gemeinsamen Kaffeezeit. Jedes Mal brachte sie spannende Fragen mit, die sie gerne mit mir diskutieren wollte. Obwohl schon lange nicht mehr als Logopädin tätig, war es ihr auch im Ruhestand ein großes Anliegen, ihren erarbeiteten Therapieansatz, den sie heos-Therapie nannte, an die Nachwelt weiterzugeben. So schrieb sie noch im Alter an zwei Publikationen (2010 und 2017).

Eines Tages fragte sie mich, ob ich nicht bereit wäre, einigen auserwählten Logopädinnen, die ihren Ansatz praktizierten, die Prinzipien einer Fachberatung für Berufskolleginnen zu erläutern. Gut erinnere ich mich an die beiden Kurstage im Jahr 2016 mit zehn engagierten und interessierten Fachfrauen. Dort lernte ich auch Maja Hirschbühl kennen. Ich wusste, dass sie eine der Hoffnungsträgerinnen von Maja Eichholzer war. Ihr traute sie zu, die Prinzipien der heos-Therapie weiterzutragen.

Leider verstarb Maja Eichholzer bereits zwei Jahre später. Selbst fürchtete ich, dass damit auch ihr reicher Erfahrungs- und Wissensschatz nach und nach verloren geht. Umso mehr freute es mich, als mich Maja Hirschbühl kontaktierte, weil sie sich mit dem Gedanken trug, ein Buch mit all ihren Erkenntnissen zur heos-Therapie zu schreiben. Gerne war ich bereit, im Rahmen meiner Möglichkeiten, sie bei diesem Projekt zu unterstützen.

Und jetzt liegt das fertige Buch vor uns. Es findet sich darin ein riesiger Schatz an wichtigen Überlegungen, Therapieprinzipien und konkreten Ideen für die Umsetzung im logopädischen Alltag. Aber aufgepasst: Es ist kein Rezeptbuch. Man kann darin nicht einfach Therapieeinheiten rauskopieren. Selbst denken und reflektieren ist gefragt! Der Therapieansatz muss mit den eigenen Grundhaltungen kompatibel sein. Nur so können die Therapieprinzipien zum Tragen kommen. Lassen Sie sich also beim Lesen infrage stellen! Machen Sie sich neugierig auf den handlungsorientierten Weg. Es wird sich für Sie, für die Kinder und deren Eltern lohnen.

Regina Jenni, Logopädin und Supervisorin
Brugg, 2024

Vorwort der Autorin

Die handlungs- und entwicklungsorientierte Sprachtherapie (heos-Therapie) fasziniert mich seit meiner logopädischen Ausbildung. Sie bildet für mich seither die Grundlage meiner sprachtherapeutischen Arbeit mit Vorschul-, Kindergarten- und Schulkindern. Die heos-Therapie bietet vielfältige Möglichkeiten, die Therapieziele über die Handlungen mit veränderbarem Material, die an den Entwicklungsstand und an die Interessen des Kindes angepasst sind, zu verfolgen. Das Kind kann über die konkret erlebten Handlungen seine Umwelt im wörtlichen Sinn begreifen, eigene Vorstellungen aufbauen und dadurch die Bedeutung der Sprachbegriffe und deren Bezüge verinnerlichen. Die Therapeutin begleitet und strukturiert die Handlungsprozesse. Mit ihren therapeutischen Hilfestellungen und mit ihrem gezielten Sprachangebot während der gemeinsam erlebten Handlungen ermöglicht sie dem Kind, Neues zu entdecken, eigenaktiv zu sein und mit allen Sinnen wahrzunehmen, was es selbst bewirken kann. Die Sprachkompetenzen des Kindes können dadurch ganzheitlich und entwicklungsorientiert in einem natürlichen und kommunikativen Rahmen schrittweise aufgebaut werden. Wie dies gelingen kann, möchte ich in diesem Buch beschreiben.

Ich lernte die heos-Therapie über den intensiven Austausch mit Maja Eichholzer, der Begründerin der heos-Therapie, kennen, als ich mein neunmonatiges Abschlusspraktikum bei ihr absolvierte und anschließend 3 Jahre in ihrer logopädischen Praxis arbeitete.

Über das Hospitieren in Maja Eichholzers Therapiestunden, durch ihre kritischen Fragen, Anregungen und Hilfestellungen zu den von mir durchgeführten Therapiestunden, in vielen Diskussionen mit ihr und über meine eigenen Erfahrungen konnte ich das Konzept der heos-Therapie verstehen lernen und immer differenzierter umsetzen.

Im Austausch mit Maja Eichholzer entwickelte ich verschiedene Orientierungshilfen und ein Entwicklungsraster für die heos-Therapie. Diese schriftlichen Unterlagen halfen zuerst mir selbst und später meinen Praktikantinnen und den Kursteilnehmenden meiner Fortbildungskurse, die Prinzipien und das Konzept der heos-Therapie zu verstehen und eine Übersicht zu gewinnen. Während der letzten 25 Jahre überarbeitete ich sie mehrmals. Die Fragen und Unsicherheiten der Kursteilnehmenden und meiner Praktikantinnen halfen mir zu sehen, welche Informationen eine angehende oder ausgebildete Logopädin benötigt, um das Konzept der heos-Therapie nachvollziehen und ausprobieren zu können. Obwohl die Kursteilnehmenden und Studierenden jeweils motiviert waren, sich diesen Therapieansatz anzueignen, gestaltete sich dieser Prozess für viele schwierig, wenn ihnen die Begleitung einer Berufskollegin fehlte, die sich mit der heos-Therapie auskannte.

Daraus entstand bei mir der Wunsch, mein angesammeltes Wissen, meine eigenen Erfahrungen und das große Lebenswerk von Maja Eichholzer, das ich weiterentwickeln durfte, noch detaillierter und mit vielen praktischen Beispielen versehen, in Worte zu fassen. Dieses Buch ist das Resultat. Es richtet sich an eine interessierte Leserschaft mit logopädischem Fachwissen, die sich mit der heos-Therapie vertieft auseinandersetzen will. Ich verfolge dabei einen praxisorientierten Blickwinkel, damit das Buch auch als Leitfaden für die praktische Umsetzung und als hilfreicher Begleiter auf dieser Entdeckungsreise dienen kann.

Maja Hirschbühl
Teufen, 2024

Einleitung

Entstehungsgeschichte der heos-Therapie

Vor mehr als 50 Jahren, bereits während der Logopädie-Ausbildung von Maja Eichholzer, nahm die Entwicklung der handlungs- und entwicklungsorientierten Sprachtherapie (heutige heos-Therapie) ihren Anfang. Als ausgebildete Kindergartenlehrperson war Maja Eichholzer gewohnt, die Kinder im Spiel abzuholen. Sie verknüpfte ihr Wissen über die Spielentwicklung und ihre Erfahrungen aus dem Kindergartenalltag mit ihrem logopädischen Fachwissen.
Immer mehr nutzte sie die Arbeit mit veränderbarem Material wie Papier, Karton, Holz, Röhren und Schachteln, aber auch mit Lebensmitteln, um neue Prozesse entstehen zu lassen. Von Anfang an dienten ihr das Material und die Handlungen als Mittel zum Zweck für ihre sprachtherapeutische Arbeit (EICHHOLZER 2010, 11). In den folgenden Jahren differenzierte sie ihre Arbeitsweise und entwickelte nach und nach die **„handlungs- und entwicklungsorientierte Sprachtherapie nach Maja Eichholzer"**.

Maja Eichholzer wollte wissen, wie sich Kinder entwickeln und welche Unterstützung sie brauchen, um Entwicklungsblockaden zu überwinden und Fortschritte in ihrer Sprachentwicklung zu erzielen. Deshalb probierte sie nicht nur Vieles in der Praxis aus und beobachtete die Reaktionen sowie die Entwicklungsprozesse der Kinder, sondern überprüfte ihre Hypothesen in der Literatur. Die neu gewonnenen Erkenntnisse integrierte sie in ihre sprachtherapeutische Arbeit. Vor allem die Forschungsergebnisse von Jean Piaget eignete sie sich über ein mehrjähriges, intensives Literaturstudium an (EICHHOLZER 2010, 14). Sein theoretischer Hintergrund bildet bis heute die Basis der heos-Therapie. Die Zusammenarbeit mit Dr. Felicie Affolter bekräftigte Maja Eichholzer in ihrer Zielsetzung, die Sprachentwicklung über das Handeln und über die Wahrnehmung anzuregen und zu unterstützen. Sie entwickelte ihren Therapieansatz jedoch in eine eigene Richtung weiter. Später fand sie auch Bestätigung in den theoretischen Erkenntnissen von Dr. Barbara Zollinger und absolvierte bei ihr den ersten Jahreskurs. Fragestellungen von Kursteilnehmerinnen und Logopädinnen[1] aus ihren Supervisionsgruppen, aber auch Gedanken, die im kritischen Austausch mit Berufskolleginnen entstanden, spornten sie immer wieder an, in der Literatur nachzuforschen und Antworten zu finden.

1 Die Mehrheit der logopädischen Fachpersonen sind Frauen. Deshalb wird die weibliche Form benutzt. Auch bei anderen Berufsgruppen und Gruppenbezeichnungen wird hauptsächlich die weibliche Form zur verbesserten Lesbarkeit verwendet. Alle Personen, die einer Gruppe angehören, sind jeweils mitgemeint.
In der Schweiz ist die Berufsbezeichnung „Logopädin/Logopäde" üblich. Er wird im Buch synonym zum Begriff Sprachtherapeutin verwendet.

Maja Eichholzer war es wichtig, dass die handlungs- und entwicklungsorientierte Sprachtherapie unabhängig von ihrem Namen weiter existiert. Um den Namen des Therapieansatzes benutzerfreundlicher zu gestalten, kreierte sie die **Abkürzung „heos-Therapie“**. Diese Abkürzung sollte auch dazu beitragen, ihre Therapiemethode vom HOT-Ansatz abzugrenzen (WEIGL& REDDEMANN-TSCHAIKNER 2009).

Weiterentwicklung der heos-Therapie

In den letzten 25 Jahren entwickelte ich im Austausch mit Maja Eichholzer und zusammen mit meinen geschätzten heos-Berufskolleginnen Claudia Baschek, Bettina Gregori und Anne Roelli verschiedene **Orientierungshilfen und Entwicklungsraster für die heos-Therapie**. In den folgenden Kapiteln versuche ich das Wesentliche herauszukristallisieren und in Worte zu fassen. Ich habe mich jeweils gefragt, was Interessierte wissen müssen, um das Therapiekonzept zu verstehen, und was aus meiner Sicht für eine wirksame Umsetzung der heos-Therapie im Hinblick auf die Sprachentwicklung zu beachten ist. Ich verfolge dabei einen praxisorientierten Blickwinkel.

Für eine erweiterte Auseinandersetzung mit der heos-Therapie empfehle ich folgende Literatur:

- Maja Eichholzer beschrieb in zwei Büchern (EICHHOLZER 2010; EICHHOLZER 2017), vor welchem theoretischen Hintergrund sie die heos-Therapie entwickelt hat und welche Aspekte und Prinzipien ihr in der Umsetzung wichtig sind.
- Monica Bürki Garavaldi stellt in ihrem Buch „Handlungs-Spiel-Räume und Sprache“ die heos-Therapie in einen größeren Bezugsrahmen (BÜRKI GARAVALDI 2004, 9). Sie geht der Frage nach, was es aus entwicklungspsychologischer Sicht braucht, damit ein Kind symbolische Vorstellungen aufbaut und schließlich die Sprache als Kommunikationsmittel entdeckt und zu entwickeln beginnt. Sie beschäftigt sich mit der therapeutischen Haltung und der Bedeutung des Handelns und „Miteinander-Tuns“ für die kindliche Entwicklung. In zwei Fallbeispielen gibt sie einen konkreten Einblick in den Therapieverlauf und beschreibt anschließend, was ihr in der interdisziplinären Zusammenarbeit wichtig ist.
- Für ein besseres Verständnis, welche Spracherwerbstheorie zur heos-Therapie passt, kann ich die Bücher von Dr. Barbara Zollinger empfehlen. Vor allem im Buch „Die Entdeckung der Sprache“ (ZOLLINGER 2015) beschreibt sie anschaulich und differenziert, wie die sprachliche Entwicklung mit anderen Entwicklungsbereichen zusammenhängt und welche Entwicklungsschritte sich gegenseitig beeinflussen. Während meiner Logopädie-Ausbildung lernte ich die entwicklungspsychologische Sprachtherapie von Dr. Barbara Zollinger in Theorie und Praxis kennen. Von Anfang an verband ich deshalb beide Ansätze miteinander und stellte fest, dass sie im Kleinkindalter sehr gut kompatibel sind und sich ergänzen.

Teil I: Das heos-Therapiekonzept

1 Grundgedanken der heos-Therapie

> **„Erkläre mir, und ich vergesse."**
> **„Zeige mir, und ich erinnere."**
> **„Lass es mich selbst tun, und ich verstehe."**

Dieses Zitat von Konfuzius bringt den wichtigsten Grundgedanken der heos-Therapie auf den Punkt. Wenn wir etwas mit möglichst allen Sinnen selbst erleben, bauen wir eigene Vorstellungen auf und vernetzen diese neuen Erfahrungen mit unserem bisherigen Weltwissen. Das eigenaktive Tun ermöglicht das Verstehen von Zusammenhängen und Bezügen. Neue Kompetenzen und Strategien können dadurch aufgebaut werden. **Nur was wir verstanden und verinnerlicht haben, steht uns für zukünftige Situationen zur Verfügung.**
Deshalb ist es ein zentrales Anliegen der heos-Therapie, dem Kind Möglichkeiten zu bieten, seine Umwelt über die Handlungen zu **„be-greifen" und Zusammenhänge verstehen zu lernen.** Das Kind soll dabei **neugierig werden, Neues entdecken und ausprobieren können und sich als selbstwirksam erleben.** Es kann dadurch Vertrauen in seine eigenen Fähigkeiten aufbauen. Die wahrnehmbaren Veränderungen **regen das Denken an und ermöglichen das eigenaktive Tun des Kindes.**

Die Sprache entwickelt sich aus den verinnerlichten Erfahrungen und Vorstellungen, über die Interaktion mit der Logopädin in sinnvollen kommunikativen Situationen.
Eine **vertrauensvolle Beziehung** zwischen dem Kind und der Therapeutin ist dabei sehr wichtig. Die Therapeutin beobachtet die **Kompetenzen des Kindes** genau und orientiert sich an seinen **Ressourcen bzw. an seinem Entwicklungspotenzial**, an seinen **Interessen** und am aktuellen **Entwicklungsstand des Kindes.**

In der heos-Therapie besteht die Aufgabe der Therapeutin darin, die **Entwicklung des Kindes über die konkreten Handlungsprozesse Schritt für Schritt zu begleiten.** Dabei geht es ihr darum, dem Kind die nötigen und noch fehlenden Erfahrungen zu ermöglichen, um selbst den Schritt auf die nächste Entwicklungsstufe machen zu können. So gesehen ist die heos-Therapie eine **Hilfe zur Selbsthilfe.**

Jedes Kind ist einzigartig mit seinen Stärken und Schwierigkeiten und wird geprägt durch sein persönliches Umfeld, in dem es aufwächst. Diesem Wissen wird in der heos-Therapie Rechnung getragen. Es geht darum, das Kind in seiner individuellen Entwicklung zu begleiten und ihm die Erweiterung seiner eigenen Strategien und seiner Sprachkompetenzen zu ermöglichen. Die Therapeutin überlegt, was das einzelne Kind braucht, um in seiner Entwicklung, mit speziellem Fokus auf seine Sprachentwicklung, Fortschritte erzielen zu können.

Die langjährige Erfahrung vieler Logopädinnen zeigt, dass die heos-Therapie eine geeignete Sprachtherapiemethode ist, um dieses Ziel zu erreichen. Sie lässt sich an die verschiedenen Entwicklungs- und Altersstufen adaptieren, vom Kleinkind- bis zum Jugendalter. **Wenn sich eine Sprachtherapeutin bei einem Kind für die heos-Therapie entscheidet, benötigt sie ein fundiertes logopädisches Fachwissen und genügend heos-spezifisches Hintergrundwissen, um die Sprachentwicklung des Kindes gezielt auf diese Weise unterstützen zu können.**

In den nächsten Kapiteln werde ich das Konzept der heos-Therapie und das dazugehörige Hintergrundwissen vermitteln. Dabei lege ich dar, welche **therapeutische Haltung** der heos-Therapie in Maja Eichholzers Sinn zugrunde liegt und welches **therapeutische Vorgehen daraus resultiert.**

2 Drei Annahmen als Basis für die therapeutische Haltung und für die Prinzipien zur Umsetzung der heos-Therapie

Erste Annahme: Sprache wird auf der Basis einer verlässlichen Beziehung und in Kommunikation mit dem jeweiligen Gegenüber erlernt

Eine **vertrauensvolle, tragfähige und verlässliche Beziehung** zwischen dem Kind und der Logopädin ist die Grundlage für jeden therapeutischen Prozess. Der Beziehungsaufbau hat deshalb besonders am Anfang der heos-Therapie Priorität, damit sich das Kind möglichst rasch wohl und sicher fühlen kann. Das Kind soll in seiner gesamten Persönlichkeit, mit seinen eigenen Vorlieben, Interessen, Abneigungen, Ressourcen und Schwierigkeiten kennengelernt werden. Nur so kann die Logopädin dem Kind ein **möglichst passendes Lernumfeld bieten** und es adäquat in seinem Entwicklungsprozess begleiten.
Über das gemeinsame Handeln und Spiel mit dem Kind gelingt es am einfachsten, das Kind ganzheitlich kennenzulernen und mit ihm in eine Beziehung zu treten. **Das gemeinsam Erlebte bietet die Grundlage, um sich darüber auszutauschen**, sei dies nonverbal und/oder verbal. Die Erlebnisse ergeben vielfältige Kommunikationsanlässe in einem natürlichen und sinnvollen Setting. Es ist spannend, die Entdeckungen miteinander zu teilen, d. h. sich mit-zu-teilen.
Die meiste Zeit des Alltags verbringt ein Kind in seinem persönlichen Umfeld (zu Hause, im Kindergarten, in der Schule, in der Kita oder in anderen Betreuungssituationen). Deshalb ist nicht nur die Beziehung der Therapeutin zum Kind wichtig für den Therapieerfolg, sondern auch die Beziehungen des Kindes zu seinem persönlichen Umfeld. Der regelmäßige Austausch mit den engsten Bezugspersonen des Kindes, insbesondere mit den Eltern und den Lehrkräften, ist deshalb ein wichtiger Bestandteil der heos-Therapie. Einerseits geht es darum, die Bezugspersonen zu beraten, wie sie das Kind im Alltag entwicklungsfördernd unterstützen können. Andererseits sollen sie darüber aufgeklärt werden, welche Entwicklungsschritte mit der Therapie unterstützt werden und warum sie für die Sprachentwicklung wichtig sind. Nur wenn die Bezugspersonen diese Zusammenhänge verstehen und wissen, warum in der heos-Therapie mit dem Kind über das Handeln und das Spiel gearbeitet wird, können sie die Therapie optimal unterstützen und somit zum Therapieerfolg beitragen.

Ein weiteres wichtiges Ziel der heos-Therapie besteht darin, **beim Kind das Bedürfnis zu wecken und zu stärken, sich mitteilen zu wollen und verstanden zu werden.** Erst wenn ein Kind erfasst hat, dass es **mit Sprache bei seinen Mitmenschen etwas bewirken kann,** wird es dieses „Werkzeug" nutzen und lernen wollen. Wenn ein Kind bereits spricht, geht es darum, seine sprachlichen Fähigkeiten so zu erweitern, dass es seine Gedanken und Bedürfnisse differenziert und verständlich ausdrücken kann.

Daraus ergeben sich folgende Konsequenzen für die Logopädin bei der Umsetzung der heos-Therapie:

- Die Logopädin bietet sich als **Kommunikations- und Spielpartnerin** an, wobei sie sich dem Kind in ihrem Verhalten und in ihrem Sprachinput anpasst und seine Interessen ernst nimmt.
- **Das Kind soll die Logopädin als interessiertes Gegenüber erleben.** Sie ist eine verlässliche Partnerin, die tut, was sie sagt. Sie solidarisiert sich mit dem Kind, indem sie gemeinsam mit ihm Hürden überwindet und es in seinen Emotionen abholt. Gleichzeitig setzt sie aber auch klare Grenzen, damit das Kind Sicherheit erhält und sich selbst besser wahrnehmen kann.
- Die Logopädin beobachtet das Kind, interpretiert sein Verhalten und reflektiert die Interaktion mit dem Kind. Sie fragt sich immer wieder: „Was will mir das Kind mitteilen? Was braucht es, um sich weiterzuentwickeln oder um eine Blockade zu lösen? Was kann das Kind bereits und welches sind die nächsten Entwicklungsschritte?“ **Sie orientiert sich immer am aktuellen Entwicklungsstand des Kindes** und nicht an seinem Lebensalter. Dies verlangt ein **fundiertes und vernetztes Wissen über die kindliche Entwicklung.**
- Um mit dem Kind in eine positive Interaktion treten und es in seinen Emotionen abholen zu können, muss die Therapeutin **ihre Haltung und Emotionen dem Kind gegenüber immer wieder reflektieren.** Wenn negative Gefühle während der Interaktion mit dem Kind ausgelöst werden, ist es wichtig, nach den Gründen dafür zu suchen.

Ein Beispiel dazu:

Wenn mich das Verhalten eines Kindes nervt, weil es immer wieder von der momentanen Situation ablenkt oder weil es mein Handlungs- oder Spielangebot verweigert, muss ich mich fragen, ob ich vom Kind etwas verlange, was es momentan nicht leisten kann. Oder versteht das Kind die Situation nicht und weiß nicht, was ich von ihm will? Muss es sich deshalb mittels Ausweich- und Verweigerungsstrategien schützen? Oder bin ich genervt und ungeduldig, weil mich ein persönlicher Konflikt beschäftigt oder weil ich müde bin? Verschiedene Hypothesen gilt es dabei zu überprüfen. **Als Regel gilt**: Nicht das Kind muss sich ändern, sondern ich muss einen Weg finden, wie ich diese negativen Gefühle, die unsere Beziehung belasten, wieder abbauen kann. Vielleicht muss ich meine Erwartungen an das Kind reduzieren und unterschwelligen Druck abbauen. Vielleicht muss ich dem Kind im Handlungsprozess mehr Struktur geben und über nonverbale Hilfestellungen die Situationen besser verständlich machen. Vielleicht muss ich den Kontakt zu den

Bezugspersonen suchen, um herauszufinden, ob sich etwas zugetragen hat, wodurch das Kind belastet oder verunsichert wurde. Aber vielleicht muss ich mir auch Erholung gönnen, damit ich in der nächsten Therapiestunde mehr Geduld habe.

Der Inhalt einer Mitteilung hat in der heos-Therapie Priorität vor den formalen Aspekten. Auf sprachlicher Ebene liegt deshalb der Schwerpunkt der Therapie zuerst auf der Entwicklung der kommunikativen und pragmatischen Fähigkeiten. Die Logopädin bietet dem Kind mit den konkreten Handlungen und Spielsituationen vielfältige Möglichkeiten, die Bedeutung der Sprache und der Wörter zu erfahren und zu „be-greifen". Dadurch unterstützt sie die Differenzierung des Sprachverständnisses sowie die Erweiterung des Wortschatzes. Diesen Schwerpunkt auf der semantisch-lexikalischen Ebene und auf der sozial-kommunikativen Ebene verfolgt die Logopädin, solange das Kind in diesen Bereichen Auffälligkeiten und Therapiebedarf zeigt.

Auf die phonetisch-phonologische Ebene (Aussprache) wird der Fokus erst dann gelegt, wenn das Kind die Voraussetzungen dafür entwickelt hat. Zu diesen Voraussetzungen gehört zum Beispiel die Fähigkeit des Kindes, in Kooperation zu arbeiten und nachzuahmen. Das Kind braucht zudem eine genügend gute Aufmerksamkeit und auditive Wahrnehmung, um die konkreten Inputs, die die Aussprache betreffen, überhaupt verarbeiten zu können. Die Eigenkontrolle des Kindes muss ebenfalls genügend gut entwickelt sein. Weiter ist eine wichtige Voraussetzung, dass sich das Kind traut, Neues auszuprobieren und keine Angst vor Fehlern hat.

Die linguistische Arbeit im Grammatikbereich (morphologisch-syntaktische Ebene) macht erst Sinn, wenn das Kind das Bedürfnis entwickelt hat, solche Wortbezüge innerhalb eines Satzes überhaupt auszudrücken. Zum Beispiel ist die Erarbeitung der Fragesatzstruktur erst dann sinnvoll, wenn sich das Kind Fragen stellt und es etwas wissen möchte. Die Arbeit an den Präpositionen ist erst dann nachhaltig, wenn sich das Kind für räumliche Bezüge interessiert und diese auszudrücken versucht.

Sobald das Kind die Voraussetzungen entwickelt hat, kann die linguistische Arbeit in die Handlungen einbezogen werden. Für manche Kinder reicht es, wenn die Logopädin den Fokus ihres Sprachangebots während der Handlungen gezielt auf bestimmte Laute oder Sprachstrukturen legt. Andere Kinder benötigen jedoch einen kontextoptimierten Input, um die Regeln zu erfassen. Dazu kann das ganze Repertoire aus unterschiedlichen logopädischen Therapieansätzen, die für das jeweilige Thema hilfreich sind, genutzt und kombiniert werden. **Die heos-Therapie**

beschränkt sich deshalb nicht nur auf das Handeln, sondern integriert alle hilfreichen Strategien, die aus anderen Therapieansätzen bekannt sind.
Ein weiterer Grund, mit der linguistischen Arbeit abzuwarten, bis das Kind von der Entwicklung her bereit dafür ist, liegt darin, den **Transfer** der gelernten Laute und grammatikalischen Strukturen in die Spontansprache zu erleichtern. Nur was zum Entwicklungsstand des Kindes passt, nimmt es an und integriert es.

In der **Zusammenarbeit mit den Eltern** geht es darum, die Lebensumstände der Familie kennenzulernen und gemeinsam nach Veränderungsmöglichkeiten im Alltag zu suchen, wenn die Eltern bereit dazu sind. Manche Familien sind im Alltag stark belastet. Ihre aktive Mithilfe ist dann nur beschränkt möglich. Die Eltern unterstützen den Therapieerfolg jedoch bereits durch eine positive Einstellung gegenüber der Therapie. Wenn sie ihr Kind regelmäßig zur Therapie bringen und ihm zu Hause Raum geben, selbst aktiv zu sein, wenn sie die alltäglichen kommunikativen Situationen mit ihrem Kind bewusster gestalten und ihrem Kind etwas zutrauen, verändert dies die Beziehung zwischen den Eltern und dem Kind auf positive und entwicklungsfördernde Weise. Erfahrungsgemäß wollen die Eltern, dass es ihrem Kind gut geht. Sobald das Kind mehr Eigenaktivität zeigt und mehr Aufmerksamkeit und Hinwendung von den Eltern fordert, passen sich die meisten Eltern nach ihren Möglichkeiten dieser Situation an.

Bei Kindern, die im Verhältnis zu ihrem Lebensalter eine **starke Entwicklungsverzögerung** aufweisen **und/oder ein stark heterogenes Profil** in den verschiedenen Entwicklungsbereichen zeigen, ist es **nicht einfach, einerseits die richtigen Schwerpunkte zu setzen und andererseits diese ungeachtet des Lebensalters zu verfolgen**. Denn die Eltern und Lehrkräfte knüpfen oft die Erwartung an die Logopädietherapie, dass das Kind in den vordergründig auffälligsten Bereichen so rasch wie möglich Fortschritte erzielt. Dies ist verständlich. Eine **nachhaltige Entwicklung** ist aber nur zu erreichen, wenn sie schrittweise aufgebaut wird. Wenn die Basis fehlt, wird das Kind das neu Gelernte nicht in sein alltägliches Verhalten und in seine Spontansprache integrieren. **Diese Zusammenhänge den Eltern und Lehrkräften zu vermitteln, halte ich für wichtig.** Ich muss ihnen erklären, warum ich im Moment andere Schwerpunkte setze und zum Beispiel noch nicht gezielt an der Aussprache oder an der Satzbildung arbeite. Die Therapie ist viel wirksamer, wenn die Bezugspersonen diese Gründe verstehen und sie meine aktuellen Therapieziele unterstützen.

Zweite Annahme: Sprache wird über die aktive Auseinandersetzung mit der Umwelt erlernt

Haben Sie schon kleine Kinder dabei beobachtet, wie intensiv sie sich mit ihrer nahen Umgebung und realen Umwelt beschäftigen? Schon ganz junge Säuglinge nehmen viele Bewegungen, Geräusche und Berührungen auf und reagieren darauf mit Interesse oder mit Unmut. Sobald die Kinder greifen können, erforschen sie die Gegenstände mit den Händen und im Mund, schauen sie an, drehen sie um, lassen sie los und greifen wieder zu. Später, wenn sie sich selbstständig fortbewegen können, machen sie vielfältige Erfahrungen mit ihrem ganzen Körper im dreidimensionalen Raum und während der eigenaktiven Auseinandersetzung mit den Gegenständen. Über das Manipulieren, das Funktions- und später über das Symbol- und Rollenspiel bauen sie innere Vorstellungen und ein eigenes Weltwissen auf. Sie vernetzen die vielfältigen Erfahrungen und verknüpfen sie mit den Sprachbegriffen, sodass auch in ihrem Sprachwortschatz ein starkes Netzwerk entsteht, das sich stetig verändert und weiterentwickelt.

Diese gesunde Entwicklung und das Bedürfnis der Kinder, eigenaktiv ihre Umwelt zu erforschen, bildet die Grundlage für die heos-Therapie.

Ein für die heos-Therapie geeigneter Therapieraum bietet ein **vielfältiges Material- und Spielangebot, das verschiedene Interessen und Entwicklungsalter abdeckt.** Das Material ist weitestgehend für die Kinder zugänglich und sichtbar, damit ihr Interesse geweckt werden kann. Zusätzlich werden auch reizarme Ecken angeboten, damit Kinder, die rasch abgelenkt sind, sich besser auf die momentane Handlung fokussieren können.
Ein Großteil des Materials lässt vielfältige Veränderungsmöglichkeiten zu. Geeignet dafür sind Verbrauchsmaterialien wie Schachteln, Röhren, Papier, Karton, Stoff, Holzbretter, Holzstäbe oder andere Naturmaterialien. Aber auch Farbutensilien, Wasser, Sand, Knete und viele verschiedene Lebensmittel sind für die heos-Therapie geeignet. Das Kind soll in der Auseinandersetzung mit diesen Materialien neue Erfahrungen machen können. Diese Erfahrungen beinhalten z. B. neue Spürinformationen, das Wahrnehmen von visuellen oder auditiven Veränderungen, neue Bewegungsimpulse oder verschiedene Körperwahrnehmungen im Raum. Dadurch kann es einerseits seine Handlungskompetenzen erweitern, aber auch Bezüge herstellen und Zusammenhänge verstehen lernen. **Es kann die Bedeutung der Wörter im wahrsten Sinne des Wortes „be-greifen" und „er-fassen" und somit eigene Bilder und innere Vorstellungen aufbauen.** Seine Neugier, sein Forschergeist und seine **Denkentwicklung** werden zudem durch diese aktive Auseinandersetzung **angeregt.**

Wenn das Kind selbst verändern kann und diese Veränderungen wahrnimmt, kann es sich **als selbstwirksam erleben.** Das macht das Kind neugierig und motiviert es zu mehr Eigenaktivität und zum Ausprobieren von Neuem. Immer wieder werden ihm neue Handlungen gelingen. **Diese Erfolgserlebnisse stärken das Selbstver-**

trauen und unterstützen die Persönlichkeitsentwicklung des Kindes enorm. So kann eine positive Wechselwirkung in Gang gesetzt werden. Ein neugieriges Kind, das sich selbst etwas zutraut, wird auch im Alltag vermehrt seine Umwelt aktiv erforschen und dadurch neue Erfahrungen machen. So gelingt der **Transfer von der Therapiesituation in den Alltag des Kindes.**

In der heos-Therapie geht es nicht um Richtig oder Falsch, sondern darum, eigene Lösungswege und -strategien zu entwickeln, um aktuelle Problemstellungen oder Schwierigkeiten zu überwinden. Die Therapeutin verfolgt konsequent diese Haltung. Es geht nicht darum, dem Kind ihr Wissen, ihre Strategien oder ihre Meinung zu lehren, sondern das Kind in seinem eigenen Prozess zu begleiten. Sie ermutigt das Kind, eigene Lösungswege zu suchen, statt aufzugeben oder auszuweichen.

Folgendes **Lernmotto** soll das Kind dabei entwickeln: **„Ich muss nicht wissen, ich kann ausprobieren."** Das Kind soll die entwicklungshemmende Angst vor Fehlern verlieren und sich mutig neuen Herausforderungen stellen.
Wie dieser Prozess im Detail unterstützt werden kann, beschreibe ich im Kapitel 5.

Aus der zweiten Annahme ergeben sich folgende Konsequenzen für die Logopädin bei der Umsetzung der heos-Therapie:

- Die heos-Therapie versteht sich als **Hilfe zur Selbsthilfe**. Sie bietet dem Kind den Raum und ein adäquates Material- bzw. Spielangebot, um seine eigenen Entdeckungen zu machen und seine Lösungsstrategien auszuprobieren. Das Kind wird auch dann zum Ausprobieren seiner eigenen Lösungsstrategie ermuntert, wenn absehbar ist, dass es mit seiner Idee nicht zum Ziel kommen wird. Nur wenn sich das Kind verletzen könnte oder sonst eine Gefahr durch das Ausprobieren besteht, wird es gestoppt. Ansonsten soll es die Erfahrung machen und erleben, was es damit bewirkt. **Es geht also nicht darum, dem Kind etwas zu lehren, sondern das Kind im entdeckenden Lernen zu begleiten.**
  Diese Begleitung beinhaltet, dass die Therapeutin dem Kind mit adäquaten Hilfestellungen beisteht und es nicht sich selbst überlässt. Es soll nicht überfordert werden oder total frustriert aufgeben. Die Therapeutin gibt ihm so viel Handlungskompetenz wie möglich und unterstützt es mit Hilfestellungen wo nötig. Diese Hilfestellungen sind dem Entwicklungsstand angepasst. Wie diese Hilfestellungen aussehen, beschreibe ich im Kapitel 3. **Die therapeutische Begleitung im Handlungsprozess verlangt ein stetiges Abwägen zwischen Strukturieren und Geschehenlassen.** Grundsätzlich strukturiert die Therapeutin den Handlungsprozess erst dann, wenn das Kind nicht weiterkommt. Solange das Kind am Entdecken und in der Handlung vertieft ist, bekommt es diese Zeit und erhält so viele Wiederholungsmöglichkeiten, wie es braucht.

- **Es gibt immer verschiedene Möglichkeiten, um ein Ziel zu erreichen.** Das Weltwissen und das Handlungsrepertoire jeder einzelnen Person sind beschränkt und ausbaufähig. Um die Ideen des Kindes aufnehmen und unterstützen zu können, muss die Therapeutin offen für neue Möglichkeiten sein und selbst Neues entdecken wollen. **Der Prozess und der Weg sind deshalb das Ziel, nicht das Produkt.** Nur so kann sie dem Kind vorleben, dass man Neues ausprobieren kann und nicht bereits schon alles wissen muss. Während der Prozessbegleitung geschieht immer wieder Unerwartetes, dem es sich anzupassen gilt, oder auch Schwieriges, das einem die eigenen Grenzen aufzeigt. Den jeweils geeigneten Weg in der Prozessbegleitung zu finden, beinhaltet ein stetiges Suchen nach weiteren Veränderungsmöglichkeiten, immer dann, wenn man nicht weiterkommt oder das Kind nicht so reagiert, wie man es erwartet hätte, oder wenn keine Fortschritte erzielt werden können.
- Was hilft, diese Offenheit zu bewahren und dennoch strukturierend eingreifen zu können, wenn der Handlungsprozess stockt? Gehen Sie **von den Merkmalen und den Funktionen eines Objektes aus**, das gerade am Entstehen ist. Seien Sie offen für verschiedene Umsetzungsmöglichkeiten und verharren Sie nicht auf der eigenen Vorstellung, wie etwas auszusehen hat oder sein müsste.

Ein Beispiel dazu:

Das Kind will ein Schiff bauen. Es gibt unterschiedliche Schiffstypen, von denen wir Erwachsene eine mehr oder weniger differenzierte Vorstellung haben. Ich denke z. B. an Segelboote, Frachtschiffe, Dampfschiffe, Ruderboote, Kanus, Motoryachten oder kleine Motorboote, Fischkutter oder Gummiboote. Sie sind unterschiedlich groß, verschieden geformt und werden auf unterschiedliche Arten auf dem Wasser fortbewegt. **Aber allen Booten sind folgende Kernmerkmale gemeinsam**: Sie schwimmen auf dem Wasser und Menschen können einsteigen. Eine Art Rand bewahrt die Menschen davor, dass sie bei Wellengang ins Wasser rutschen. Wenn diese drei Merkmale erfüllt sind, kann das Objekt als Schiff bzw. Boot bezeichnet werden, egal wie es aussieht und aus welchem Material es gebaut ist. Wenn wir uns konsequent an den Merkmalen orientieren, ist es leichter, andere Umsetzungsmöglichkeiten als die eigenen als gleichwertig anzuerkennen. Andererseits hilft die Fokussierung auf die Merkmale auch, dem Kind adäquate Hilfestellungen anbieten zu können, ohne ihm gleich eine bestimmte Lösung vorzugeben. Was genau darunter zu verstehen ist, erläutere ich in den weiteren Kapiteln.

Dritte Annahme: Kinder verfügen über vielfältige Ressourcen, die für den Erwerb der Sprache genutzt werden sollen

Jeder Mensch hat seine Stärken und Schwächen. Dies gilt auch für die Kinder in der Logopädietherapie. Die Logopädin sollte viel **Vertrauen in das Entwicklungspotenzial** des Kindes setzen. Wenn sie die bereits vorhandenen Kompetenzen des Kindes (Entwicklungsstand), seine Stärken und Vorlieben sowie seine Ressourcen (ganzheitlicher Ansatz) nutzt und darauf aufbaut, ist eher gewährleistet, dass ihre Spiel-, Handlungs- und Sprachangebote vom Kind an- und aufgenommen werden. Die kindliche Entwicklung verläuft über aufeinanderfolgende Entwicklungsschritte. Nur wenn eine starke Basis erworben ist, kann etwas Neues darauf aufbauen. Die Entwicklungen in den verschiedenen Bereichen verlaufen zudem nicht isoliert. Sie beeinflussen einander, lösen weitere Entwicklungsschritte aus und sind miteinander vernetzt (vgl. ZOLLINGER 2015). Dieses mittlerweile weit verbreitete und breit abgesicherte Wissen aus der Sprach- und Entwicklungsforschung wird in der heos-Therapie ernst genommen und konsequent umgesetzt.

Wie bereits erwähnt, stärken viele kleine Erfolgserlebnisse das **Selbstvertrauen** und das Gefühl der **Selbstwirksamkeit**. Jedem Kind tut es gut, wenn es sagen kann: „Ich habe das geschafft. Ich habe das selbst herausgefunden." Es erfährt dadurch, dass es seine Umwelt verändern, sein Verhalten anpassen und damit etwas **bewirken kann**. Es ist seiner Umwelt und seinen Sprachschwierigkeiten nicht ausgeliefert, **sondern hat Möglichkeiten, Einfluss zu nehmen**. Das Kind wird zu einer eigenständigen Person, die ihre Fähigkeiten optimal nutzen kann. Das **Entwicklungspotenzial des Kindes** wird dadurch voll ausgeschöpft. Diese positive Entwicklung begünstigt nicht nur die Spracherwerbsprozesse, sondern auch das Lernen im Alltag und in der Schule.

Zudem werden die Resilienz und insbesondere die Frustrationstoleranz des Kindes gestärkt, wenn es eine unbeschwerte und positive Haltung neuen Problemstellungen gegenüber entwickeln kann. Indem das Kind nicht auf einer einzigen Strategie verharrt, sondern sich flexibel an eine neue Situation anpassen kann, Bezüge herstellt und seine gesamten Handlungskompetenzen sowie sein Weltwissen nutzt, um neue Herausforderungen zu bewältigen, kann es eigene Schwächen oder Schwierigkeiten zumindest teilweise kompensieren. In der heos-Therapie unterstützt die Logopädin das Kind im Handlungsprozess deshalb durch viel Ermunterung und mit ihren Hilfestellungen darin, seine Ressourcen und seine bereits erworbenen Kompetenzen zu nutzen, um die aktuellen Handlungsschritte umsetzen zu können. **Das Üben und Lernen, vor allem auch das Lernen durch Fehler, spielt dabei eine wichtige Rolle.** Dieser aktive Zugang, zu versuchen eigene Schwierigkeiten zu überwinden, hilft dem Kind nicht nur auf der Handlungsebene, sondern auch in der Kommunikation.

Dazu drei Beispiele:

Das erste Beispiel: Ein Kind mit vielen phonologischen Prozessen (Lautersetzungen) will der Spielgruppenleiterin etwas mitteilen. Diese versteht nicht, was das Kind ihr sagen will. Nun könnte sich das Kind zurückziehen und die Kommunikation abbrechen, weil es gemerkt hat, dass es nicht verstanden wird. Es kann aber auch weitere Hilfsmittel nutzen, um das Verständnis zu sichern. Es kann zum Beispiel zeigen, was es meint, oder die Spielgruppenleiterin zu der Stelle führen, von der es ihr etwas mitteilen will. Es kann auch seine sprachliche Äußerung wiederholen und gleichzeitig mit Gestik und Mimik unterstützen. Ein solches Kind wird trotz aller auftauchenden Missverständnisse zu seinem Ziel kommen und sich am Schluss verstanden fühlen. Ein Kind, das resigniert, isoliert sich jedoch immer mehr mit seinem Verhalten. Die phonologische Störung hat für das Kind, das mit Rückzug reagiert, eine viel negativere Auswirkung auf die weitere persönliche Entwicklung, als für das Kind, das sich in solchen Situationen zu helfen weiß und nicht aufgibt.

Das zweite Beispiel: Eine Mutter hat mir kürzlich erzählt, dass ihr 5-jähriger Sohn, der bei mir in Therapie ist und verschiedene phonologische Prozesse zeigt, von einem Kind auf dem Spielplatz gefragt wurde, welche Sprache er denn spreche. Ihr Sohn habe sie dann gefragt, wie die Sprache heiße, die er spreche, und gab dem Jungen die Antwort der Mutter weiter, dass er Schweizerdeutsch spreche. Danach war das Thema für ihn erledigt. Er wurde durch die Frage des anderen Jungen überhaupt nicht verunsichert. Er weiß, dass es verschiedene Sprachen gibt, weil er in den Ferien schon im Ausland war. Er weiß aber auch, dass er in der Logopädie die Laute, die er durch andere ersetzt, noch lernen wird. Er selbst und sein Umfeld gehen offen mit dieser Thematik um und vertrauen, dass er das schon noch lernen wird. Wenn er nicht verstanden wird, wiederholt er seine Aussage oder unterstützt das gegenseitige Verständnis mit Umschreibungen und mit Mimik und Gestik. So erreicht er sein Ziel und wird verstanden.

Das dritte Beispiel: Ein Kind mit kleinem Wortschatz, Wortfindungsproblemen oder mit wenig Deutschkenntnissen will etwas erzählen. Ihm fehlen im Moment aber die passenden Wörter dazu. Nun kann das Kind verstummen und die Kommunikation abbrechen oder wiederum über das Zeigen oder Umschreiben oder über das Herstellen von Bezügen dem Kommunikationspartner verständlich machen, was es sagen will. Wenn sich der Kommunikationspartner für die Erzählung des Kindes interessiert und über das Nachfragen dem Kind hilft, die richtigen Wörter zu finden, kann die Kommunikation trotz der sprachlichen Schwierigkeiten gelingen und für das Kind zum Erfolg werden.

Aus dieser dritten Annahme ergeben sich folgende Konsequenzen für die Logopädin bei der Umsetzung der heos-Therapie:

- Es geht in der heos-Therapie um die Begleitung von Prozessen, damit die gemachten Erfahrungen als Erkenntnisse und als erweitertes Weltwissen verinnerlicht werden können. **Nicht das Produkt ist wichtig, sondern das, was beim Herstellen des Produkts erfahren und erlebt wird.**
- Es bedeutet, Vertrauen in das Entwicklungspotenzial des Kindes zu haben und ihm nicht die eigene Vorstellung überzustülpen oder Lösungsmöglichkeiten beizubringen, sondern das **Kind zu ermuntern, seinen eigenen Lösungsweg zu finden.** Dabei vermittle ich dem Kind folgende Haltung: „Du weißt und kannst bereits vieles. Nutze dies und probiere aus. Ich helfe dir bei Bedarf."

Der **Stundenverlauf kann nicht im Detail geplant werden**, weil viel Unvorhergesehenes während des Handlungsprozesses entstehen und geschehen kann und weil das Kind den Prozess so weit wie möglich selbst leiten soll.

Die Therapiestunden müssen aber trotzdem gut vorbereitet werden. Die Tabellen im Anhang sind geeignete und bewährte Hilfsmittel dafür. Die Logopädin überlegt sich, auf welcher Entwicklungsstufe sich das Kind hauptsächlich befindet, und leitet daraus die aktuellen Ziele ab. Je nachdem, wo und wie die Logopädin ihre aktuellen Schwerpunkte setzt, muss sie sich überlegen, welche Rolle sie dabei übernimmt und wie sie den Prozess allenfalls unterstützen kann, falls das Kind Hilfe benötigt. Somit ist eher gewährleistet, dass sie spontan auf die Situationen reagieren und trotzdem passende Unterstützung bieten kann. Auch ihr sprachliches Verhalten passt sie dem jeweiligen Entwicklungsstand des Kindes an. Was dabei zu beachten ist, beschreibe ich in Kapitel 4.

Sehr wichtig ist eine **differenzierte Nachbereitung** der Stunden, in der die Logopädin wichtige Beobachtungen, Fragestellungen und Hypothesen festhält. Dazu notiert sie, was sich auf der Handlungsebene und auf den linguistischen Ebenen oder in der Kommunikation ergeben oder verändert hat. Sie reflektiert, was positiv verlaufen ist und wo sich Schwierigkeiten zeigten. Sie überlegt weiterhin, woran das liegen könnte und wie sie in der nächsten Therapiestunde ihr Verhalten anpassen muss, um die nächsten Entwicklungsschritte unterstützen zu können.
Diese Beobachtungen und Reflexionen dienen als Grundlage für die Planung und Vorbereitung der nächsten Therapiestunde und für die Dokumentation des Therapieverlaufs. Die differenzierte Dokumentation ist unerlässlich für die Vorbereitung von Gesprächen mit den Eltern bzw. für die interdisziplinäre Zusammenarbeit und für das Schreiben von Berichten.

3 Wichtige therapeutische Hilfestellungen für die Begleitung des Handlungsprozesses

Je besser man ein Kind und seine Kompetenzen kennt und je geübter die Therapeutin in der Begleitung eines Handlungsprozesses ist, umso besser gelingt die adäquate Auswahl der geeigneten Hilfestellungen.
Die untenstehende **Auflistung dieser therapeutischen Hilfestellungen ist hierarchisch geordnet**. Während das Kind zum Beispiel über das „Führen" taktile Informationen aufnehmen kann, sind für das Verständnis von Aufträgen und Fragen komplexe innere Vorstellungen nötig. Bei der Auswahl der geeigneten Hilfestellung setze ich auf dem Niveau an, das für das Kind gemäß meiner Einschätzung in dieser Situation gerade noch hilfreich sein könnte. Falls das Kind trotz dieser Hilfestellung nicht weiterkommt, gebe ich ihm eine einfachere Hilfestellung. **So taste ich mich immer wieder an das Niveau des Kindes heran, ohne ihm sofort die Lösung zu präsentieren.**
Nur bei Kindern, die sich noch nicht lange auf eine Handlung konzentrieren können, die eine geringe Frustrationstoleranz zeigen oder rasch abgelenkt sind, lasse ich manche Zwischenschritte aus, damit der Prozess nicht zu lange dauert. Das Kind soll in nützlicher Frist zu einem Erfolgserlebnis kommen und dadurch zu weiteren Handlungen motiviert werden.

Die verschiedenen Hilfestellungen sind deshalb als Werkzeug zu verstehen und werden je nach Situation und Entwicklungsstand des Kindes individuell ausgewählt. Die Logopädin interpretiert das Verhalten des Kindes und entscheidet sich dann entweder für das Abwarten und weitere Beobachten oder für das Angebot einer Hilfestellung. Diese Prozessbegleitung bedeutet, wie bereits im letzten Kapitel erwähnt, ein stetiges Abwägen zwischen Geschehenlassen und Beobachten versus Strukturieren durch Hilfestellungen. Die eigene Persönlichkeit der Logopädin, ihr Handlungsrepertoire und ihre Erfahrungen mit der heos-Therapie spielen dabei ebenfalls eine Rolle.
Damit wird klar, dass die heos-Therapie nicht rezeptartig durchgeführt werden kann, sondern ein stetiges Suchen nach dem geeigneten Weg bedeutet. Die Logopädin muss deshalb gewillt sein, diese Arbeit während des Handlungsprozesses auf sich zu nehmen, um die heos-Therapie in dem von mir beschriebenen Sinne umsetzen zu können. Das Kind soll sich wohl und sicher fühlen. **Es soll gefordert, aber wenn möglich nicht überfordert sein.**

Welche Hilfestellungen können wir als heos-Therapeutinnen leisten?

Wir führen die Hände des Kindes

Das Führen eignet sich dazu, dem Kind neue taktile Erfahrungen zu ermöglichen und ihm Informationen zu Bewegungen und Bewegungsabläufen zu vermitteln. Wir können dem Kind in der Handhabung eines Werkzeugs oder bei der Ausführung einer Handlung helfen, wenn wir seine Hände führen. Das nutzen wir vor allem bei Kindern, die noch wenig Sprache verstehen und denen sprachliche Aufforderungen deshalb nicht helfen. Es sind jeweils kurze Inputs. Wir führen so lange, bis das Kind genügend taktil-kinästhetische Informationen erhalten hat. Immer wieder lassen wir los und schauen, ob das Kind selbstständig mit der Handlung fortfahren kann.

Wenn eine Handlung zu viel Kraft vom Kind verlangt (z. B. das Absägen eines Holzstabes oder eines Holzbrettes), wenn ihm die Koordination beider Hände schwerfällt oder wenn es den Umgang mit einem gefährlichen Gegenstand am Lernen ist (z. B. mit dem Küchenmesser schneiden), setzen wir das Führen ebenfalls ein. Während des Führens beobachten wir die Reaktion des Kindes genau. Sobald das Kind uns anzeigt, dass es selbst weitermachen will, akzeptieren wir dies und greifen nur ein, falls die Situation gefährlich zu werden droht.

Wir zeigen eine Handlung/machen eine Handlung vor

Um die Neugierde beim Kind zu wecken, ist das Vorzeigen einer Handlung eine sinnvolle Strategie. Sobald das Kind beginnt, Handlungen nachzuahmen, nutzen wir das Vorzeigen intensiv. Die Handlung muss für das Kind verständlich sein und seinem Entwicklungsstand entsprechen, damit es sie nachahmen kann. Wir zeigen die Handlung meistens langsam und deutlich vor, manchmal auch mehrmals, damit das Kind sie nachvollziehen kann. Das Vorzeigen verstehe ich als eine Art Angebot. Das Kind hat die Möglichkeit, mich nachzuahmen, wird aber nicht dazu gezwungen.

Wir bieten einen geeigneten Gegenstand an (gemäßigt neu)

Mit den angebotenen Materialien, Gegenständen oder Werkzeugen **zeigen** wir dem Kind, **womit es handeln könnte**. Wenn das Kind das Angebot annimmt, warten wir jeweils kurz ab und beobachten, was das Kind damit macht. Vielleicht manipuliert es den Gegenstand zuerst oder es wiederholt mit dem neuen Gegenstand dieselbe Handlung, die es vorher gemacht hat. Das Kind soll die Möglichkeit erhalten, dies selbst auszuprobieren.

Falls das Kind nicht erkennt, was es mit diesem Angebot tun soll, können wir ihm über das Vorzeigen oder über das Führen die Situation verständlich machen. Wenn sich das Kind trotzdem nicht für das Angebot interessiert, liegt es an uns, ein an-

deres, passenderes Angebot zu finden. Nicht das Kind muss sich ändern, sondern wir müssen uns seinen Bedürfnissen und Interessen anpassen.
Ein Kind nimmt ein Angebot eher an, wenn dieses zur Situation und zu den bisherigen Erfahrungen des Kindes passt. Angebote, die es nicht versteht und für das Kind fremd sind, werden oft abgelehnt. In solchen Situationen kann es sinnvoll sein, das Angebot selbst zu nutzen und dem Kind über das Vorzeigen die Situation verständlich zu machen. Dieses Vorzeigen soll ebenfalls als Angebot dienen, ohne die innerliche Erwartung an das Kind, dass es uns nachahmen soll.

Wir veranschaulichen die momentane Situation

Wir **zeigen** dem Kind über die Veranschaulichung der momentanen Situation, **was die aktuelle Problemstellung ist, aber nicht, was es tun soll.** Indem wir ihm zeigen, was fehlt oder was noch nicht funktioniert, kann das Kind eher verstehen, welcher Handlungsschritt als nächster folgt: z. B. das befestigte Stück fällt immer noch ab. Ein abgesägtes Stück ist immer noch zu groß und hat keinen Platz. Der Teig hält nicht zusammen, weil er zu trocken ist. Wenn das Kind die Situation wieder versteht, kann es eigenständig nach einer Lösung suchen. Falls es trotz der Veranschaulichung nicht weiterkommt, können wir ihm über ein Angebot oder über das Vorzeigen Unterstützung für einen möglichen Lösungsansatz bieten.

Wir fordern das Kind auf, einen Gegenstand oder ein Werkzeug mit einem bestimmten Merkmal zu suchen

Kinder finden oft keine Lösung, wenn sie sich diese vorstellen müssen. Wenn sie aber auf dem Regal das offen zugängliche Material und die Werkzeuge durchstöbern können, fällt ihnen oft assoziativ eine Lösungsmöglichkeit ein. Manche Kinder sind aber mit dem vielfältigen Angebot überfordert. Deshalb hilft es ihnen, wenn man ihnen sagt, **nach welchem Merkmal sie suchen sollen** (z. B. etwas anderes, das schneiden kann; etwas Langes; etwas Großes; etwas Weiches). Dann können wir bei jedem gefundenen Gegenstand miteinander kontrollieren, ob er das Merkmal erfüllt oder nicht. So akzeptiert das Kind besser, dass es gewisse Gegenstände, die es vielleicht auch noch interessant findet, wieder weglegen oder für eine spätere Situation aufheben soll. Damit das Kind nach einem bestimmten Merkmal suchen kann, braucht es jedoch bereits innere Vorstellungen und auch das Verständnis, was das Merkmalswort bedeutet. Solche Aufforderungen können wir deshalb erst nutzen, wenn sich der Wortschatz des Kindes auf diesem Niveau befindet oder in Bezug auf die Adjektive am Entwickeln ist.

Wir geben einen Auftrag

Aufträge als Hilfe für den Handlungsprozess sind erst einsetzbar, wenn das Kind solche Aufträge bereits verstehen kann. Mit dem Auftrag sagen wir dem Kind, ***was* es tun soll, aber nicht *wie*.** Auch hier gehen wir von den Merkmalen aus. Wie wir solche Aufträge formulieren und was wir dabei beachten, beschreibe ich im Kapitel 4.

Wir stellen dem Kind gezielte Fragen

Bei Kindern, die bereits viel Eigenaktivität zeigen und selbst nach Lösungen suchen, können wir ihr Denken über gezielte Fragen anregen. Ich meine damit aber nicht Fragen wie: „Was machst du jetzt?" oder „Was kommt als Nächstes?" Die Fragen müssen die Gedanken in eine Richtung lenken.
Zum Beispiel können wir das Kind ermuntern, sein vorhandenes Weltwissen zu nutzen und Bezüge herzustellen, indem wir das Kind auf frühere Situationen und Erlebnisse hinweisen („Wie hast du das bei der Türe vom Auto gemacht?", „Womit hast du schon einmal Holz befestigt?"). Oder wir können das Kind mit gezielten Fragen zur Kontrolle seiner Handlungen auffordern („Hält es jetzt zusammen?" „Passt die Länge?" „Ist alles zugedeckt?") oder ihm mit unseren Fragen helfen, eine Handlung vorauszuplanen („Was müssen wir beachten?" „Wie hoch muss der Mast sein?").

Das vorausplanende Handeln wird erst auf der sechsten Entwicklungsstufe ein Thema. Bis dahin soll das Kind Vieles **über Versuch-Irrtum lernen dürfen** und die Konsequenzen seiner Handlungen direkt erfahren können. Wir lassen das Kind deshalb auch Lösungswege ausprobieren, von denen wir selbst nicht erwarten, dass sie funktionieren. Diese „Fehlversuche" sind für das Lernen und für die Lernerfolge ganz wichtig. Sie helfen dem Kind, die Zusammenhänge zu verstehen und seine Lösungsstrategien anzupassen.
Nach vielen Erfahrungen solcher Art machen die meisten Kinder den Schritt ins vorausplanende Handeln. Sie überlegen sich immer öfter im Voraus, welche Strategie sinnvoll sein könnte. Es gibt aber Kinder, die ihren **impulsiven Arbeitsstil** lange nicht überwinden können und immer wieder in dieselben „Sackgassen" laufen, weil sie das vorausschauende, geplante Handeln nicht anwenden. Bei diesen Kindern lohnt es sich, die **Handlungsplanung schrittweise aufzubauen**, weil sie für das schulische Lernen wichtig und hilfreich ist.

4 Das Sprachangebot und das sprachliche Verhalten der Logopädin in der heos-Therapie

In diesem Kapitel möchte ich auf einige Prinzipien eingehen, die ich in der heos-Therapie beachte, wenn ich mit dem Kind spreche. Im nächsten Kapitel beschreibe ich dann für jede Entwicklungsstufe, was zusätzlich zu diesen Prinzipien noch beachtet werden soll. In der Tabelle „Gezielter Einsatz von Sprache in der heos-Therapie" im Anhang 3 ist der Inhalt übersichtlich zusammengefasst. Mit den folgenden Ausführungen möchte ich aufzeigen, dass wir heos-Therapeutinnen unseren **sprachlichen Input ganz gezielt dem jeweiligen Entwicklungsstand des Kindes anpassen.** Dadurch ist am ehesten gewährleistet, dass unser Sprachangebot vom Kind aufgenommen und verstanden werden kann und somit auch etwas bewirken kann.

▶ Grundsätzliches

Wir unterscheiden grundsätzlich das Sprechen VOR der Handlung und NACH der Handlung.

Solange das Kind die **Sprache als Kommunikationsmittel noch nicht entdeckt** hat, sprechen wir **hauptsächlich *nach* der Handlung.** Manchmal begleiten wir eine Handlung mit Geräuschen oder Lautmalereien, um uns damit interessant zu machen und die Aufmerksamkeit des Kindes zu erlangen.

Wir vermeiden es aber, Handlungen zu kommentieren, während das Kind fokussiert handelt und am Wahrnehmen ist. Denn in solchen Momenten kann das Kind die sprachliche Information nicht wirklich aufnehmen. Unser Kommentar plätschert ohne Inhalt wie Begleitmusik am Kind vorbei und hat keine Wirkung. Zudem besteht die Gefahr, dass das Kind durch unseren sprachlichen Kommentar abgelenkt und aus der Handlung gerissen wird.

Wenn aber das Kind eine Handlung beendet hat, wenn es kurz innehält oder wenn es den triangulären Blickkontakt zeigt, reagieren wir mit einem kurzen, prägnanten sprachlichen Input (in Form von Ein- bis Zweiwortsätzen). Dadurch ist **eher gewährleistet, dass das Kind diesen sprachlichen Input mit der Handlung in Verbindung setzen kann** und über mehrere Wiederholungen mit der Zeit die Bedeutung dieser Wörter erfassen kann. Deshalb benutzen wir immer wieder die gleichen Wörter in gleichen oder ähnlichen Situationen. Auf dieser Stufe geht es noch nicht um die Erweiterung des Wortschatzes, sondern um die Entdeckung der Sprache, einerseits in ihrer referenziellen Funktion (= benennen) und andererseits in ihrer kommunikativen Funktion (= sich mitteilen) (vgl. ZOLLINGER 2015, 19-31).
Sobald das Kind die **Sprache als Kommunikationsmittel entdeckt** hat, und selbst beginnt Lautmalereien, eigene Lautkombinationen oder Wörter zu benutzen,

nehmen wir diese Äußerungen auf. Durch unsere Wiederholung der kindlichen Äußerung oder durch Bestätigung seiner Aussage zeigen wir dem Kind, dass wir es verstanden haben.
Barbara Zollinger (ZOLLINGER 2004, 15-17) beschreibt in ihrem Buch „Kindersprachen – Kinderspiele" aus psycholinguistischer Sicht sehr eindrücklich, was mit „Bedeutung geben" ebenfalls gemeint werden kann und was die Therapeutin dadurch beim Kind bewirken kann:

„Indem ich seinen Tätigkeiten Bedeutung gebe, sage ich dem Kind, dass sein Tun sinnvoll ist und dass es deshalb mit mir teilbar, d. h. mitteilbar ist. Das Bedeutung-Geben bildet damit die Basis der sprachlichen Kommunikation."
Hier geht es mir aber vor allem darum, zu beschreiben, wie die Sprache nach der Handlung für die Entdeckung der Sprache als Kommunikationsmittel und für den Aufbau des Wortschatzes genutzt werden kann.

▶ **Sprache nach der Handlung**
Solange das logopädische Therapieziel vor allem im Aufbau des Wortschatzes (Verstehen der Wortbedeutungen) und in der Differenzierung des Sprachverständnisses (Verstehen der Wortbezüge innerhalb eines Satzteils oder Satzes) liegt, sprechen wir während der Begleitung des Handlungsprozesses hauptsächlich **unmittelbar nach der Handlung**.
So kann das Kind die **Bedeutung der Wörter zuerst erfahren und „be-greifen"** und anschließend die passende Wortform mit dem passenden Inhalt verbinden und verinnerlichen (vgl. ZOLLINGER 2015, 25). Wenn wir einem Kind ein ihm unbekanntes Wort vor der Handlung sagen, wissen wir nicht, worauf es diese sprachliche Äußerung bezieht, weil für das Kind der Bezugsrahmen fehlt. Die Sprache ist dann für das Kind entweder bedeutungslos oder es verbindet das Wort mit dem falschen Inhalt.

Je mehr sich der Wortschatz des Kindes differenziert, umso mehr verschiedene Wörter bieten wir dem Kind an. Je nach Entwicklungsstufe (siehe Kapitel 5) legen wir die Schwerpunkte dabei auf unterschiedliche Wortarten. Die **Menge des Inputs** wird also dem Entwicklungsstand des Kindes angepasst. Aber auch die **Satzlänge und die Komplexität unseres Sprachinputs müssen zur Aufnahmekapazität des Kindes passen**. Dies immer genau zu treffen ist nicht möglich. Aber wenn wir wissen, auf welcher Entwicklungsstufe sich das Kind sprachlich befindet, gelingt es uns besser, in der jeweiligen Situation adäquat sprachlich darauf zu reagieren und mit unserem Input dem Kind entweder einen Inhalt oder eine sprachliche Struktur zu verdeutlichen. Die Fähigkeit, den eigenen sprachlichen Input individuell an das Kind anzupassen, braucht viel Übung. Sie gehört für mich aber zu einer Kernkompetenz einer Logopädin, die auch für andere Therapiemethoden zentral ist.

Die **Sprache NACH der Handlung** dient wie oben beschrieben einerseits dazu, **den Wortschatz aufzubauen und das Sprachverständnis zu differenzieren**. Dies kann direkt nach der Handlung geschehen oder aber auch am Schluss der Stunde, wenn wir nochmals außerhalb der Handlungssituation das Geschehen während der Therapiestunde **reflektieren und versprachlichen**. Diese Versprachlichung kann auf verschiedene Weisen durchgeführt werden (siehe dazu Kapitel 5.7).
Andererseits können wir mit dem Kind **auch über formale Aspekte der Sprache sprechen und diese in Bezug zur Handlung erarbeiten**. Diesen Fokus auf die Sprachstrukturen legen wir jedoch erst, wenn das Kind ein genügend gutes Sprachverständnis sowie einen recht differenzierten Wortschatz aufgebaut hat. Auf der Handlungsebene muss es zudem so weit entwickelt sein, dass es Bezüge herstellen kann und die Fähigkeit zur Eigenkontrolle und zum Reflektieren hat. Beispielsweise können wir verschiedene Satzstellungen besprechen und gemeinsam überlegen, welche Version die Handlung korrekt ausdrückt. Auf der Ebene der Morphologie können wir verschiedene morphologische Aspekte des Wortschatzes (Artikelverwendung, Fallbildung, Verwendung von Funktionswörtern), der für die Handlung relevant ist, mit dem Kind erarbeiten. Die Wortformen der Wörter, die in der Handlung vorgekommen sind (z. B.: „Heißt es Sere oder Schere?"), können wir ebenfalls zum Thema machen und mit solchen kurzen Inputs und korrektiven Feedbacks festigen.

Solange das Therapieziel auf dem Sprachinhalt liegt, konzentrieren wir uns darauf und geben höchstens korrektive Feedbacks oder wiederholen die kindliche Aussage korrekt. Denn nach meiner Erfahrung lohnt es sich, mit der Arbeit an der Aussprache und an der Grammatik so lange abzuwarten, bis das Kind die dafür notwendigen Fähigkeiten entwickelt hat.

▶ **Sprache vor der Handlung**

Sprache VOR der Handlung **wenden wir erst dann gezielt an, wenn das Kind nichtsituative Aufforderungen verstehen kann und auf sprachliche Aufforderungen reagiert**. Der Wortschatz und das Sprachverständnis müssen deshalb einen genügend guten Entwicklungsstand erreicht haben.
Es geht dabei vor allem um **konkrete Handlungsaufträge** oder Aufforderungen, die einen Bezug zur jetzigen oder zur nächsten Handlung haben. Wir nutzen solche Aufträge, um den Handlungsprozess zu strukturieren (siehe auch Kapitel 3). Dabei beachten wir Folgendes:

- Der Auftrag muss möglichst kurz und **klar formuliert** sein.
- Der Auftrag kann **in Form einer Frage** formuliert werden, falls das Kind schon genügend Eigenaktivität und Selbstvertrauen hat, um sich die Ausführung des Auftrages zuzutrauen (z. B.: „Kannst du das befestigen? Kannst du das kür-

zen?"). Wenn das Kind sich noch wenig zutraut oder nur das tut, was es schon kennt oder weiß, nützen solche Fragen nichts. Denn die Antwort des Kindes ist dann häufig: „Nein, das kann ich nicht." oder: „Ich weiß nicht!".

- Aufträge **in Form einer Aussage** (z. B.: „Suche etwas Härteres. Das muss kürzer sein.") haben für viele Kinder mehr Aufforderungscharakter. Bei vielen Kindern, die sich noch wenig trauen, selbst etwas zu suchen oder etwas Neues auszuprobieren, ist es hilfreich, den Auftrag so zu formulieren, dass er auch uns Therapeutinnen mit einbezieht (z. B.: „Wir brauchen etwas Spitzes. Wir müssen das besser befestigen."). Wir benennen die Situation, fordern aber nicht gleich eine Leistung vom Kind, sondern geben dem Kind zu verstehen, dass wir beide angesprochen sind. Dies baut beim Kind Druck ab. Mit diesen **verschiedenen Möglichkeiten, einen Auftrag zu formulieren**, können wir den Stand in der Persönlichkeitsentwicklung (Selbstvertrauen, Eigenaktivität, Ausprobierverhalten) sowie die Handlungskompetenzen des Kindes mitberücksichtigen und dadurch eher vermeiden, dass das Kind die Ausführung des Auftrages verweigert oder der Situation ausweicht.
- Um mit unserem Auftrag die **Lösungsstrategie nicht schon vorwegzunehmen**, benutzen wir für die Formulierung eher „globale" bzw. eher **übergeordnete Begriffe**, wie z. B. befestigen, zerkleinern, verlängern, zusammenmachen, trennen. Mit diesen Begriffen sagen wir dem Kind, ***was* es tun kann, aber nicht *wie*.** Wenn ich nämlich statt „befestigen" das Wort „ankleben" benutze, informiere ich das Kind bereits, womit es befestigen kann. Diese Formulierungen brauchen Übung. Es ist normal, dass wir immer wieder zu genaue Begriffe benutzen, die die Lösung implizieren.
- **Im Nachhinein differenzieren wir sprachlich**, was wir genau getan haben. „Befestigen" kann bedeuten, dass wir etwas z. B. angeleimt, angeklebt, angeschraubt, zusammengenagelt, angebunden oder mit etwas umwickelt haben. Oder das spitze Werkzeug, das wir suchten, kann z. B. ein spitzer Bleistift, eine Ahle, ein Bohrer, eine Lochzange, ein Zahnstocher, eine Nadel oder eine Schere sein. Vielleicht haben wir auch Verschiedenes ausprobiert, bis wir die richtige Lösung gefunden haben. Dann kann man alle diese Lösungsstrategien differenzieren und vergleichen. Weil das Kind die Bedeutung des Merkmals oder der Handlung bereits erlebt hat, kann es die Begriffe dazu besser abspeichern. **So bauen wir mit der Zeit ein semantisches Feld und ein Netzwerk auf, das im Erlebten und in der Realität verankert und gefestigt ist.**

In der Tabelle „Gezielter Einsatz von Sprache in der heos-Therapie" im Anhang 3 werden zwei konkrete Beispiele beschrieben, wie der **Schwierigkeitsgrad in der Formulierung angepasst** werden kann. Diese **kleinen Zwischenschritte sind wichtig und brauchen viel Übung.** Dieser Lernprozess braucht Zeit. Wichtig sind die Reflexion und der Wille, in der nächsten Situation eine bessere Formulierung zu finden.

Denn ohne Übung neigt man eher dazu, sofort die fertige Lösung zu geben, wenn die erste Formulierung des Auftrages für das Kind nicht hilfreich war. Dies weiß ich aus eigener Erfahrung und aus der Beobachtung all meiner Praktikantinnen.

Ein Beispiel dazu:

Ich gebe dem Kind den Auftrag, etwas zu kürzen. Das Kind kennt kein passendes Werkzeug dafür oder hat keine Idee, was es tun könnte. Statt mit dem Kind im Regal zu schauen, welche Werkzeuge ihm vielleicht helfen könnten, den Gegenstand zu kürzen, und ohne einen Bezug zu einer früher erlebten Situation herzustellen, sage ich dem Kind bereits im zweiten Schritt, es solle die Schere oder die Säge holen. Damit nehme ich dem Kind jede Möglichkeit, doch noch selbst auf eine Lösung zu kommen, und nutze die verschiedenen Hilfestellungen nicht, die es im Suchprozess unterstützen könnten.

Die Sprache vor der Handlung bekommt einen weiteren wichtigen Stellenwert, wenn es um den Aufbau der Handlungsplanung geht oder wenn wir im gemeinsamen Symbol- und Rollenspiel miteinander sprechen.

Aufträge vor der Handlung dienen uns auch immer wieder dazu, den Stand des Sprachverständnisses zu beurteilen. Natürlich ist es in solchen Momenten wichtig, unsere Aussage nicht mit Gestik und Mimik zu unterstützen, sodass das Kind die nonverbalen Mittel zum Verständnis nutzen kann. Damit ist zum Beispiel gemeint, dass wir dem Kind nur verbal beschreiben, wo es etwas auf dem Regal oder im Therapiezimmer suchen oder holen soll, ohne gleichzeitig in dieselbe Richtung zu zeigen oder dorthin zu schauen.

Grundsätzlich ist folgendes Prinzip zu beachten:
Je besser die sprachlichen Fähigkeiten des Kindes sind, desto eher kann Sprache auch vor der Handlung angeboten werden und mit dem Kind über etwas kommuniziert werden, was im Moment noch nicht geschehen ist. Auch Gespräche über die Erlebnisse des Kindes außerhalb des Therapieraumes werden dann immer wichtiger. So können die gesamte Erlebniswelt des Kindes und sein persönliches Umfeld immer mehr in die Therapie mit einbezogen werden. Wir interessieren uns für die Erzählungen des Kindes, wenn es von einem Erlebnis aus dem Kindergarten oder aus der Schule erzählt oder wenn es uns berichtet, was es am Wochenende, in den Ferien oder am freien Nachmittag mit seinen Freunden erlebt hat. Bei einigen Kindern müssen wir solche Gespräche initiieren, indem wir sie danach fragen. Andere erzählen gerne von sich aus oder erinnern sich an ein Erlebnis, weil die momentane Situation bei ihnen eine Assoziation hervorruft.

Über unser Nachfragen zeigen wir dem Kind, welche Informationen uns fehlen, um die Erzählung nachvollziehen zu können, und welche Inhalte für uns wichtig sind.

Wenn ich bei einem Kind vermute, dass es das Erzählen eines Erlebnisses als Ausweichstrategie nutzt, weil es in der momentanen Situation und Handlung nicht weiterweiß, gehe ich auf solche Gespräche in diesem Moment nicht ein, sondern bitte das Kind, mir dieses Erlebnis am Schluss der Stunde zu erzählen und fokussiere es mit einer gezielten Frage wieder auf die momentane Problemstellung auf der Handlungsebene. Nach meiner Erfahrung akzeptieren die Kinder dies gut, wenn die Erzählung als Ausweichstrategie genutzt wurde. Wenn es dem Kind aber in diesem Moment emotional wirklich ein Bedürfnis ist, mir dies zu erzählen, lasse ich ihm diese Zeit und führe es danach wieder zurück zur Handlung.

5 Die sechs Entwicklungsstufen auf der Handlungsebene und die daraus abgeleitete therapeutische Umsetzung

5.1 Vorbemerkungen

Die Aufteilung in sechs Entwicklungsstufen ist eine **theoretische Unterteilung**. Sie soll helfen, die Beobachtungen zum Verhalten des Kindes auf der Handlungsebene einordnen und verstehen zu können, um daraus das therapeutische Verhalten und die Therapieschwerpunkte in der heos-Therapie besser ableiten zu können.
Der **Wechsel von einer Entwicklungsstufe zur nächsten** beinhaltet immer einen zentralen Entwicklungsschritt, der die Art, wie das Kind handelt, stark verändert. Diese Veränderung bedeutet für die Logopädin, dass sich auch ihre **Aufgabe in der Begleitung des Handlungsprozesses verändert** und sie ihr Verhalten daran anpassen muss.
Um dies zu veranschaulichen und die Zusammenhänge besser verständlich zu machen, entwickelte ich über mehrere Jahre im Austausch mit Maja Eichholzer das **Raster mit sechs Entwicklungsstufen**. Seit 2017 überarbeitete und ergänzte ich es in Zusammenarbeit mit den Logopädinnen Claudia Baschek, Bettina Gregori und Anne Roelli mehrmals. Sie kennen den Therapieansatz fundiert und wenden die heos-Therapie mit Kindern im Vorschul- bis zum Jugendalter seit vielen Jahren an.
Die folgenden Ausführungen enthalten unseren gemeinsamen Erfahrungsschatz.
Die **Tabelle „Die heos-Therapie – Überblick über die Entwicklungsstufen und die therapeutische Umsetzung“** im Anhang sowie in den einzelnen Unterkapiteln fasst die wichtigsten Inhalte dieses Rasters zusammen. Ich beschreibe, wie ich diese Prinzipien im Therapiealltag umsetze, und veranschauliche die Theorie mit konkreten Beispielen aus der Praxis.

Wie bereits im Kapitel 2 erwähnt, zielt **unser therapeutisches Verhalten** darauf ab, dass das Kind die Sprache als Kommunikationsmittel entdecken und seine sprachlichen Fähigkeiten entwickeln und differenzieren kann. Wir haben jedoch alle Entwicklungsbereiche im Fokus, die für diesen Prozess nötig sind (siehe Kapitel 7).

Die Therapiestunden können in der heos-Therapie nicht im Detail vorausgeplant werden, weil wir dem Kind so viel Handlungsspielraum und Eigenaktivität wie möglich übergeben wollen. Im Voraus können wir nicht wissen, welche Prozesse entstehen, die das Kind interessieren und die wir nutzen können. **Es können deshalb keine vorgefertigten Abläufe nachgehandelt werden**. Um trotzdem gezielt auf die Reaktionen des Kindes, auf Überraschendes und auf auftauchende Problemstellungen reagieren zu können, nutzen wir die Entwicklungsstufen als Raster. Mit ihnen haben wir **stets im Hinterkopf, welche Entwicklungsschritte wir**

beim jeweiligen Kind auszulösen versuchen und welche Therapieziele wir aktuell verfolgen. Wir überlegen im Voraus, welche Handlungen und Merkmale mit dem angebotenen Material sinnvoll sein könnten und welche Art von Varianten wir einbringen könnten, falls das Kind von uns einen Input und Struktur benötigt. **Auf diese Weise gelingt es besser, bei Bedarf gezielt zu intervenieren und trotzdem offen für die Entstehung der Prozesse zu sein.** Aus der **detaillierten Reflexion jeder Therapiestunde**, die wir schriftlich festhalten, leiten wir das weitere Vorgehen ab. **In der heos-Therapie regt die Logopädin das Kind gezielt sprachlich an.** Dazu passt sie ihren sprachlichen Input in Bezug auf die Äußerungslänge und Komplexität dem Entwicklungsstand des Kindes an. Auch den Umfang ihres Sprachangebots, die Wortwahl und der Zeitpunkt, wann die Logopädin spricht, werden individuell angepasst. In Kapitel 4 habe ich beschrieben, was eine Logopädin in ihrem sprachlichen Verhalten beachten sollte.

Die sechs Entwicklungsstufen bauen hierarchisch aufeinander auf. Die Kinder befinden sich jedoch selten nur auf einer Entwicklungsstufe. Es geht darum, herauszufinden, welche Kompetenzen das Kind bereits entwickelt hat und **wie es sich in neuen, ihm unbekannten Situationen verhält**, um als Therapeutin die Schwerpunkte setzen zu können.

Der Therapieraum sollte so gestaltet sein, dass genügend Spielsachen und veränderbare Materialien für die verschiedenen Entwicklungsstufen vorhanden sind. Wichtig ist aber auch eine reizarme Ecke im Zimmer. Eine solche Ecke kann durch einen Vorhang oder einen Raumtrenner geschaffen werden. Die reizarme Umgebung hilft rasch ablenkbaren Kindern, sich besser auf die momentane Situation einzulassen, fokussiert zu bleiben und sich mit dem aktuellen Material auseinanderzusetzen, ohne dauernd durch äußere Reize abgelenkt zu werden. Das Kapitel 11 enthält weitere konkrete Hinweise zur Raumgestaltung, die sich für die Umsetzung der heos-Therapie bewährt haben.
Altersangaben für die einzelnen Entwicklungsstufen fehlen bewusst, da die Kinder diese in sehr unterschiedlichem Alter erreichen. Manche Kinder probieren bereits im Vorschulalter sehr aktiv aus und suchen selbst nach Lösungen. Andere Kinder befinden sich im gleichen Alter erst auf der Stufe des Manipulierens. Deshalb leiten wir unsere Therapieziele und unsere Aufgabe als Therapeutin immer vom Entwicklungsalter und nicht vom physiologischen Lebensalter ab.
Alle Namen der Kinder wurden in den Beispielen aus Datenschutzgründen geändert.

In der Tabelle „Die heos-Therapie – Überblick über die Entwicklungsstufen und die therapeutische Umsetzung“ (siehe Anhang 1) werden die im Folgenden ausgeführten Zusammenhänge für alle sechs Stufen übersichtlich dargestellt. Sie kann für die Vorbereitung der Therapiestunden genutzt werden. Der Tabelleninhalt für jede einzelne Entwicklungsstufe ist zudem in jedem Unterkapitel eingefügt. Als Ergänzung zu den theoretischen Ausführungen dient die Tabelle im Anhang 2: „Konkrete Beispiele zu den verschiedenen Entwicklungsstufen in der heos-Therapie“

5.2 Passives Verhalten

Während logopädischer Abklärungen lernen wir immer wieder Kinder kennen, die ihre Umwelt nicht aktiv erkunden, sondern vor allem zuschauen. Damit meine ich nicht Kinder, die zu Beginn der Abklärung scheu sind, weil sie die neue Situation, den Raum und mich als Therapeutin nicht kennen. Ich meine Kinder, von denen mir die Eltern aus ihrem Alltag berichten, dass ihr Kind gerne einfach dasitze und zuschaue. Es scheine sich für vieles nicht zu interessieren. Eine solche Passivität als überwiegendes Verhalten kommt in einer normalen Entwicklung von Kleinkindern nicht vor. Da wir aber solche Kinder in der Praxis sehen, haben wir das passive Verhalten in das Modell integriert.

▶ Die Rolle der Logopädin auf dieser Entwicklungsstufe

Gründe für ein passives Verhalten eines Kindes gibt es viele. Es können Wahrnehmungsprobleme zugrunde liegen. Beispielsweise kann die Berührung von Gegenständen mit den Händen oder im Mund für Kinder mit einer überempfindlichen taktilen Wahrnehmung sehr unangenehm sein oder zu starke Reize auslösen, weshalb sie solche Berührungen möglichst meiden. Oder das Kind hat noch gar nicht erfasst, dass es mit seinen Bewegungen und Handlungen in seiner Umwelt etwas bewirken und verändern kann. Auch motorische Schwierigkeiten oder Probleme mit der Hand-Augen-Koordination können dieses passive Verhalten begünstigen. Manche Kinder trauen sich vielleicht auch wenig Neues zu und warten lieber ab.
Unabhängig von den Ursachen liegt das erste therapeutische Ziel bei solchen passiven Kindern darin, **sie aus der Passivität in die Aktivität zu begleiten**. Denn sie verpassen wichtige Meilensteine in der kindlichen Entwicklung, weil sie viel zu wenig grundlegende Erfahrungen sammeln, die für ihre Sprachentwicklung notwendig wären.

Bei einem passiven Kind versuchen wir deshalb als Erstes herauszufinden, wie wir **seine Neugierde wecken** und einen gemeinsamen Fokus bzw. eine **geteilte Aufmerksamkeit herstellen können**. Erstes Ziel ist es daher, über eine Handlung oder über den direkten Blickkontakt mit dem Kind in eine Beziehung zu treten.
Wir machen uns auf die Suche, welche Handlungsangebote das Kind interessieren könnten und worauf es reagiert. **Diese Angebote müssen eine kurze, einfache Veränderung zeigen und mit verschiedenen Sinnen wahrnehmbar sein.** Dabei be-

Tab. 1: Entwicklungsstufe Passives Verhalten

Entwicklungsstufe	Entwicklungsziele und therapeutisches Verhalten
Passives Verhalten Das Kind zeigt vor allem abwartendes, passives Verhalten, ist Zuschauer → kommt in einer unauffälligen Entwicklung nicht vor	Entwicklungsziele: ▪ das Kind in die Aktivität bringen durch Neugier wecken, Verwunderung auslösen ▪ Aufmerksamkeit wecken ▪ direkte Nachahmung anregen ▪ direkten Blickkontakt (ICH – DU) und Auseinandersetzung mit der Umwelt (ICH – Gegenstand) anregen Therapeutisches Verhalten: ▪ durch verschiedene Angebote herausfinden → suchen, worauf das Kind anspricht, was es interessiert → **Detektivarbeit!** Das heißt: Die Therapeutin ist einerseits Animateurin, indem sie spannende Angebote macht, die für das Kind verständlich sind, die eine rasche und überraschende Veränderung zulassen und mit allen Sinnen wahrnehmbar sind; andererseits beobachtet die Therapeutin dessen Reaktionen ganz genau und reagiert darauf. ▪ **das Tempo muss dem Kind angepasst sein** ▪ **Wichtig:** Vertrauen schaffen. Das Kind nicht überfordern. Das Kind muss nicht handeln, es darf, wenn es will. ▪ Wiederholungen zulassen (gibt Sicherheit, erfüllt die Erwartungen des Kindes) ▪ neue Angebote machen, aber nur kleine Veränderungen → gemäßigt neu
Sprachlicher Entwicklungsstand: ▪ wenig Reaktion auf Sprache ▪ meist noch kein Sprechen ▪ oft nur geringes situatives Sprachverständnis ▪ große Unterschiede zwischen den Kindern, die Bandbreite der sprachlichen Fähigkeiten kann stark variieren	Sprachliches Verhalten der Therapeutin: ▪ Therapeutin spricht **wenig** und nur prägnante, einzelne Wörter ▪ melodische Stimmführung (Motherese) ▪ sich interessant machen

© Maja Hirschbühl, überarbeitet in Zusammenarbeit mit C. Baschek, B. Gregori, A. Roelli obachten wir die Reaktionen des Kindes genau. Wie reagiert es mit dem Blick (z. B. nachschauen, fokussiert bleiben, interessiert schauen), mit seiner Mimik (z. B. leichtes Lächeln, erstaunter Blick) und mit der Gestik (z. B. Hände entgegenstrecken, Körperhaltung verändern)?

Es geht dabei nicht um Aktionismus in dem Sinne, das Kind mit vielen Spielhandlungen und Angeboten zu überreizen und ihm ein Theater vorzuspielen. Vielmehr ist es eine subtile Vorgehensweise, wo das **Innehalten und Abwarten** ebenso wichtig sind wie das aktive Handeln der Therapeutin. Denn bei manchen Kindern ist die Reaktionszeit viel länger als bei Erwachsenen. Das Kind soll durch das Innehalten und Abwarten genügend Zeit haben, die neue Situation zu erfassen, Veränderungen wahrzunehmen oder Gelegenheit erhalten, ein Angebot anzunehmen. So kann aus dem Abwarten etwas Neues entstehen.

Solange das Kind mit seiner Aufmerksamkeit bei der angebotenen Handlung bleibt, wiederholen wir diese. **Wiederholungen helfen dem Kind, die Situation zu verstehen, und geben ihm Sicherheit.**

Sobald wir beobachten, dass beim Kind das Interesse nachlässt (z. B. wenn es sich abwendet oder mit dem Blick abschweift), versuchen wir, seine Aufmerksamkeit wiederzuerlangen. Dies kann z. B. gelingen, indem man die vorherige Handlung leicht verändert oder indem man beobachtet, wohin das Kind schaut. Dieses neue Interesse versuchen wir aufzugreifen und uns dort wieder einzubringen.
Die **angebotenen Tätigkeiten beschränken sich auf funktionale, klar wahrnehmbare Handlungen**, für die sich unauffällig entwickelte Kinder in den ersten beiden Lebensjahren interessieren. Dies können Handlungen sein wie: Behälter einfüllen und wieder ausleeren, jemandem etwas zurollen, etwas herunterfallen lassen oder umkippen, Gegenstände zudecken, Spielgegenstände verstecken und wieder hervorholen, Behälter schließen und wieder öffnen, gefüllte Behälter schütteln und dabei Geräusche erzeugen usw.

Es gibt Kinder, die gut auf hörbare Veränderungen reagieren. Bei anderen Kindern wirken eher visuell oder taktil wahrnehmbare Veränderungen. Das heißt für uns als Therapeutin, dass wir **in detektivischer Arbeit** und über das **genaue Beobachten** herausfinden müssen, was für das jeweilige Kind passt. Worauf reagiert es positiv, worauf abwehrend oder ängstlich? Diese Beobachtungen helfen uns, mit der Zeit immer besser passende Spiel- und Handlungsangebote für das jeweilige Kind machen zu können.

Die Eltern können diesen Prozess unterstützen. Sie kennen ihr Kind und wissen, auf welches Material das Kind anspricht, was es von zu Hause her kennt und wofür es sich interessieren könnte. Die Angebote dürfen für das Kind nicht zu fremd sein. Es soll die Situation und Handlungen möglichst verstehen und in seine eigenen bisherigen Erfahrungen einordnen können. **Zu fremde Angebote und Situationen verunsichern das Kind und lösen eher Abwehr aus.**

Wie oben erwähnt, entscheidet das Kind durch seine Reaktionen, wie oft eine Handlung wiederholt oder leicht verändert wird. Manche Kinder brauchen nach ein bis zwei Wiederholungen bereits ein neues Angebot oder eine Veränderung, damit der gemeinsame Fokus wiederhergestellt werden kann. Andere brauchen viele Wiederholungen, bis sie genügend Informationen aufgenommen haben. Bei manchen Kindern muss man eher schnell handeln, bei anderen langsam. **Das heißt, die Therapeutin passt sich in ihren Handlungen ganz den Bedürfnissen und dem Tempo des Kindes an.**

Dies ist immer wieder ein anspruchsvoller Lernprozess für die Logopädin. Bei manchen Kindern findet man den Zugang rascher, bei anderen dauert es länger, bis das Kind die Therapeutin als Spiel- und Kommunikationspartner akzeptiert.

Aus der Arbeit mit vielen verschiedenen Kindern habe ich gelernt, dass einem passiven Kind der **Schritt in die Aktivität rascher gelingt, wenn ich als Therapeutin keine spezifische Erwartung an das Kind habe.** Nicht das Kind muss sich ändern, sondern ich muss versuchen, einen Zugang zum Kind zu finden. Dabei hilft die innere Haltung, dass ich dem Kind zutraue, den Schritt zu wagen, wenn es genügend Sicherheit und Vertrauen in mich oder in die Situation hat. **Es darf meine Angebote annehmen und mich nachahmen, muss es aber nicht tun.** Diese Haltung der im Therapieraum anwesenden Bezugsperson zu vermitteln, ist mir ganz wichtig. Auch sie soll das Kind zu nichts drängen und nichts von ihm verlangen. Ihre Anwesenheit soll dem Kind Sicherheit geben und keinen Druck aufbauen, eine bestimmte Leistung zu zeigen.

▶ Sprachliches Verhalten der Logopädin

Auch im Hinblick auf das sprachliche Verhalten der Logopädin geht es bei passiven Kindern darum, herauszufinden, worauf das jeweilige Kind positiv reagiert. Bei manchen Kindern bewährt es sich, den Fokus vorerst nur auf die Handlung zu legen, ohne sie sprachlich zu begleiten, damit die Kinder nicht abgelenkt werden. Andere Kinder können länger aufmerksam bleiben und den Kontakt halten, wenn die Logopädin handlungsbegleitende Lautmalereien, Geräusche oder Einzelwörter einsetzt, die sie melodisch dramatisch anbietet. Wichtig dabei ist das Motto: WENIGER IST MEHR! Denn das Sprachangebot muss auf dieser Entwicklungsstufe prägnant und interessant für das Kind sein. Nur so wird es entdecken können, dass sich die Sprache auf das gemeinsam Erlebte bezieht und eine Bedeutung hat.

Beispiel Paul (Duplo-Steine)

Therapeutische Zielsetzungen:

- über die Handlung und über den Blick in Kontakt treten
- Beziehung und Vertrauen aufbauen
- Paul in die Aktivität bringen

Der 3;1-jährige Paul[1] kommt mit seiner Mutter zu mir zur logopädischen Abklärung. Er wurde unserem Dienst vom Kinderarzt zugewiesen, weil Paul noch praktisch nichts spricht und seit einem Jahr keine sprachlichen Fortschritte mehr zeigte. Die Mutter sagt mir, Paul könne sich nicht lange mit Spielsachen beschäftigen. Oft scheine es ihr, dass er keine Lust habe, etwas zu tun.
Zu Beginn der Abklärung reagiert Paul auf die neue Umgebung des Therapiezimmers und auf mich als unbekannte Person, indem er sich hinter der Mutter versteckt. Als die Mutter sich setzt, klettert er auf ihren Schoß und wendet sich von mir ab. Auf das bereitgestellte Material (Knete und Kochutensilien) geht er nicht ein. Er schiebt die Sachen weg und versteckt sein Gesicht an Mamas Brust.
Ich frage die Mutter, womit ihr Sohn zu Hause gerne spiele. Sie berichtet mir, dass er gerne mit Duplo und mit Fahrzeugen spiele. Deshalb hole ich die Kiste mit den Duplo-Sachen aus dem Schrank. In dieser Kiste gibt es einen Duplo-Stall, verschiedene Bauernhoftiere, Traktoren und Lastwagen mit Anhänger sowie einzelne Duplo-Steine. Wir setzen uns alle auf den Boden. Aber Paul hängt sich immer noch an die Mutter und zeigt mir seinen Rücken. Die Mutter fragt ihren Sohn immer wieder, was los sei. Er müsse doch keine Angst haben, sie sei ja auch da. Das zeigt in Pauls Verhalten aber keine Wirkung. Die Mutter scheint mir unsicher zu sein, wie sie in dieser Situation reagieren soll.
Deshalb sage ich ihr, dass es für mich absolut in Ordnung sei, wenn Paul etwas Zeit brauche, sich in dieser neuen Situation zurechtzufinden. Ich sei es gewohnt, dass die Kinder diese Zeit benötigen, um mit mir in Kontakt zu treten. Sie solle ihm diese Zeit lassen und könne ja mit mir zusammen zu spielen beginnen.
Ich beginne die Duplo-Sachen aus der Kiste zu holen, lade einige Duplo-Steine auf einen Anhänger auf, fahre mit diesem ein kurzes Stück und leere die Duplo-Steine wieder aus. Meine Tätigkeiten begleite ich mit Geräuschen. Die Mutter ahmt mich nach, während Paul immer noch abgewendet auf ihrem Schoß sitzt. Nach kurzer Zeit beginnt er jedoch mal kurz den Kopf zu drehen und uns zuzuschauen. Sobald sich unsere Blicke treffen, wendet er sich wieder ab. Mit der Mutter kommuniziere ich über den Blickkontakt und über die Mimik. Sie versteht, dass sie ihren Sohn zu nichts drängen soll.

1 Alle Namen der beschriebenen Kinder wurden aus Datenschutzgründen geändert.

Nach einigen Minuten löst sich Paul plötzlich vom Schoß der Mutter, setzt sich ganz nahe neben sie und schaut uns zu. Von selbst nimmt er jedoch nichts in die Hand, obwohl die Mutter extra ganz nahe bei ihm mit den Fahrzeugen spielt. Da Paul auf dieses Spielangebot nicht eingeht, verändere ich meine Handlung. Ich lege den Kistendeckel schräg an die Kiste, fahre mit dem Fahrzeug rückwärts hoch und lasse die Duplo-Steine in die Kiste fallen. Dies erzeugt ein lautes Geräusch. Pauls Interesse scheine ich dadurch geweckt zu haben. Mit höherem Körpertonus und etwas vorgeneigtem Oberkörper sitzt er auf dem Boden und schaut mir zu. Deshalb wiederhole ich die gleiche Handlung recht theatralisch und begleite sie wieder mit Motorengeräuschen und sage „bum", als die Steine in die Kiste fallen.
Ein Stein fällt neben die Kiste auf den Boden, statt in die Kiste hinein. Ich reagiere mit „oh nein, geh hinein!", nehme den Duplo-Stein und werfe ihn im hohen Bogen in die Kiste. Das findet Paul anscheinend lustig, denn er reagiert mit einem Schmunzeln und seine Augen leuchten. Ich hole einen weiteren Stein, der noch weiter weg liegt, und werfe ihn wieder in die Kiste. Jetzt muss Paul sogar ein bisschen lachen. Den nächsten Stein halte ich hoch in die Luft neben mein Gesicht und sage langsam und recht theatralisch: „Achtung, fertig, los!" Auf „Los" werfe ich den Duplo-Stein wieder in die Kiste. Während ich „Achtung, fertig, los!" gerufen habe, wechselt der Blick von Paul immer wieder zwischen mir und dem Duplo-Stein. An seiner Mimik sehe ich, dass er gespannt darauf wartet, was jetzt passiert. Dieses Prozedere wiederhole ich drei Mal. Dann nimmt Paul von sich aus einen Duplo-Stein, hält ihn hoch in die Luft und schaut mich an. Ich sage wieder sehr theatralisch und mit freudiger Mimik: „Achtung, fertig, los!" und auf „Los" wirft Paul den Stein in die Kiste. Als er trifft und der Stein wieder mit lautem Krachen in der Kiste landet, muss er laut lachen. Anschließend werfen wir die Duplo-Steine, Fahrzeuge und Duplo-Tiere immer wieder abwechselnd in die Kiste und auch die Mutter macht mit. Nach einigen Malen begleitet Paul seine Handlung sogar mit „Atu, teti, oo" und wirft den Klotz in die Kiste.
Die Mutter ist sehr erstaunt und erfreut, dass Paul meinen sprachlichen Input übernimmt. Dieses Wurfspiel wiederholen wir über zehn Minuten. Meine Ohren dröhnen schon vom lauten Krach. Paul scheint der Lärm aber nicht zu stören, sondern zu freuen.
Ich erläutere der Mutter noch während der Abklärung, welche Material- und Handlungsangebote für Paul auf der jetzigen Entwicklungsstufe sinnvoll wären. Dies könnten zum Beispiel verschiedene Behälter oder Gegenstände sein, die man öffnen und schließen kann und die mit verschiedenen Sachen gefüllt werden können, z. B. Schachteln, Büchsen, Spielkoffer, Küchenkästchen. In der folgenden Verlaufskontrolle einen Monat später berichtet mir die Mutter, dass Paul solche Wurfspiele, in Interaktion mit den Eltern, zu Hause mit verschiedenen Spielsachen während fast zwei Wochen ganz intensiv wiederholt hatte. Er habe jeweils im Voraus seine Version von „Achtung fertig los" gesagt und sich über die Reak-

tionen der Eltern gefreut. Ihr falle auf, dass Paul nun auch in anderen Situationen den triangulären Blickkontakt zeige. Der Mutter haben das direkte Miterleben der Situationen, das Beobachten der Reaktionen ihres Sohnes sowie meine Erklärungen anscheinend geholfen, den Sinn dahinter zu verstehen. So konnten die Eltern ihren Sohn in den darauffolgenden Wochen zu Hause gut unterstützen und den Prozess begleiten.
Mit diesen Wurfspielen machte Paul verschiedene grundlegende Erfahrungen. Er nahm wahr, dass seine Handlungen ein Resultat erzeugen und er etwas in der Umwelt oder bei seinen Bezugspersonen bewirken kann. Durch das Wiederholen des Wurf- und Zielspiels mit verschiedenen Spielsachen konnte er erleben, dass nicht alle Gegenstände das gleiche Geräusch erzeugen, wenn man sie in einen Behälter wirft, dass Gegenstände manchmal auch daneben fallen und vielleicht davonrollen, dass nicht alle Gegenstände geworfen werden dürfen und dass man die Gegenstände auch in andere Behälter werfen oder legen, umleeren und wieder herausnehmen kann. Vielleicht hat er auch die Erfahrung gemacht, dass nicht alle Gegenstände in bestimmte Behälter passen.
Auf der Basis dieser intensiven und emotional positiven Interaktionen mit den Eltern ergaben sich weitere gemeinsame Spiele und Tätigkeiten, die Paul interessierten. Zudem haben auch die Eltern erfahren, auf welcher Entwicklungsstufe Paul ist und welche Spiel-, Interaktions- und Handlungsangebote für ihn passen. So können sie besser verstehen, warum er anders „spielt", als sie es bei anderen gleichaltrigen Kindern sehen.
In diesem Beispiel ist Paul und mir die gegenseitige Beziehungsaufnahme und sogar das aktive Nachahmen bereits während der Abklärung geglückt. Über ein zufälliges „Missgeschick" habe ich die Neugierde von Paul wecken können. Nach einigen Wiederholungen hat er sich dieselbe Handlung sogar selbst zugetraut. In dem Moment, als er gemerkt hat, was er bewirken kann, reagierte er mit freudigem Lachen und mit dem Bedürfnis zur Wiederholung. Oft sind für die Kontaktaufnahme mehrere Therapiestunden nötig, bis dieser Prozess in Gang kommt.

5.3 Entwicklungsstufe 1: Manipulation der Gegenstände

Anders als beim passiven Verhalten ist das Kind auf dieser Entwicklungsstufe selbst aktiv.
Normalerweise beginnt ein Kind, sobald es greifen kann, die Gegenstände mit dem Mund und den Händen zu erkunden. **Über alle Sinne** (Tasten, Spüren, Schmecken, Riechen, Hören, Sehen) nimmt das Kind dabei Informationen auf. Es sammelt Erfahrungen über die Eigenschaften der Gegenstände, z. B. über die Beschaffenheit der Oberfläche, die Konsistenz, die Größe, das Gewicht, die Form, die Temperatur und den Geschmack des Gegenstandes. Wie ein Kind die verschiedenen Wahr-

nehmungsbereiche über die Sinne entwickelt und welche Bedeutung diese für die gesamte Entwicklung, aber auch für die Sprachentwicklung haben, beschreibt Wolfgang M. Auer in seinem Buch „Sinnes-Welten“ differenziert und anschaulich (vgl. AUER 2007).
Wenn das Kind den Gegenstand in den Händen hält, bewegt, anschaut und im Mund erkundet, kann es mit der Zeit diese gemachten Sinneserfahrungen miteinander verknüpfen. Durch das wiederholte Hantieren mit denselben Gegenständen und das Wiedererkennen der Eigenschaften baut das Kind erste innere Vorstellungen auf (AUER 2007, 187-192).
Das Kind manipuliert auf dieser Entwicklungsstufe mit den Gegenständen auf eine Art, die mit dem Zweck des Gegenstandes direkt nichts zu tun hat. Es behandelt alle Gegenstände auf die gleiche Weise: schlagen, werfen, fallen lassen, in den Mund nehmen, ausleeren, greifen und wieder loslassen. Es sind repetitive Handlungen.
Kinder, die auf dieser Entwicklungsstufe verharren, zeigen oft ein sehr unstetes und hastiges Verhalten. Sie ziehen zum Beispiel Gegenstände aus dem Regal, lassen sie fallen oder leeren die Behälter aus und wenden sich dem nächsten Gegenstand zu. Immer wieder sehen wir dreijährige Kinder bei der Abklärung, die unser Therapiezimmer innerhalb kurzer Zeit in ein Chaos verwandeln, weil sie alles, was sie in die Hände bekommen, kurz anschauen und dann wieder weglegen, ohne sich damit zu beschäftigen. Solche Kinder sind für die Bezugspersonen sehr anstrengend. Es scheint, als ob sie sich für nichts interessieren.

Deshalb ist es enorm wichtig, dass ein Kind auf dieser Entwicklungsstufe entdecken kann, dass Gegenstände eine spezielle Funktion haben und man sie unterschiedlich verwendet. Dazu muss es aber **in die Nachahmung kommen** und sich für die Handlungen der anderen interessieren. Wie können wir Kinder in diesem Prozess begleiten?

▶ Die Rolle der Logopädin auf dieser Entwicklungsstufe

Im Unterschied zum passiven Verhalten ist das Kind auf dieser Entwicklungsstufe von sich aus aktiv. **Seine Interessen und Aktivitäten sind auf dieser Stufe der Ausgangspunkt für das gemeinsame Handeln.** Indem die Logopädin seine Handlungen aufnimmt und es nachahmt, kann sich das Kind verstanden und angenommen fühlen. Für Kinder, die mit den Gegenständen manipulieren und sie noch nicht gemäß ihrer Funktion benutzen, eignen sich alltägliche Gegenstände, die nicht gefährlich für sie sind.
Auf dieser Stufe geht es zunächst darum, die Handlungen des Kindes aufzunehmen und sie zu spiegeln. Anschließend sollte versucht werden, über eine leichte Veränderung oder Variation, die nahe an der Tätigkeit des Kindes ist, seine Neugierde zu wecken (= **gemäßigt neue Angebote**).

Tab. 2: Entwicklungsstufe 1

1. Entwicklungsstufe	Entwicklungsziele und therapeutisches Verhalten
Manipulation der Gegenstände Das Kind zeigt Tätigkeiten, wie schlagen, werfen, fallen lassen, die mit der eigentlichen Funktion des Gegenstandes nichts zu tun haben. ▪ keine Beachtung des Handlungsresultats ▪ repetitive Handlungen ▪ wenig Veränderungen	**Entwicklungsziele:** ▪ gemeinsamen Fokus aufbauen über die Handlung ▪ triangulären (bzw. referenziellen) Blickkontakt aufbauen ▪ funktionale Handlungen nachahmen ▪ Funktion der Gegenstände entdecken **Therapeutisches Verhalten:** ▪ Handlung vom Kind aufnehmen und ▪ leichte Variationen derselben Handlung vormachen ▪ bewusst Neuerungen einbringen und Angebote machen, die nahe an der Handlung des Kindes sind → durch diese Art von Angeboten und Variationen wird das Kind bestenfalls neugierig und beginnt, die Veränderung zu beachten → die repetitiven Handlungen können dadurch unterbrochen werden ▪ neue Handlungsschemata anbieten ▪ das Tempo dem Kind anpassen, d. h. die Aufmerksamkeitsspanne des Kindes beachten ▪ falls es abgelenkt ist oder ausweicht → neues Angebot machen, damit die Aufmerksamkeit wiedergewonnen wird
Sprachlicher Entwicklungsstand: ▪ praktisch keine oder wenige einzelne Wörter oder Lautmalereien ▪ sprachliche Repetitionen oder Echolalien ▪ nur situatives Sprachverständnis	**Sprachliches Verhalten der Therapeutin:** ▪ wenig, gezielte Sprache *nach* der Handlung, das Kind soll die Bedeutung der Wörter mit der Handlung in Verbindung bringen können ▪ deshalb nur wenig verschiedene Wörter, aber viele Wiederholungen ▪ **auf keinen Fall alles kommentieren!** ▪ vor allem einzelne Wörter, Lautmalereien (Motherese) ▪ bei triangulärem Blickkontakt immer sprachliche Reaktion der Therapeutin ▪ prägnante Ein- bis Zweiwortsätze anbieten

© Maja Hirschbühl, überarbeitet in Zusammenarbeit mit C. Baschek, B. Gregori, A. Roelli

Damit das Kind die Funktionen der Gegenstände überhaupt aufnehmen und erlernen kann, ist ein **gemeinsamer Fokus notwendig**. Das Kind muss sich für sein Gegenüber interessieren und beobachten, was der andere mit den Gegenständen tut. Nur so kann es sich für Neues öffnen, seine Erfahrungen und Handlungskompetenzen erweitern und sie an die jeweilige Situation anpassen.

Über die Nachahmung, entweder direkt nach unserer Handlung oder zu einem späteren Zeitpunkt, erwirbt das Kind im eigenen Tun wichtige Merkmale der Gegenstände und beginnt sie voneinander zu unterscheiden. Es verändert seine Handlungen je nach Gegenstand. Ausgangspunkt seiner Handlungen sind dann nicht mehr seine bereits gelernten Handlungsmuster wie schlagen, schütteln, greifen und loslassen, sondern Ausgangspunkt für seine Handlungen sind nun die Merkmale und Funktion der Gegenstände. Damit nimmt das Kind bereits erste Unterscheidungen und Kategorisierungen seiner Umwelt vor, die zentral für den Begriffsaufbau sind (ZOLLINGER 2015, 22-23).

Kinder auf dieser Entwicklungsstufe sprechen in der Regel noch nichts oder nur ganz wenig. Ihr Sprachverständnis ist meistens ebenfalls stark eingeschränkt. Sie verstehen Sprache nur, wenn sie zur Situation passt, und reagieren noch wenig auf sprachliche Aufforderungen. Um trotzdem mit dem Kind in Interaktion treten zu können, nutzen wir verschiedene therapeutische Möglichkeiten. Wir bieten dem Kind neues und unterschiedliches Material an und beobachten, ob es diese Angebote annimmt. Wir können das Kind **führen**, wenn es Schwierigkeiten in der Ausführung einer Handlung hat oder wenn es nicht weiß, was es mit einem Gegenstand tun kann. Wir können auch neue Handlungen oder leichte Variationen der aktuellen Handlung **vorzeigen**, damit das Kind die Möglichkeit hat, diese nachzuahmen.

Bei all diesen Handlungsangeboten ist es wieder **wichtig, innezuhalten, abzuwarten und auf das Tempo und die Reaktionen des Kindes zu achten**, damit wir unser Verhalten so gut wie möglich daran anpassen können. Auch die Menge der Wiederholungen wird durch die Aufmerksamkeitsdauer des Kindes bestimmt.

Neben dem gemeinsamen Fokus auf die Handlung ist die **Entdeckung des triangulären Blickkontakts – als Grundlage für die Sprachentwicklung – von zentraler Bedeutung** (ZOLLINGER 2015, 20-21). Denn: „Sprache beinhaltet immer eine Dreiecks-Situation: Sie kommt von einem, ist an ein Du gerichtet und bezieht sich auf etwas Drittes, d. h. auf einen Gegenstand oder später auf ein Thema. Um die Sprache als Kommunikationsmittel zu entdecken, ist es deshalb wichtig, dass das Kind dieses Dreieck zwischen ICH, DU und GEGENSTAND herstellen kann, d. h. die Welt der Dinge mit der Welt der Personen verknüpfen lernt." (ZOLLINGER 2002, 12)
Um diesen triangulären Blickkontakt auszulösen, verhalten wir uns immer wieder anders, als wir es in einer bestimmten Situation normalerweise tun würden. Dadurch besteht eine größere Chance, dass das Kind reagiert, weil etwas anderes geschieht, als es gewohnt ist oder als es erwartet hat.
Zum Beispiel nehmen wir den Gegenstand nicht in die Hand, wenn das Kind ihn uns ohne Blickkontakt hinhält. Erst wenn das Kind uns anschaut, reagieren wir

sofort, indem wir den Gegenstand entgegennehmen und sprachlich reagieren, z. B. mit „Danke" oder „aufmachen?". Immer wieder zeigen wir dem Kind mit unserem Abwarten auf den Blickkontakt, dass wir ihm als eigenständige Person mit eigenen Bedürfnissen gegenüberstehen und eine Reaktion erst dann erfolgt, wenn das Kind uns anschaut, also wenn es von uns persönlich etwas will. Indem wir uns über die Mimik und Sprechmelodie interessant machen und das Kind sofort nach der Blickkontaktaufnahme mit einer Reaktion von uns „belohnen", motivieren wir das Kind, in einer späteren Situation diese Kontaktaufnahme mit uns wieder herzustellen. Bei manchen Kindern sind mehrere, manchmal auch viele Anläufe nötig, bis sie das Prinzip verstehen. Sie geben auf oder wenden sich etwas anderem zu, wenn von uns keine Reaktion erfolgt. Bei solchen Kindern hilft es, sich so zu platzieren, dass unser Gesicht ins Blickfeld des Kindes rückt. So können wir sofort reagieren, auch wenn der Blick des Kindes nur ganz kurz an uns vorbeischweift.

▶ **Sprachliches Verhalten der Logopädin**

Bei der Arbeit mit einem Kind auf dieser Entwicklungsstufe wird der **sprachliche Input immer gezielt gewählt und stark reduziert**. Das Gesagte soll **prägnant** sein und **nicht wie eine „Begleitmusik"** auf das Kind wirken. Es ist deshalb wichtig, nicht alles zu kommentieren. Es geht vielmehr darum, einzelne Handlungen auszuwählen und mit wenigen, einfachen Wörtern NACH dem Ereignis zu verstärken. Während der Handlungen machen höchstens begleitende Lautmalereien oder Geräusche Sinn. Kinder, die über längere Zeit auf der Stufe des Manipulierens bleiben, haben oft Mühe, mehrere Informationen gleichzeitig aufzunehmen. Darum wäre ein handlungsbegleitendes Sprechen nur eine Ablenkung von der Handlung. Wenn der Sprachinput aber kurz nach Abschluss der Handlung oder eines Handlungsschrittes kommt, ist eher gewährleistet, dass das Kind ihn aufnimmt und mit der Bedeutung der soeben erlebten Handlung verbinden kann. Deshalb werden die gleichen Wörter immer wieder benutzt. Es geht auf dieser Stufe noch nicht darum, den Wortschatz zu erweitern, sondern darum, dem **Kind die Entdeckung zu ermöglichen, dass das Gesagte eine Bedeutung und einen Bezug zum Erlebten hat**. Ein gezielter sprachlicher Input erfolgt zudem immer, wenn das Kind den triangulären Blickkontakt zeigt, weil wir in diesem Moment seine Aufmerksamkeit haben.

Beispiel Adnan (Spielknete)

Therapeutische Zielsetzungen:

- einen gemeinsamen Fokus aufbauen
- Handlungen gegenseitig nachahmen
- die Aufmerksamkeit und das Interesse über leichte Variationen und neue Handlungs- und Gegenstandsangebote wecken

Ich biete Adnan Knete und verschiedene Spiel-Kochutensilien an. Es gibt ein Raviolirad, ein kleines Nudelholz, verschiedene Keksformen aus Metall, kleine Bleche und Schüsseln und kleines Besteck. Wir sitzen uns am Tisch gegenüber. Jeder von uns hat eine Spielknete, die weich und leicht veränderbar ist, an den Fingern aber nicht kleben bleibt.
Ich beginne meine Knete mit der Faust flachzuklopfen. Adnan ahmt mich nach. Das Klopfen kennt er. Dann nehme ich das Nudelholz und rolle die Knete mit langsamen Bewegungen flach, damit Adnan aufnehmen kann, was hier passiert. Anschließend biete ich ihm das Nudelholz an. Er drückt mit ihm auf die Knete, bewegt es aber nicht. Deshalb führe ich kurz seine Hände, damit er versteht, welche Bewegung er ausführen muss, um mit dem Nudelholz die Knete flach zu rollen.
Adnan übernimmt diese Handlung, wellt die Knete flach aus und hört mit dieser Bewegung nicht mehr auf. Anscheinend hat er nicht wahrgenommen, dass seine Knete nun flach und dünn ausgewellt ist. Deshalb strecke ich ihm eine Keksform hin. Er nimmt sie in die Hand, weiß aber nicht, was er damit tun kann. Ich mache darum mit meiner Knete vor, wie ich die Form in die Knete drücken und einen Keks ausstechen kann. Diese Veränderung nimmt Adnan wahr und drückt seine Form ebenfalls in die Knete. Beim Herausziehen der Form entdeckt er die Lücke in der Knete. Das scheint ihm zu gefallen. Sofort drückt er die Keksform wieder in die Knete, um eine neue Form auszustechen. Die ausgestochenen Kekse in der Form scheint er nicht wahrzunehmen. Denn er sticht weitere Formen aus, bis die ausgestochene Knete oben aus der Form quillt. Diese überschüssige Knete legt er dann einfach weg. Als Adnan in der Knete keinen Platz mehr findet, um weitere Formen auszustechen, zeige ich ihm vor, wie man alle Knetereste mit beiden Händen wieder zusammenkneten kann. Das ahmt er nach und der Ablauf von Auswellen und Ausstechen beginnt von Neuem.

Weil Adnan davon fasziniert ist und ganz konzentriert dranbleibt, wiederholen wir diesen Ablauf mehrmals. Erst als er nicht mehr so motiviert scheint, biete ich ihm das Raviolirad an. Auch dieses drückt er in die Knete und fährt mit dem Raviolirad kreuz und quer über die Knete, wodurch gezackte Furchen in der Knete entstehen. Adnan wiederholt diese Handlung mehrmals, aber ihn scheinen die Muster in der Knete nicht wirklich zu interessieren. Deshalb führe ich ihn kurz, damit er versteht, wie er mit diesem Raviolirad Teile der Knete abtrennen kann. Das abgetrennte Stück lege ich auf das Blech. Somit gebe ich dem Abtrennen einen Sinn. Adnan ahmt dies nach. Als alle Knete zerschnitten ist, strecke ich ihm eine Handpuppe mit offenem Mund entgegen und sage: „Mniäm, mniäm", um sein Interesse zu wecken und die Handpuppe interessant zu machen. Adnan scheint diese Situation zu verstehen und legt der Handpuppe ein Stück Knete in den Mund. Die Handpuppe isst die Knete genüsslich mit vielen Schmatzgeräuschen. Das gefällt Adnan und er streckt ihr weitere Stücke entgegen. Adnan hat in dieser Stunde verstanden, dass er die Knete mit verschiedenen Gegenständen bearbeiten kann und dass die Küchenutensilien unterschiedliche Funktionen haben. Da die Veränderungen klar wahrnehmbar waren, hat er das Resultat eines Teils seiner Handlungen bereits aufgenommen. Somit hat er einen wichtigen Schritt für die weiteren Entwicklungsstufen gemacht.

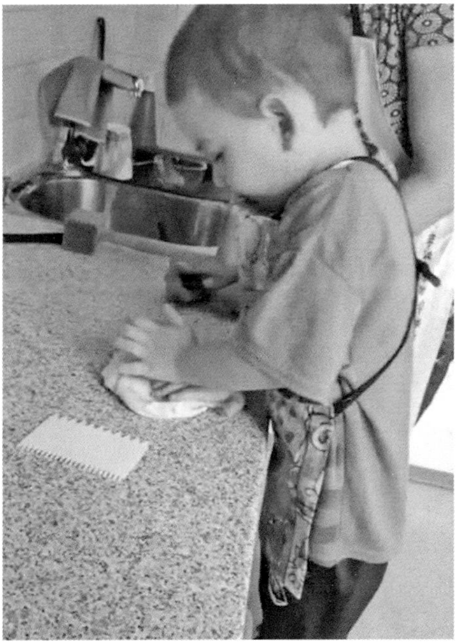

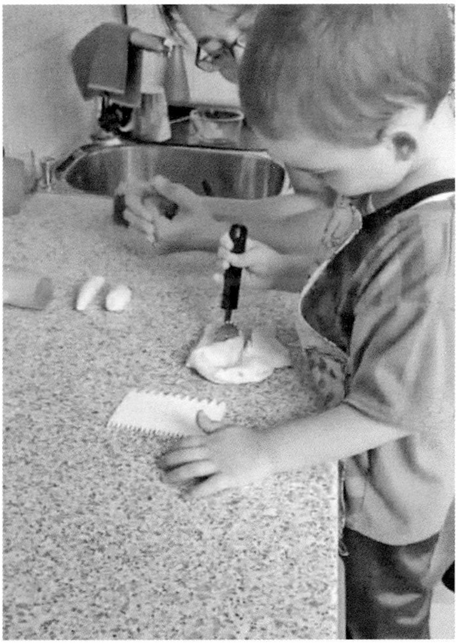

Gleiche Handlungen wie im beschriebenen Beispiel können auch mit echtem Teig gemacht werden.

5.4 Entwicklungsstufe 2: Funktionales Handeln *ohne* Beachtung des Handlungsresultats

Im Unterschied zur Stufe der Manipulation hat das Kind auf der zweiten Stufe bereits gelernt, dass Gegenstände spezifische Funktionen haben und unterschiedlich benutzt werden.

Der Gegenstand ruft nun die Handlung hervor. Die Handlung selbst steht im Vordergrund, aber noch nicht das Handlungsresultat. Wenn ein Kind auf dieser Entwicklungsstufe z. B. einen Malstift sieht, wird es damit etwas kritzeln. Das Kind auf dieser Stufe interessiert sich aber noch nicht für die Spuren, die es auf dem Blatt oder auf der Unterlage hinterlässt. Wenn das Kind ein Mobiltelefon sieht, wird es dieses ans Ohr halten oder Wischbewegungen auf dem Bildschirm machen. Es wird aber noch nicht möglich sein, mit ihm ein fiktives Telefonat zu führen, und es interessiert sich auch nicht wirklich dafür, was es im Detail mit seinen Wischbewegungen auslösen kann.

Auf sprachlicher Ebene verhält es sich ähnlich. Wenn ein Kind einen Gegenstand sieht oder eine Handlung erkennt, kann diese Situation ein Wort beim Kind auslösen, falls es dieses schon kennt. Das Wort gehört aber noch zum Gegenstand oder zur Handlung und wird nur gesagt oder verstanden, wenn der Gegenstand in demselben Moment physisch vorhanden ist oder wenn die Handlung geschieht. Ein Kind auf dieser Entwicklungsstufe versteht Sprache deshalb erst in der Situation und macht handlungsbegleitende Äußerungen. Die Sprache wird aber noch nicht kommunikativ verwendet. (ZOLLINGER 2002, 12-13)

Tab. 3: Entwicklungsstufe 2

2. Entwicklungsstufe	Entwicklungsziele und therapeutisches Verhalten
Funktionales Handeln *ohne* Beachtung des Handlungsresultats Der Gegenstand ruft die Handlung hervor.	**Entwicklungsziele:** ▪ das Kind soll das Handlungsresultat wahrnehmen und sich als Person wahrnehmen, die etwas verändern und bewirken kann → Selbstwirksamkeit erfahren ▪ Nachahmung, auch verzögerte Nachahmung **Therapeutisches Verhalten:** ▪ neues Material anbieten, bei dem das Kind innerhalb kurzer Zeit deutliche Veränderungen und somit das Handlungsresultat wahrnehmen kann: z. B. Holzstäbe zersägen und Stücke auf den Boden fallen lassen oder große Löcher in ein Holzbrett bohren oder Teig verändern usw. → Verwunderung auslösen, Neugierde wecken → Lust nach mehr! ▪ gemäßigt neues Angebot, d. h. bisherige Erfahrungen einbeziehen, kleine Schritte ▪ Emotionen spiegeln: z. B. Freude, Frust, Verwunderung, auch mimisch, stimmlich ▪ Wiederholungen mit leichten Variationen vormachen ▪ Gegenstände anbieten, die Widerstand bieten → Veränderung ist besser wahrnehmbar ▪ das Kind bei Bedarf führen ▪ das Tempo dem Kind anpassen, d. h. die Aufmerksamkeitsspanne des Kindes beachten ▪ falls es abgelenkt ist oder ausweicht → neues Angebot machen, damit die Aufmerksamkeit wiedergewonnen wird
Sprachlicher Entwicklungsstand: ▪ Gegenstände oder Handlungen lösen beim Kind Wörter, Lautmalereien oder Gestik aus, um sie zu benennen, v. a. handlungsbegleitende Äußerungen ▪ noch wenig kommunikative Verwendung der Sprache, d. h. das Kind nutzt Sprache noch wenig, um etwas zu bewirken ▪ vor allem situatives Sprachverständnis	**Sprachliches Verhalten der Therapeutin:** ▪ immer noch wenig, aber prägnant sprechen! → wenn Sprache, dann erst ***nach*** der Handlung ▪ vor allem „resultative Wörter" nutzen, z. B.: weg, zu, unten, bumm; d. h. Wörter, die nahe am wahrnehmbaren Geschehen sind und das Handlungsresultat beschreiben ▪ Lautmalereien anbieten ▪ bei triangulärem Blickkontakt immer sprachliche Reaktion der Therapeutin ▪ einzelne Wörter oder ganz kurze Satzteile

▶ Die Rolle der Logopädin auf dieser Entwicklungsstufe

In der Therapie geht es bei einem Kind auf dieser Stufe darum, seine **Aufmerksamkeit auf das Handlungsresultat zu lenken**. Es soll merken, dass es mit seinen Handlungen und auch mit seiner Sprache **etwas bewirken kann**. Die Entdeckung dieser Selbstwirksamkeit ist enorm wichtig für die kindliche Entwicklung und ein eigentlicher Motor für das eigenaktive Erforschen der Umwelt. Um dem Kind den Entwicklungsschritt zu erleichtern, das Handlungsresultat wahrzunehmen, eignen sich **Materialien, die auf einfache Weise große und mit verschiedenen Sinnen wahrnehmbare Veränderungen zulassen** und zudem **keine symbolischen Kompetenzen voraussetzen**.

Geeignet sind zum Beispiel Sand und Wasser, die mit verschiedenen Werkzeugen oder von Hand in unterschiedliche Gefäße umgefüllt oder ausgeleert werden können. Sachen können auch im Sand versteckt oder im Wasser versenkt werden. Schwimmende Materialien können ins Wasser gedrückt und wieder losgelassen werden, damit sie an die Oberfläche aufsteigen. Oder ins Wasser geworfene Gegenstände können mit einem Sieb wieder aus dem Wasser gefischt werden. Es eignen sich auch allerlei Klötze oder Korkzapfen und andere Materialien, die in Behälter oder Schachteln gefüllt werden können. Teig, Knete oder Fingerfarben eignen sich ebenso, vorausgesetzt das Kind hat keine taktilen Berührungsängste. Durch neue Tätigkeiten mit dem gleichen Gegenstand oder durch die gleiche Tätigkeit mit verschiedenen Gegenständen kann versucht werden, das Interesse des Kindes auf das Handlungsresultat zu lenken. Diese neuen Inputs beinhalten nur **kleine Veränderungen**. Sie **knüpfen nahe an der vorausgegangenen Handlung an. Sie sind funktional und noch nicht symbolisch.**
Mit ihrer Reaktion und mit dem oben beschriebenen Verhalten versucht die Logopädin zudem immer wieder, den triangulären Blickkontakt beim Kind auszulösen, falls es diesen Entwicklungsschritt nicht bereits gemacht hat.

Beispiel Tom (Sand)

Therapeutische Zielsetzungen:

- gemeinsamen Fokus aufbauen
- Unvorhergesehenes provozieren oder Überraschung beim Kind auslösen
- kleine Veränderungen anbieten, um die Aufmerksamkeit aufrechtzuerhalten
- über konkret wahrnehmbare Veränderungen dem Kind ermöglichen, das Handlungsresultat wahrzunehmen

Tom und ich spielen mit dem Sand unseres fahrbaren Sandkastens. In einer großen Kiste befinden sich verschiedene Gefäße und Utensilien, die wir für die Handlungen mit dem Sand benutzen können. Ich stelle eine Plastikflasche vor Tom hin, stecke einen transparenten Trichter in den Flaschenhals und biete Tom eine kleine Schaufel an. Er nimmt das Angebot an und scheint die Situation zu verstehen. Denn sogleich beginnt er, mit der Schaufel Sand in den Trichter zu füllen. Er tut dies, ohne darauf zu achten, was mit dem Sand im Trichter geschieht, obwohl die Fließbewegung des Sandes ein Geräusch erzeugt und man sie durch den transparenten Trichter sehen kann. Anscheinend muss die Veränderung noch prägnanter sein, damit Tom sie wahrnimmt. Damit die Flasche rascher voll wird und diese prägnante Veränderung geschieht, bevor Tom sein Interesse am funktionalen Füllen des Trichters verliert, ahme ich Tom nach und fülle den Trichter ebenfalls mit Sand. Nach mehrmaligem Nachfüllen des Trichters steckt die Trichteröffnung in der Flasche im Sand. Die Fließbewegung stoppt, das Geräusch hört auf und der Trichter bleibt voll, läuft sogar ein bisschen über. Diese Veränderung geschieht plötzlich. Tom schaut mich erstaunt an. Ich reagiere ebenfalls mit Verwunderung und zeige dies mimisch. Damit Tom dranbleibt und sich nicht vom Trichter abwendet, hebe ich diesen leicht an, sodass der Sand wieder fließt. Kurz darauf stelle ich ihn wieder in den Flaschenhals, sodass der Sandstrom abermals stoppt. Dann warte ich ab. Tom ahmt mich sofort nach, hebt den Trichter ein wenig an und freut sich, dass der Sand wieder fließt. Sobald die Fließbewegung wieder stoppt, schaut er mich erneut an. Ich führe seine Hand und hebe den Trichter über den Flaschenrand an, damit der Sand wieder fließt.

Plötzlich ergießt sich der Sand über den Flaschenhals, weil die Flasche voll ist. Dadurch entsteht wieder eine neue Situation. Damit Tom diese Veränderung wahrnimmt, halte ich eine Hand unter den überfließenden Sand. Dies scheint Tom aber nicht zu interessieren. Er legt den Trichter weg und leert die Flasche aus. Dann beginnt das Füllen der Flasche mit dem Trichter von Neuem. Damit wir nicht genau das Gleiche wiederholen, versuche ich, seine Aufmerksamkeit auf die Fließbewegung des Sandes und die Kraterbildung im Trichter zu lenken. Ich zeige auf die Seite des Trichters und sage: „Oh, schau!“, schaue selbst gebannt auf den Trichter und fahre mit dem Finger entlang der Trichterwand, um die Fließbewegung deutlich zu machen. Tom hält inne und nimmt nun die Fließbewegung wahr. Als der Trichter leer ist, füllt er ihn wieder auf und beobachtet nun, was mit dem Sand passiert. Dieses Handlungsresultat scheint ihn zu interessieren. Ich zeige mit dem Finger oben auf den Trichter und er sieht, dass sich ein Krater in der Mitte des Trichters bildet, wenn der Sand herunterfließt. Erfreut stelle ich fest, dass Tom mit den Augen immer wieder hin und her wechselt, um die Trichteröffnung sowie die Seitenwand zu beobachten. Solange er gebannt zuschaut, halte ich inne und lenke ihn nicht ab.

Nach mehrmaligem Auffüllen des Trichters findet Tom diese Beobachtung anscheinend nicht mehr so spannend. Er schweift mit den Augen ab. Deshalb biete ich ihm einen Plastikeimer an und kippe die volle Flasche darüber, damit sich der Eimer füllt. Ich halte meine Hand wieder unter den Sandstrom, sodass er seitlich wegspritzt. Das gefällt ihm anscheinend nicht, denn er stößt meine Hand weg.
So versuche ich, mich über eine andere Handlung in sein Geschehen einzubringen. Ich fülle den Trichter mit Sand und halte ihn hoch über dem Eimer vor Toms Gesicht hin, damit der Sandstrom in seinem Blickfeld ist. Er streckt seine Hand und zeigt mir damit an, dass er den Trichter halten möchte. Ich gebe ihm den Trichter in die Hand und fülle ihn von Neuem. Nun kann er die Gewichtsveränderung des Trichters zusätzlich zur visuellen Veränderung spüren und muss seine Kraftaufwendung stetig anpassen. Dass sich der Eimer immer mehr mit Sand füllt, beachtet er nicht oder reagiert zumindest nicht darauf. Ich behalte den Fokus deshalb auf den Trichter und bringe dort eine neue Veränderung ein, indem ich den Sandstrom durch Zuhalten der unteren Trichteröffnung stoppe. Tom nimmt diese Veränderung sofort wahr. Er stößt meine Hand weg, damit der Sand wieder herausfließen kann. Das akzeptiere ich. Im weiteren Verlauf der Stunde versuche ich immer wieder, eine neue, kleine Veränderung ins Geschehen einzubringen, sobald Tom nach mehrmaligen Wiederholungen durch Abwenden des Körpers oder durch das Weglegen der aktuell benutzten Gegenstände signalisiert, dass er nun genug davon hat. Manche meiner Angebote kommen bei Tom an, manche nicht. Auf manche Veränderungen reagiert er, auf andere nicht. Hauptsache ist jedoch, dass wir im Verlauf dieser Sequenzen immer wieder einen gemeinsamen Fokus haben, in Interaktion treten können und er einige Veränderungen wahrnimmt.

Manchmal müssen neue Handlungen mehrmals vorgezeigt oder wiederholt werden, bis das Kind darauf reagiert und sich dafür interessiert. Es kann auch versucht werden, sich in die Handlung des Kindes einzubringen, um das Resultat zu verändern. Dadurch kann es gelingen, den Fokus des Kindes auf das veränderte Geschehen zu richten. Die Veränderung muss innerhalb einer kurzen Zeitspanne geschehen und deutlich wahrnehmbar sein, damit das Kind den Anfangszustand mit dem neuen Zustand vergleichen kann. Wenn meine Intervention dem Kind nicht gefällt, höre ich damit wieder auf. Denn ich will beim Kind positive Emotionen und keinen Ärger auslösen. Die Interaktion mit mir soll für das Kind angenehm und interessant sein. Es soll sich durch mich nicht gestört fühlen.

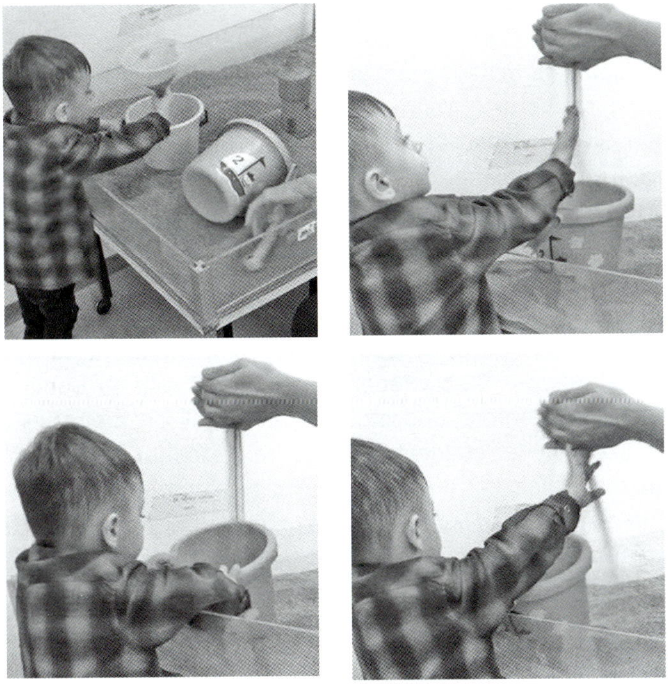

Ein kleiner Junge führt ähnliche Handlungen aus, wie im Beispiel beschrieben.

Beispiel Ana (Schraubstock)

Therapeutische Zielsetzungen:

- über das Angebot von verschiedenen Materialien für die gleiche Handlung immer wieder das Interesse wecken und neue Veränderungen evozieren

Ana hat den Schraubstock mit dessen Kurbel entdeckt. Sie dreht sie in beide Richtungen und schaut dabei nur die Kurbel an. Damit sich eine Schraubstockbacke bewegt, raste ich die Kurbel ein. Ich zeige auf die bewegliche Schraubstockbacke und sage: „Schau", als sie wieder an der Kurbel dreht. Dieser Hinweis genügt Ana, damit sie realisiert, was ihre Drehbewegung bewirkt. Mehrmals ändert Ana die Drehrichtung der Kurbel und beobachtet, wie sich die eine Schraubstockbacke immer weiter von ihr entfernt oder sich beim Schließen wieder nähert.
Um eine Veränderung einzubringen und dem Öffnen und Schließen noch ein weiteres wahrnehmbares Handlungsresultat hinzuzufügen, halte ich einen Holz-

stab zwischen die Schraubstockbacken, als Ana den Schraubstock erneut fast zugedreht hat. Sobald der Holzstab eingeklemmt ist, stoppt die Möglichkeit zu drehen abrupt. Ana schaut zum Schraubstock und nimmt den langen Stab wahr. Sie ändert sofort die Drehrichtung. In diesem Moment fällt der Holzstab auf den Boden. Sie hebt ihn auf und will ihn wieder einklemmen. Weil das Drehen und gleichzeitige Festhalten des Stabes zu schwierig für sie ist, übernehme ich das Halten des Stabes. Dieses Mal beobachtet sie genau, wie sich der Spalt zwischen dem Stab und der Schraubstockbacke verkleinert. Sobald der Stab eingeklemmt ist, lasse ich ihn los. Er „schwebt" in der Luft. Als Ana den Schraubstock wieder öffnen will, rufe ich: „Achtung, das wird laut", und halte mir die Ohren zu. Ana hat meine Reaktion gesehen. Sie dreht mit freudiger Miene an der Kurbel. Als der Stab wieder mit lautem Krach zu Boden fällt, schaut sie mich an, wie ich reagiere, und muss lachen, weil ich mein Gesicht verziehe. Bevor sie den Stab wieder einklemmen will, zeige ich ihr einen großen getrockneten Tannenzapfen. Ich halte ihn demonstrativ zwischen die Schraubstockbacken und fordere sie gestisch und mit der kurzen Aufforderung „Mach zu" auf, den Tannenzapfen einzuklemmen. Es ertönt ein lautes Knacken und Knirschen, sobald Ana immer enger zudreht. Sie muss immer mehr Kraft aufwenden, je weiter sie den Schraubstock zudreht. Ich helfe ihr und stöhne und sage: „So anstrengend!". Als der Tannenzapfen nach dem Öffnen auf den Boden fällt, ertönt ein anderes dumpferes Geräusch. Der Tannenzapfen ist zerquetscht und hat eine andere Form angenommen. Er gefällt ihr nicht mehr. Deshalb werfen wir ihn in den Abfalleimer und suchen nach weiteren Gegenständen, die sich in der Härte, Größe und Länge unterscheiden. Wir beobachten, was mit den Gegenständen passiert, wenn Ana den Schraubstock fest zuschraubt, und welches Geräusch entsteht, wenn sie beim Öffnen runterfallen.

Über diese Wiederholungen und die kleinen Veränderungen mit unterschiedlichen Gegenständen, die wir einklemmen und zu Boden fallen lassen, kann ich die Aufmerksamkeit und das Interesse von Ana immer wieder zurückholen. Sie erfährt durch diese einfachen Handlungen einerseits, dass sie die Verursacherin dieser Bewegung ist, und andererseits, was sie durch den Schraubstock an den eingeklemmten Gegenständen bewirken kann. **Die Entdeckung, etwas in der Umwelt bewirken zu können, ist ein wichtiger Motor für die weitere Entwicklung**. Dieses Erlebnis der Selbstwirksamkeit ist die Motivation zu mehr Eigenaktivität.
Während all dieser Handlungsprozesse beobachte ich als Therapeutin aufmerksam die Reaktionen und die Signale des Kindes. Wenn ich anhand eines interessierten Blickes oder eines Lächelns des Kindes den Eindruck gewinne, dass ich die Aufmerksamkeit und die Neugierde des Kindes wecken konnte, bleibe ich bei der Handlung, wiederhole sie oder bringe kleine Variationen ein. **Immer wieder halte**

ich inne, warte ab und gebe dem Kind Zeit, mich nachzuahmen oder selbst etwas Neues auszuprobieren.

Oft passieren neue Veränderungen zufällig. Auch in solchen Momenten ist es wichtig, abzuwarten und dem Kind Zeit zu geben, die veränderte Situation von selbst wahrzunehmen. Wenn ich zu rasch reagiere, bevor das Kind die Veränderung überhaupt bemerkt hat, kann es meine Reaktion und die Zusammenhänge nicht verstehen.

Eine weitere Möglichkeit, dem Kind erfahrbar zu machen, dass es mit seinen Handlungen, aber auch mit seiner Sprache etwas bewirken kann, besteht darin, den Handlungen und den vom Kind handlungsbegleitend geäußerten Wörtern **Bedeutung zu geben.**

Beispiel Julia (Teig)

Therapeutische Zielsetzungen:

- Interesse und Fokus durch verschiedene Handlungsangebote auf das Handlungsresultat lenken
- gegenseitige Nachahmung
- Emotionen spiegeln und lustvolle Atmosphäre schaffen
- gezieltes Sprachangebot, für erstes Sprachverstehen

Julia hat einen gekauften, nicht ausgewellten Kuchenteig mitgebracht, den wir gemeinsam ausgepackt haben. Ich biete ihr einen großen Fleischhammer aus Holz an und schaue, ob sie diesen annimmt. Julia hämmert sofort freudig mit dem Hammerkopf auf den Teig. Die Muster, die durch die großen Noppen am Hammerkopf im Teig entstehen, scheint sie nicht wahrzunehmen. Auf jeden Fall reagiert sie nicht darauf. Ich nehme den zweiten Fleischhammer und hämmere ebenfalls auf den Teig, um sie nachzuahmen und ihr zu spiegeln, was sie tut, und um einen gemeinsamen Fokus über die Handlung aufzubauen.
Während dieses lustvollen, abwechselnden Hämmerns schlägt Julia aus Versehen mit dem Hammer neben den Teig auf den Tisch. Dadurch entsteht ein lautes Geräusch. Sie reagiert überrascht auf diesen lauten Knall und schaut mich an. Sofort blicke ich sie mit ebenfalls überraschter Miene an und rufe: „Aua, so laut". Julia findet das lustig und schlägt jetzt extra wieder auf den Tisch und schaut mich mit strahlenden Augen an. Ich ahme sie nach, schlage einige Male auf den Teig und dann plötzlich daneben auf den Tisch. Wir schauen uns an und müssen lachen. Dieses Wechselspiel wiederholen wir einige Male, bis mir die lauten Knalle zu viel werden. Ich reiße ein Stück Teig ab und bohre mit dem Finger ein großes Loch in

den Teig. Julia schaut mir zu, zeigt aber keine Reaktion in Bezug auf das entstandene Loch. Deshalb hebe ich den Teig hoch, halte ihn zwischen Julias und mein Gesicht und schaue durch das Loch im Teig. Gleichzeitig rufe ich: „Hallo". Jetzt hat Julia das Loch wahrgenommen. Sie nimmt mir den Teig aus der Hand und schaut ebenfalls durch. Ich stecke meinen Finger durch das Loch, wackle mit ihm und rufe wieder: „Hallo". Auch diese Veränderung nimmt Julia wahr und ahmt mich nach. Sie steckt ihren Finger durch das Loch, nachdem ich meinen Finger wieder zurückgezogen habe. Jetzt scheint mir Julia sehr aufmerksam und neugierig zu sein. Sie beobachtet mich genau, was ich tue, und ahmt mich jeweils sofort nach. Wir drücken das Loch im Teig mit den Fingern wieder zu und bohren weitere Löcher, vergrößern sie mit dem Finger, schauen wieder durch oder stecken die ganze Hand durch. Ich reiße Stücke ab und schlage sie mit der Faust flach oder rolle sie zu Kugeln, die wir mit dem Hammer wieder flach schlagen. So ergeben sich viele Möglichkeiten, wie wir über die Veränderung des Teigs in die Interaktion kommen. Julia hat nun gemerkt, dass sie mit ihren Handlungen am Teig etwas bewirkt, und nimmt diese Veränderungen sowie das Handlungsresultat wahr.

Eigentlich ist es egal, was ich im Detail mache. **Wichtig ist Folgendes**: Ich bringe mich dann ein, wenn das Kind die Veränderung von sich aus nicht wahrnimmt und das Resultat nicht beachtet. Ich versuche es mit meiner Handlung oder mit meinem sprachlichen Input auf das Resultat zu lenken. Mein Input muss auf dieser Entwicklungsstufe gut wahrnehmbar sein und beinhaltet noch keine symbolischen Handlungen. Solange das Kind das Resultat von sich aus wahrnimmt und darauf in irgendeiner Weise reagiert, begleite ich den Prozess, indem ich nur beobachte oder das Kind nachahme.

▶ Sprachliches Verhalten der Logopädin

Da es auf dieser Stufe nicht mehr ausschließlich um das Herstellen eines gemeinsamen Fokus geht, sondern auch um das Lenken auf das Handlungsresultat, verändert sich das sprachliche Verhalten der Therapeutin.

Der sprachliche Input beinhaltet immer noch kurze Äußerungen, die vor allem **nach** der Handlung angeboten werden. Auf dieser Entwicklungsstufe sollten vor allem **Wörter** benutzt werden, **die das Handlungsresultat beschreiben** (z. B. weg, runtergefallen oder „bum", raus, drin oder „tschüss", auf – zu). Dieselben Wörter sind immer wieder in gleichen und ähnlichen Situationen zu wiederholen, damit das Kind mit der Zeit die Wortform abspeichern und mit der Bedeutung verknüpfen kann. Es sind Ein- bis Zweiwortsätze. Es gilt immer noch das Motto: „WENIGER IST MEHR". Denn auf dieser Entwicklungsstufe ist ausschlaggebend, dass die **Sprache prägnant und interessant ist** und nicht wie ein Störgeräusch am Kind vorbei plätschert.

Immer wenn das Kind den triangulären Blickkontakt zeigt, ist eine sprachliche Reaktion angebracht, damit das Kind die Sprache mit der Handlung verbinden kann. Dabei sollte die kurze sprachliche Reaktion mit starker Mimik und Sprechmelodie unterstrichen werden, um besser zu erreichen, dass das Kind die Sprache aufnimmt.

Beispiel Amanuel (Schlüsselhaus)

Therapeutische Zielsetzungen:

- triangulären Blickkontakt aufnehmen und immer wieder evozieren
- abwarten und innehalten
- Struktur geben, wenn das Kind abzulenken droht
- Möglichkeiten bieten, die Funktion der Sprache als Kommunikationsmittel zu entdecken

Amanuel ist vom farbigen Schlüsselhaus (= Formbox) fasziniert. Durch die großen ausgestanzten Öffnungen in den Türen sieht er, dass farbige Plastikformen im Haus eingeschlossen sind. Er zieht an den Türen, um sie zu öffnen, was aber nicht möglich ist. Ich biete ihm den Schlüsselbund mit den verschiedenfarbigen Schlüsseln an und führe ihn beim Öffnen der ersten Türe, damit er versteht, was er mit dem Schlüssel tun kann. Er holt die Formen des ersten Abteils sofort heraus und will die nächste Türe öffnen. Dazu nimmt er denselben Schlüssel wie vorher, der aber bei der zweiten Türe nicht passt. Er probiert mehrmals, diesen Schlüssel ins Schlüsselloch zu drücken, was ihm aber natürlich nicht gelingt. Solange er damit beschäftigt ist, schaue ich nur zu.

Nach einigen vergeblichen Versuchen schaut mich Amanuel erstaunt an und zeigt mir den Schlüssel. In diesem Moment reagiere ich sofort und sage mit langsam schüttelndem Kopf: „Nein". Ich zeige auf den richtigen Schlüssel und gebe ihn Amanuel in die Hand. Damit versucht er die Türe zu öffnen. Ganz kurz führe ich ihn, damit es ihm gelingt. Freudig holt er die Formen heraus und will dann sofort die nächste Türe öffnen. Wieder benutzt er denselben Schlüssel wie bei der zweiten Türe und probiert sie damit zu öffnen. Als er merkt, dass es ihm nicht gelingt, schaut er mich wieder an. Ich schüttle abermals meinen Kopf und sage: „Nein", warte dann aber ab. Amanuel zeigt mir einen andersfarbigen Schlüssel, der auch nicht passt. Wieder sage ich: „Nein". Dieses Prozedere wiederholen wir, bis Amanuel den richtigen Schlüssel zeigt. Sofort nicke ich und sage mit strahlender Mimik: „Ja". So geht es weiter, bis Amanuel alle Türen geöffnet hat.

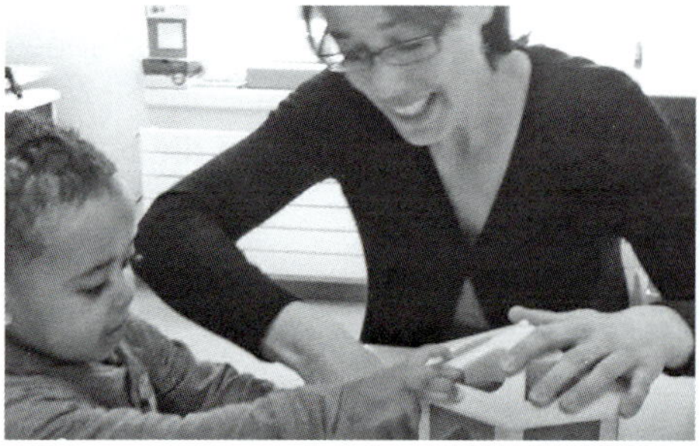 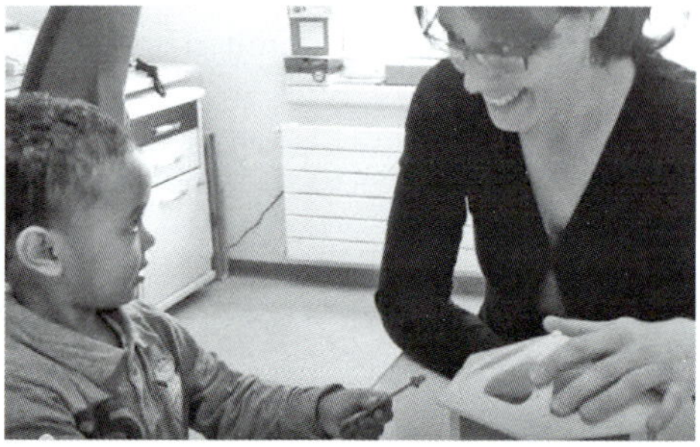

Danach schließe ich alle Türen wieder und lege die Schlüssel weg. Ich zeige Amanuel, dass man die Formen durch die passenden Öffnungen wieder ins Haus einfüllen kann. Dies ahmt er sofort nach, doch er hat das Prinzip der Farb- und Formzuordnung noch nicht verstanden. Somit ergibt sich wieder die Situation, dass er mich immer anschaut und darauf wartet, ob ich mit „Nein" oder mit „Ja" reagiere. Wenn er zwar die richtige Öffnung gefunden hat, ihm das Hineinstecken der Form aber motorisch nicht gelingt, helfe ich ihm über das Führen seiner Hand.
In dieser Therapiestunde zeigte Amanuel zum ersten Mal mehrmals den triangulären Blickkontakt und reagierte auf mein „Nein" oder „Ja", indem er seine Handlung dementsprechend anpasste. Natürlich halfen ihm meine Mimik und meine Gestik (Kopfschütteln oder Nicken), um die Bedeutung zu verstehen. Aber er scheint doch die Funktion der Sprache durch diese häufigen Wiederholungen erfasst zu haben. Von da an begann er, besser auf das Handlungsresultat zu achten und den triangulären Blickkontakt mit mir aufzunehmen, wenn ihn etwas überraschte oder wenn er einen bestimmten Gegenstand oder Hilfe von mir wollte.

5.5 Entwicklungsstufe 3: Ausprobieren *mit* Beachtung des Handlungsresultats

Im Unterschied zur vorherigen Stufe beachtet ein Kind auf der dritten Entwicklungsstufe das Handlungsresultat. Dies ist ein sehr wichtiger Meilenstein in der Entwicklung. Ausgangspunkt für neue Erfahrungen sind oft funktionale Handlungen und zufällig geschehene Resultate, die das Kind bemerkt und spannend findet. Durch Wiederholungen und Versuche, das gleiche Resultat nochmals zu erreichen, versteht das Kind immer besser die Zusammenhänge zwischen Ursache und Wirkung. Es realisiert, dass es selbst ein Resultat mit einer bestimmten Handlung bewirken kann. Mit dieser Erkenntnis wird es für das Kind spannend, seine Umwelt aktiv zu erforschen.

Barbara Zollinger (2002) beschreibt, welche zusätzliche Auswirkung die Entdeckung des Handlungsresultats für die sprachliche und spätere symbolische Entwicklung hat:
„Mit etwa eineinhalb Jahren machen sie dabei eine ganz wichtige Entdeckung: Sie realisieren plötzlich, dass alle ihre Tätigkeiten auch Spuren hinterlassen, d. h. dass sich durch jede Handlung etwas in der Welt verändert. [...] Damit verändert sich die Welt des Kindes radikal: Wenn jede Handlung auch ein Resultat hat, dann kann man diesem Resultat auch eine *Bedeutung* geben: der Strich ist wie etwas, das ich schon gesehen habe, vielleicht *wie* eine Schlange; [...] Indem das Kind Bedeutung gibt, nimmt es Bezug auf etwas nicht Vorhandenes, auf eine frühere Erfahrung. Ausgehend von dem, was es gerade tut, baut es eine Vorstellung auf von etwas, das nicht hier ist. Damit schafft es den Übergang vom Handeln zum Denken." (ZOLLINGER 2002, 10-11)

„Die Möglichkeit, sich nicht nur auf die Handlung, sondern auch auf deren Resultat zu konzentrieren, ist eine der bedeutendsten Formen der kognitiven Dezentrierung." (ZOLLINGER 2015, 27)

Kinder, die diese Stufe erreichen, zeigen oft einen **großen Entwicklungsschub**. Ihr Interesse am Handlungsresultat und am Erforschen von Ursache und Wirkung beschränkt sich nicht auf die Therapiestunde. Diese Kinder beginnen, mit jedem Material, das sie im Alltag zur Verfügung haben, aktiv zu handeln und es zu erforschen. Sie beginnen – z. B. über den triangulären Blickkontakt oder über das Zeigen – die Bezugspersonen dazu aufzufordern, ihnen etwas über diese Sachen und Resultate mitzuteilen. Dies kann für die Eltern anstrengend und auch ungewohnt sein.
Es lohnt sich deshalb, den **Eltern** zu erklären, warum dieses Erforschen für ihr Kind wichtig ist und warum es nun ein vielfältiges Angebot braucht, um möglichst viele verschiedene Erfahrungen sammeln zu können. Dabei meine ich aber nicht, dass die Eltern viele Spielsachen kaufen sollen. Sie sollen vielmehr ihr Kind seine Erfahrungen mit Alltagsgegenständen sammeln lassen, ihr Kind in die Alltagstätigkeiten so weit wie möglich einbeziehen und es ihnen „helfen" lassen. Wenn die Eltern während dieser gemeinsamen Interaktion ihre Handlungen sprachlich begleiten und auf den Blickkontakt oder das Zeigen ihres Kindes sprachlich reagieren, können sie den Wortschatzerwerb sinnvoll unterstützen. Wertvoll für die Entwicklung ist es auch, wenn das Kind draußen im Garten oder im Wald schmutzig werden darf und sich mit unterschiedlichen Naturmaterialien beschäftigen kann.
Das aktive Erforschen des Kindes auf dieser Entwicklungsstufe birgt die **Gefahr**, dass es sich verletzen könnte. Das Kind kann die Gefahren noch zu wenig einschätzen oder hat den richtigen Umgang mit gefährlichen Gegenständen (z. B. Messer, Schere, Hammer, Säge) noch nicht gelernt. Dies erfordert von uns Erwachsenen während der Therapiestunde, aber auch im Alltag, eine große Aufmerksamkeit.

Es bedeutet aber nicht, dass wir dem Kind das Handeln mit diesen Gegenständen oder Werkzeugen verbieten sollten, sondern dass wir ihm über das Führen und Vormachen zeigen, wo es das Werkzeug berühren darf und wie es damit hantieren muss. Wir beobachten das Kind ganz genau und greifen ein, wenn die Situation gefährlich zu werden droht.

▶ Die Rolle der Logopädin auf dieser Entwicklungsstufe

Erfahrungsgemäß ist die Umsetzung der heos-Therapie mit den Kindern auf dieser Entwicklungsstufe für viele Therapeutinnen schwierig, da die Therapiekinder oft um einiges älter sind als unauffällig entwickelte Kinder. Zudem zeigen sprachauffällige Kinder oft ein stark heterogenes Entwicklungsprofil. Deshalb besteht immer wieder die Versuchung, auf die Produktebene oder in ein Symbolspiel zu wechseln, **statt auf der konkret wahrnehmbaren Ebene zu bleiben.** Diese Begleitung des Handlungsprozesses bedarf deshalb einiger Übung.

Um das eigene Verhalten besser an die Entwicklungsstufe anpassen zu können, statt sich vom physiologischen Alter oder von der Größe des Kindes täuschen zu lassen, hilft mir persönlich die Vorstellung, wie ich mit einem ca. eineinhalbjährigen, normal entwickelten Kind spontan spielen würde. Mit solch jungen Kindern gelingt es nämlich intuitiv, ihnen adäquate Spielangebote zu machen und sich auf ihre Ebene zu begeben.

Für die Vorbereitung der Therapiestunde mit einem Kind, das im Ausprobieren auf der Gegenstandsebene unterstützt werden soll, ist es hilfreich, sich für die verschiedenen Wahrnehmungskanäle zu überlegen, welche Handlungen sich mit dem Material durchführen lassen und diese auch selbst auszuprobieren. So gelingt es eher, auf zufällige Handlungsresultate adäquat zu reagieren und dem Kind passende Materialangebote zu machen bzw. konkret wahrnehmbare Handlungen vorzuzeigen, deren Resultat das Kind interessieren könnte. Mit der Zeit wachsen das eigene Repertoire und die eigene positive Erfahrung, wie intensiv und wertvoll das Ausprobieren auf der Wahrnehmungs- und Gegenstandsebene für das Kind ist, auch wenn am Schluss der Stunde kein sichtbares Resultat in Form eines Produktes entsteht.

Ein Kind auf dieser Entwicklungsstufe braucht viele geeignete Angebote in Form von neuem Material oder neuen, auch unkonventionellen Handlungsangeboten. **Handlungsangebote, die, wie bereits erwähnt, konkret wahrnehmbar sein sollen.** Solange das Kind von einer Handlung fasziniert ist und das Bedürfnis zur Wiederholung zeigt, soll es dazu Gelegenheit erhalten. Sobald sein Interesse nachlässt, das Kind sich abwendet oder sich etwas anderem zuwendet, warte ich persönlich zuerst einmal ab und beobachte, ob ein neuer Prozess entsteht.

Tab. 4: Entwicklungsstufe 3

<table>
<tr><th>3. Entwicklungsstufe</th><th>Entwicklungsziele und therapeutisches Verhalten</th></tr>
<tr><td>Ausprobieren mit Beachtung des Handlungsresultats
▪ Ausprobieren auf Gegenstandsebene, jedoch noch ohne Ziel
▪ Einzelhandlungen
▪ Ausgangspunkt sind die funktionalen Handlungen
▪ das Resultat der Handlung wird spannend und löst weitere Handlungen aus</td><td>Entwicklungsziele:
▪ neue Veränderungen wahrnehmen und neue Veränderungen auslösen wollen
▪ Bedürfnis entwickeln, durch Wiederholung dieselbe Wirkung nochmals zu erreichen
▪ Merkmale erkennen
▪ Erfahrungen zu Ursache und Wirkung machen und dadurch Zusammenhänge verstehen lernen
▪ dranbleiben können (= Konstanz), aufmerksam sein
▪ innehalten

Therapeutisches Verhalten:
▪ unkonventionelle Angebote machen → neue Gegenstände und Materialien kennenlernen
▪ viele Wiederholungen zulassen und in Themen arbeiten → Wahrnehmung nicht überfordern, Vertiefung bzw. Verinnerlichung und Wiedererkennung ermöglichen
▪ das Kind mit verschiedenen Materialien dieselbe Handlung ausprobieren lassen (z. B. schneiden von Papier, Karton, Schnur, Klebeband, Holz) und dasselbe Material verschiedenartig verändern (z. B. Papier reißen, schneiden, in die Luft blasen, zerknüllen, Löcher bohren usw.)
▪ dem Kind Gelegenheit geben, die Merkmale der Gegenstände durch eigenaktives Tun selbst zu entdecken → warten können, bis das Kind darauf reagiert
▪ nicht alles sprachlich kommentieren
▪ führen bei Bedarf und solange nötig
▪ vormachen, nachahmen lassen
▪ Emotionen dem Kind zurückgeben, z. B. Freude, wenn es etwas entdeckt hat</td></tr>
<tr><td>Sprachlicher Entwicklungsstand:
Die Bandbreite der sprachlichen Fähigkeiten kann stark variieren.

Kinder auf dieser Stufe verwenden immer mehr Wörter, die das Handlungsresultat, räumliche Bezüge und Bedürfnisse beschreiben (z. B. hinunter, drin, weg, kaputt, mehr, noch mal, nicht/nein)</td><td>Sprachliches Verhalten der Therapeutin:
▪ Sprache des Kindes aufnehmen und erweitern
▪ immer noch Sprache vor allem nach der Handlung anbieten, die sich auf das Wahrnehmbare und auf die Merkmale bezieht
▪ Satzteile oder kurze Sätze anbieten
▪ alle Wortarten verwenden
▪ das Sprachangebot bezieht sich auf das aktuelle Geschehen
▪ erste Fragen stellen: z. B. Wo? Was?</td></tr>
</table>

Falls das Kind hilflos oder desorientiert wirkt, weil es nicht weiß, was es tun soll, braucht es einen Input von außen. Ich versuche dann die Aufmerksamkeit des Kindes über das Vorzeigen einer Variation der vorangegangenen Handlung wiederzugewinnen oder biete ihm ein neues Material bzw. Werkzeug an, mit dem das Kind wieder das Gleiche oder etwas Ähnliches tun kann.

Diese Inputs über das Vorzeigen oder über ein Angebot **müssen gemäßigt neu sein.** Das heißt, das Kind muss die neue Situation mit der momentanen Situation in Verbindung bringen können und sie verstehen. Kinder auf dieser Entwicklungsstufe können sich oft sprachlich noch zu wenig ausdrücken, um Fragen zu stellen oder ihr Unverständnis mitzuteilen. Sie zeigen aber ihre Verunsicherung, indem sie etwas ablehnen oder weglaufen.

Durch eigenaktives Tun soll das Kind entdecken, wie sich unterschiedliche Materialien oder Lebensmittel verändern lassen. **Dadurch wird es seine Vorstellungen aufbauen und die Merkmale erfassen, die für den Begriffsaufbau zentral sind.**

Die Neugierde und das Interesse für Ursache und Wirkung können am besten geweckt werden, wenn das Kind **Neues ausprobieren** darf. Das Kind benötigt deshalb viel Freiraum, um Handlungen auch mit Gegenständen auszuprobieren, von denen nicht zu erwarten ist, dass sie gelingen könnten. **Denn es geht ja nicht um eine korrekte Lösung oder adäquate Benutzung eines Gegenstandes, sondern um die damit gemachte Erfahrung.** Und diese macht das Kind auch, wenn es merkt, dass etwas nicht funktioniert. **Die Lerneffekte aus sogenannten Fehlern oder Fehlleistungen sind oft größer, als wenn per Zufall alles richtig gemacht wird.**
Mit dem **unkonventionellen Gebrauch von Gegenständen** kann das Kind außerdem die Erfahrung machen, dass es **immer verschiedene Möglichkeiten gibt,** dasselbe Ziel zu erreichen. **Das aktive Ausprobieren wird dadurch unterstützt, was ein zentrales Entwicklungsziel in der heos-Therapie ist.** Denn jede Person hat nur eine eingeschränkte Vorstellung von ihrer Umwelt. Auch ihre eigenen Handlungsmöglichkeiten sind begrenzt. Dies bestätigt meine Erfahrung. Trotz 25 Jahren Arbeit mit der heos-Therapie passiert es immer wieder, dass Kinder etwas entdecken, was auch für mich neu ist.

▶ Sprachliches Verhalten der Logopädin

Ein Kind auf dieser Entwicklungsstufe interessiert sich für die Veränderungen und nimmt sie wahr. **Nun wird es auch wichtig, diese unterschiedlichen Resultate mitzuteilen.** Der Anfangszustand ist in einen anderen Zustand übergegangen. Diese Unterschiede werden verglichen. Sie lassen sich am besten über Adjektive beschreiben (z. B. kaputt, klein – groß, wenig – mehr, dick – dünn/flach, kurz – lang, hart – weich, trocken – feucht/nass, voll – leer). Die Handlung selbst, die das Kind interessiert, wird mit dem Verb ausgedrückt (z. B. spritzen, drehen, schneiden). **Somit werden neue Wortarten wichtig, die die Logopädin dem Kind nach der Handlung anbietet.**

Der Sprachinput der Logopädin sollte prägnant sein und mit wenigen Worten NACH der Handlung erfolgen. Sie nimmt auch sprachliche Äußerungen vom Kind auf, erweitert sie oder wiederholt sie, um das gemeinsame Verständnis zu sichern. So erweitert sich bei vielen Kindern, die diese Stufe erreichen, der **Wortschatz** enorm.

Es geht aber nicht darum, alles zu kommentieren und zu versprachlichen. Der Schwerpunkt liegt darin, dem Kind die Entdeckung zu ermöglichen, dass die Handlungen und die Veränderung sprachlich beschrieben werden können. Der **kommunikative Aspekt**, also das **„Mit-teilen" dieser Entdeckungen ist wichtig**. Diese miteinander geteilte Sprache bezieht sich immer noch hauptsächlich auf das momentan Wahrnehmbare.

Beispiel Berin (Papier)

Therapeutische Zielsetzungen:

- Interesse wecken
- mit bekanntem Material, welches das Kind wählt, das Handlungsrepertoire erweitern
- neue, evtl. auch unkonventionelle Handlungen anbieten, aus denen wieder Neues entstehen kann

Berin entdeckt den Papierstapel auf der Fensterbank. Er nimmt ein Blatt Papier weg und setzt sich an den Tisch. Ich setze mich ums Eck und warte ab. Neben dem Papierstapel steht ein großes Einmachglas mit dicken Farbstiften. Berin klettert auf den Tisch, holt sich einen Farbstift, setzt sich zurück auf seinen Stuhl und beginnt auf das Blatt zu kritzeln. Nach wenigen Sekunden schaut er zum Einmachglas mit den Stiften. Ich stelle das Glas neben ihn auf den Tisch. Sogleich stellt er seinen Stift zurück und nimmt einen anderen heraus. Ich nehme ebenfalls einen Farbstift und ein eigenes Blatt Papier und schaue ihm zu, was er kritzelt. Dann ahme ich auf meinem Blatt sein Gekritzel nach und mache dazu ein Geräusch. Berin schaut mich kurz an und kritzelt dann weiter. Ich beginne Punkte auf das Blatt zu malen, indem ich den Farbstift von oben auf das Papier klopfe, und sage dazu: „poing, poing, poing, ..." bei jedem Punkt, der dadurch entsteht. Berin blickt wieder von seinem Blatt auf und schaut mich dieses Mal erfreut an. Sogleich ahmt er mich nach und „hämmert" ebenfalls Punkte auf sein Blatt. Als er

kurz innehält, beginne ich auf mein Blatt große Zickzacklinien zu malen und sage dazu: „zick-zack-zick-zack, …“. Auch dies versucht Berin nachzuahmen. So entsteht eine neuartige und freudvolle Interaktion zwischen uns. Nachdem wir auch noch Kringel und lange Striche gemalt haben, weiß ich nicht mehr, welche Formen ich vormachen könnte, die Berin fähig wäre, nachzuahmen.
Deshalb nehme ich zwei weitere Blätter vom Stapel, lege eines vor Berin hin und beginne von meinem Papier kleine Fetzen abzureißen. Ich fordere Berin gestisch und mit meiner Aussage „du auch“ auf, sein Papier ebenfalls auseinanderzureißen. Damit er versteht, was er tun soll, mache ich ihm die Handlung in langsamem Tempo vor. Trotzdem gelingt es Berin nicht, einen Fetzen abzureißen. Ich führe seine Hände, damit er die richtige Reißbewegung spüren kann. Nach einigen gemeinsam gerissenen Fetzen gelingt ihm das Reißen selbstständig. Sobald auch sein Blatt zerrissen ist, hebe ich ein Papierfetzchen hoch und blase es in die Luft. Gemeinsam verfolgen wir die Flugbahn zum Boden. Auch diesen Input von mir nimmt Berin auf und versucht, ein Fetzchen in die Luft zu blasen. Weil das gar nicht so einfach ist, zeige ich ihm, wie er die Papierfetzchen mit hochgestrecktem Arm herunterfallen lassen kann. Damit der Effekt noch größer ist, steige ich auf meinen Stuhl und mache dies vor. Sogleich ahmt er mich wieder nach. Um noch größer zu sein, klettert er auf den Tisch. Die Fetzchen segeln in unterschiedlichen Flugbahnen zu Boden. Das fasziniert Berin. Deshalb hole ich in der Werkstatt kleine Federn und Watte, die ich in die Luft blase oder mit hochgestrecktem Arm fallen lasse. So entstehen einige Minuten eines gemeinsamen Spiels, Beobachtens und gegenseitigen Nachahmens, das uns beiden Spaß macht.

Für solche Interaktionsspiele sind Handlungen geeignet, die für das Kind feinmotorisch leicht zu bewältigen sind. Im Idealfall kann wie oben beschrieben Überraschendes entstehen, das uns zum Lachen und Staunen bringt. Ich zeige Berin auf dieser Entwicklungsstufe aber nicht, wie man einen Papierflieger falten oder was man aus den Papierfetzchen basteln könnte, sondern bleibe mit meinen Handlungsangeboten auf der konkreten Wahrnehmungsebene. Das Beobachten der Flugbahnen bedient vor allem den visuellen Kanal. Angenommen, Berin hätte sich für diesen Input nicht interessiert, hätte ich auch den Wahrnehmungsbereich wechseln können, um zu versuchen sein Interesse zu wecken. Ich hätte z. B. mit dem Papier neben seinem Ohr rascheln oder das Blatt langsam zerreißen können. Oder wir hätten das Blatt Papier mit der Spitze des Farbstiftes oder mit der Spitze der Schere durchbohren können, was eine visuelle, eine auditive und eine taktil-kinästhetische Veränderung bewirkt und für Berin vielleicht etwas Neues ist, das er mit einem Blatt Papier noch nie gemacht hat.

Im Prinzip geht es darum, das Interesse des Kindes zu wecken und bei ihm das Bedürfnis auszulösen, Neues auszuprobieren. Wenn dies gelingt, wird das Kind mit anderen Augen durch die Welt gehen und auch im Alltag Neues entdecken.
Zum besseren Verständnis, wie ich als Therapeutin auf dieser Entwicklungsstufe die Interaktion strukturieren und die Aufmerksamkeit des Kindes aufrechterhalten kann, schildere ich noch ein weiteres Beispiel.

Beispiel Max (Apfel)

Therapeutische Zielsetzungen:

- das Handlungsresultat beachten
- Neues ausprobieren
- Vergleiche ziehen
- Eigenaktivität unterstützen

Mit der Mutter von Max habe ich am Ende der vorherigen Stunde abgemacht, dass er heute einen Apfel mitbringt. Ich habe mich bei der Mutter vergewissert, ob er Äpfel mag. Ansonsten hätte er eine andere Frucht oder auch ein Gemüse mitbringen können, das er gerne isst, z. B. Gurke, Sellerie, Karotte, Birne, Banane, Ananas, Beeren oder eine Kartoffel. Meine Vorschläge hängen immer von der jeweiligen Jahreszeit ab.
Wir beginnen damit, dass wir zuerst unsere Hände mit Seifenschaum intensiv waschen, anschließend waschen wir den Apfel mit Wasser. Ich nutze diese „Waschzeremonie“ des Apfels, um die Aufmerksamkeit von Max auf verschiedene Handlungsresultate zu lenken. Ich halte den Apfel unter das fließende Wasser, damit es spritzt, sobald das Wasser auf die Vertiefung trifft, wo der Stiel sitzt. Max nimmt dies interessiert wahr. Deshalb verändere ich die Stärke des Wasserstrahls. Gemeinsam beobachten wir, was passiert. Sobald Max nach dem Apfel greift, darf er ihn selbst unter den Wasserstrahl halten. Er probiert durch Drehen des Apfels aus, wo das Wasser spritzt und wo es einfach an der Rundung des Apfels abläuft.
Das Wasser fangen wir im Waschbecken auf. Nachdem Max eine Weile den Zusammenhang zwischen der Position des Apfels unter dem Wasserstrahl und der Art des Spritzens beobachten konnte, fordere ich ihn auf, den Apfel ins Wasser zu legen. Ich verstärke den Wasserstrahl, sodass sich der Apfel rasch um seine eigene Achse dreht, sobald er unter den Wasserstrahl gerät. Wieder beobachten wir beide diese Drehbewegung des Apfels, der unter dem Wasserstrahl auch etwas heruntergedrückt wird und „hochploppt“, sobald er außerhalb des Wasserstrahls gelangt oder ich das Wasser abstelle.
Bei manchen Kindern sind dies kurze Sequenzen, bei anderen, die von diesem Zusammenspiel zwischen Wasser und Apfel fasziniert sind, können solche Ent-

deckungen auch einen Großteil der Stunde einnehmen und ausgeweitet werden. Bei Max dauert diese Sequenz in der heutigen Stunde ca. 5 Minuten. Vielleicht will er in einer folgenden Stunde mit einer anderen Frucht oder einem Gemüse dasselbe wieder ausprobieren und dadurch die Möglichkeit bekommen, Vergleiche zu ziehen.
Nach dem Waschen des Apfels öffne ich den Küchenschrank mit den Küchenutensilien und lasse Max ein Gerät auswählen. Oft nehmen die Kinder ein Messer oder einen Sparschäler, weil sie diese von zu Hause kennen. Max kann sich nicht entscheiden. Ich biete ihm deshalb einen Kerngehäuse-Ausstecher an. Nun könnte das Veränderungsthema das Zerkleinern des Apfels auf verschiedene Arten sein. Es geht mir also nicht darum, den ganzen Apfel mit dem gleichen Gerät zu zerkleinern. Denn Max soll beim Zerkleinern des Apfels verschiedene Erfahrungen machen. Deshalb zeige ich Max, wie wir den Apfel von Hand auseinanderbrechen und in kleine Teile zerteilen können, nachdem wir ihn an verschiedenen Stellen mit dem Kerngehäuse-Ausstecher durchbohrt und durchlöchert haben. Um die ausgestochenen zylinderförmigen Apfelstücke zu zerkleinern, biete ich ihm ein Küchenmesser an und mache vor, wie ich die Apfelstücke zerschneide. Er ahmt mich nach und ich kann feststellen, dass er bereits weiß, wo er das Messer halten muss und wie er die Stücke zerschneiden kann, ohne sich in die Finger zu schneiden. Falls dies nicht der Fall wäre, müsste ich das Kind führen. Aber auch bei einem Kind, das mit dem Messer schon recht gut hantieren kann, beobachte ich seine Bewegungen immer genau, damit ich sofort eingreifen kann, falls die Gefahr besteht, dass es sich verletzen könnte.
Am Schluss der Stunde mischen wir die unterschiedlichen Apfelstücke mit etwas Joghurt und fügen ein bisschen Vanillezucker dazu. Nun ist unser Apfeldessert fertig. Während des Zerkleinerns haben Max und ich immer wieder ein Stück gegessen. Selbstverständlich durfte er wählen, ob er die Apfelstücke mit Joghurt mischen will oder nicht. Falls er Joghurt nicht mag, könnte man die Apfelstücke auch mit ein bisschen Zitronensaft und Zucker mischen, damit sie nicht braun werden und unappetitlich aussehen.
Da Max während dieser Stunde sehr aktiv mitgemacht hat, schlage ich vor, das nächste Mal nochmals einen Apfel mitzubringen. Wir haben noch viele andere Küchengeräte, die wir zur Veränderung eines Apfels nutzen können. So ist die Frucht bereits bekannt und trotzdem vieles wieder neu, weil er den Apfel mit anderen Küchenutensilien verändern kann und dadurch neue oder dieselben Handlungsresultate bewirken kann.

Bei Kindern, die auf diese Form der Veränderungen einsteigen, lohnt es sich, über mehrere Therapiestunden zum Beispiel am Thema „Verändern von Früchten oder Gemüsen“ dranzubleiben. Sie kennen mit der Zeit die verschiedenen Küchenge-

räte und den Ablauf der Stunde mit: Hände waschen, Schürze anziehen, Frucht verändern, aufräumen, abwaschen und wieder nach Hause gehen. Vor allem wenn Eltern positiv und wertschätzend auf die selbst gemachten „Desserts" oder Salate reagieren und zu Hause vielleicht auch davon probieren oder das Kind mit den Geschwistern teilen darf, steigt beim Kind die Motivation und Freude, immer wieder etwas Neues nach Hause zu bringen, das mit Interesse erwartet wird.
Den Eltern, die den Wert nicht sehen, erkläre ich Sinn und Zweck dieser Handlungen und bespreche mit ihnen, was für sie wichtig ist, damit diese „Gerichte" gegessen und nicht weggeworfen werden. Ich arbeite mit Kindern aus unterschiedlichen Kulturen. Nach meiner Erfahrung finden wir meistens einen sinnvollen Weg.

5.6 Entwicklungsstufe 4: Ausprobieren *mit* Ziel innerhalb einer einzelnen, konkreten Situation

Im Unterschied zur dritten Stufe kommt nun rasch viel Neues dazu. Das Kind probiert noch stärker eigenaktiv aus und stellt **Querverbindungen zu früheren Erfahrungen** her. Da es nun etwas **Bestimmtes erreichen möchte, geht es oft gezielt vor.** Dies zeigt sich in seinem Verhalten auch dadurch, dass es gezielt nach geeignetem Material oder Werkzeugen suchen kann und sich auf dieser Suche immer weniger durch äußere Reize (z. B. Gegenstände, die dem Kind zufällig ins Blickfeld geraten) ablenken lässt.
Infolge dieses erforschenden und eigenaktiven Verhaltens entdeckt das Kind immer wieder Neues und Unerwartetes. Sein Denken wird angeregt und es **beginnt, sich Fragen zu stellen.**

Anfangs kann es dies vielleicht nur mit einem fragenden Blick oder durch das Runzeln der Stirn mitteilen. Als Therapeutin kann ich diese Situation aufnehmen und dem Kind spiegeln, indem ich mich zum Beispiel selbst laut frage: „**Wo** ist das verschwunden? **Was** ist denn hier los? **Wie** ist das passiert? **Warum** geht das nicht?"

Mit der Zeit wird das Kind diese Fragewörter selbst benutzen, und zwar nicht nur während der Therapiestunde, sondern auch im Alltag. Deshalb ist es wichtig, die Eltern dafür zu sensibilisieren und ihnen aufzuzeigen, warum solche Fragen für die Entwicklung ihres Kindes hilfreich sind. So nehmen sie sich im Alltag eher Zeit, diese Fragen zu beantworten und mit dem Kind ins Gespräch zu kommen, statt das häufige Fragen „abzustellen".

Die Wo-Fragen unterstützen den Erwerb der räumlichen Bezüge, die Warum-Fragen die kausalen und finalen Bezüge. Vielleicht beginnt sich das Kind auch für die zeitlichen Bezüge zu interessieren (z. B.: Wann kommt Papa wieder? Wann darf ich in die Spielgruppe? Wie lange darf ich bleiben? Wie lange dauert die Therapiestunde noch?).

Wenn sich das Kind für solche Bezüge interessiert, wird es immer wieder Antworten mit Nebensätzen erhalten. Es wird für das Kind selbst wichtig werden, diese Bezüge sprachlich auszudrücken, und somit wird es die Nebensatzstruktur Schritt für Schritt erwerben.

▶ **Die Rolle der Logopädin auf dieser Entwicklungsstufe**

Wie oben bereits erwähnt, hat das Kind auf dieser Entwicklungsstufe bereits viele Erfahrungen in seiner Umwelt gesammelt und innere Vorstellungen aufgebaut. Es kann dadurch neue Situationen mit früheren in Verbindung bringen und sein Verhalten an eine neue Situation anpassen. Da es vermehrt etwas Bestimmtes erreichen möchte (z. B. einen Holzstab kürzen, eine Frucht zerkleinern, etwas an einer Unterlage befestigen oder zwei Teile miteinander verbinden), ist es wichtig, dass die **unterschiedlichen Materialien und die Werkzeuge als Angebot für das Kind sichtbar und zugänglich** sind. Oft realisiert ein Kind erst, wenn es die Gegenstände und Werkzeuge sieht, dass sie ihm für das jeweilige Ziel nützlich sein könnten. Auch auf dieser Stufe ist es **sehr wichtig, das Kind seine Ideen ausprobieren zu lassen, und zwar unabhängig davon, ob die Therapeutin die Idee gut oder adäquat findet oder nicht.** Nur wenn eine Handlung oder Idee des Kindes zu gefährlich ist, sollte sie diese unterbinden.

Ein Kind auf dieser Entwicklungsstufe kann seine Handlungen noch nicht über mehrere Handlungsschritte planen. Ausgangspunkt seiner Handlungen ist oft ein Material, das es auf dem Regal entdeckt und das es verändern will. Beim aktiven Absuchen des Regals entdeckt es vielleicht die Werkzeuge, die es bereits kennt, und versucht, damit das Material zu verändern. Dadurch entsteht ein erstes Handlungsziel, z. B. etwas zu zerkleinern, zu befestigen oder zu durchbohren. Falls das Kind mit dem ersten gewählten Werkzeug nicht zum Ziel kommt, ermutigt die Therapeutin es, ein anderes Werkzeug zu suchen, das geeignet sein könnte.

Um die **gezielte Suche** des Kindes zu erleichtern, kann die Logopädin mit ihm zusammen „ergründen", warum das bereits benutzte Werkzeug oder Material nicht funktioniert. Es ist vielleicht nicht stark oder spitz oder lang genug. Dadurch lenkt sie die Aufmerksamkeit des Kindes auf ein **Merkmal**. Nun kann es gezielt auf dem Regal weitere Werkzeuge oder Materialien suchen, die diesem Merkmal entsprechen. Manchmal braucht es mehrere Anläufe, bis das Kind etwas Passendes gefunden hat, mit dem es zum Ziel kommt.

Tab. 5: Entwicklungsstufe 4

4. Entwicklungsstufe	Entwicklungsziele und therapeutisches Verhalten
Ausprobieren *mit* Ziel innerhalb einer einzelnen, konkreten Situation Ausprobieren eines neuen Angebots oder eines neuen, selbst gewählten Gegenstands in Bezug auf ein konkretes Ziel oder einen konkreten Auftrag Das Kind wird weniger durch äußere Reize abgelenkt und kann auf das konkrete, momentane Handlungsziel fokussiert bleiben → z. B. gezielt im Schrank nach einem geeigneten Werkzeug oder Material suchen, ohne alle anderen interessanten Sachen anschauen zu müssen	**Entwicklungsziele:** ▪ das Kind probiert den Gegenstand zielorientiert aus ▪ es stellt Querverbindungen zu schon gemachten Erfahrungen her ▪ es entdeckt und interessiert sich für die Zusammenhänge ▪ Neugier und Eigenaktivität stärken **Therapeutisches Verhalten:** ▪ unkonventionelle Gegenstände anbieten und unkonventionelle Handlungen zulassen, initiieren, vormachen und unterstützen, damit neue Erfahrungen möglich werden ▪ Situation veranschaulichen und dadurch Problemstellung sichtbar und wahrnehmbar machen (z. B. „das hält nicht" und gleichzeitig vorzeigen) ▪ Aufträge geben, innerhalb eines Handlungsschrittes, (z. B.: Apfel kleiner machen → mit verschiedenen „Werkzeugen") ▪ Lösungen nicht vorwegnehmen ▪ das Kind auch Handlungen ausprobieren lassen, die nicht zu funktionieren scheinen (oft funktioniert es doch!) ▪ der Weg und der Prozess sind das Ziel, nicht das Produkt! ▪ Personifizieren und symbolische Handlungen einbeziehen
Sprachlicher Entwicklungsstand: Variiert stark!	**Sprachliches Verhalten der Therapeutin:** ▪ nur so viel sprechen wie nötig und nur, wenn die Aufmerksamkeit des Kindes vorhanden ist → das Kind soll nicht dauernd vom Wahrnehmen abgelenkt werden ▪ je nach Sprachverständnisstand des Kindes: klar formulierte Aufträge geben, die dem Kind sagen, ***was*** es tun kann, aber ***nicht wie*** (z. B. kleiner machen, festmachen, befestigen) → das Kind soll den Freiraum haben, verschiedene Lösungsmöglichkeiten zu suchen, d. h. das Verb soll nicht schon die Lösung vorwegnehmen (z. B. „wegmachen" statt „abschneiden" oder statt „absägen") ▪ Aufträge fordern zu einer Handlung auf und fragen nicht Wissen ab! ▪ **Konkretisierung der Sprachbegriffe *nach* der Handlung,** wenn das Kind die Bedeutung der Wörter erleben und wahrnehmen konnte (z. B. wir haben geschnitten, geraffelt, zerhackt, angeleimt, angeklebt, angenagelt, angeschraubt usw.)

Je nach Kind und dessen **Frustrationstoleranz** muss die Logopädin abschätzen, welches Maß an Unterstützung ihrerseits nötig ist, damit das Kind nicht aufgibt. Dies bedeutet ein ständiges und genaues Beobachten der Reaktionen des Kindes sowie des Handlungsprozesses seitens der Logopädin. Wenn das Kind nicht weiterkommt, wird es in seiner Zielerreichung unterstützt. Dafür gibt es verschiedene Möglichkeiten.

Die Logopädin veranschaulicht die momentane Situation. Dadurch führt sie dem Kind konkret vor Augen, **was es tun kann, aber nicht wie.**
Zum Beispiel zeige ich dem Kind konkret vor, dass ein Holzstab immer noch zu lang ist oder dass zwei Teile noch nicht zusammenhalten. Diese Veranschaulichung soll dem Kind helfen, die momentane Problemstellung zu verstehen und daraus den nächsten Handlungsschritt abzuleiten (z. B. noch mehr kürzen, besser befestigen). **Innerhalb dieses Handlungsziels hat es nun wieder die Möglichkeit, selbst nach einer Lösung zu suchen** (z. B. mit der Schere, mit dem Messer, mit der Feile oder mit der Säge das Holz zu kürzen versuchen oder mit Leim, mit Klebeband, mit Nägeln, Schrauben oder Draht etwas besser zu befestigen).
Angenommen, das Kind kommt trotz dieser Veranschaulichung nicht weiter, kann die Logopädin ihm ein **geeignetes Material oder Werkzeug anbieten.**
Falls das Kind nicht weiß, was es damit tun soll, kann sie es ihm **vormachen oder seine Hände kurz führen, damit es die Situation wieder versteht.**

Wenn das Kind bereits genügend gut versteht, sind **Aufträge ein geeignetes Mittel, um den Handlungsprozess zu strukturieren.** Die Logopädin kann zum Beispiel sagen: „Suche etwas anderes zum Kürzen oder suche etwas anderes zum Befestigen". Durch diese offene Formulierung gibt sie dem Kind wieder die Möglichkeit, eine eigene Lösung zu suchen.
Was bei der Formulierung von Aufträgen wichtig zu beachten ist, beschreibe ich im Kapitel 4 genauer.

Ab dieser Entwicklungsstufe entstehen immer öfter Projekte oder Produkte, weil das Kind über eine Assoziation oder über eine verinnerlichte Vorstellung plötzlich ein Ziel vor Augen hat. In der heos-Therapie werden solche spontan entstandenen Ideen des Kindes als Aufhänger für den weiteren Handlungsprozess genutzt. Das Kind hat dadurch einen persönlichen Zugang zum Prozess und eine hohe Motivation, sein Ziel zu erreichen, wenn die Idee von ihm selbst kommt. Das Produkt ist für die Therapeutin aber nur **Mittel zum Zweck** und ein Nebeneffekt des Prozesses. Für das Kind steht das Produkt im Vordergrund. Den Eltern muss erklärt werden, welche Ziele mit dieser Arbeit verfolgt werden, damit sie verstehen, welche Entwicklungsprozesse damit ausgelöst werden sollen und diese Arbeit nicht mit Basteln oder Kochunterricht verwechseln.

Ein Kind auf dieser Entwicklungsstufe benötigt immer wieder Unterstützung und Strukturierung durch die Logopädin im Handlungsprozess. Sie kann sich also nicht zurücklehnen und einfach zuschauen. Denn die Begleitung des Prozesses verlangt von der Logopädin auf dieser Stufe ein fortlaufendes Hypothesenbilden, was das Kind braucht, um weiterzukommen und nicht überfordert zu sein. Dabei nimmt sie, wenn möglich, keine Lösungen vorweg.

Das therapeutische Vorgehen, den Prozess so zu strukturieren, dass möglichst viel eigenaktives Ausprobieren des Kindes Platz hat, ist ein weiteres Kernelement in der heos-Therapie. Das bedeutet für die Therapeutin ein stetes Abwägen zwischen „geschehen lassen" und „aktiv unterstützen".

Dieser Lernprozess ist eine recht große Herausforderung für viele Therapeutinnen, die sich die heos-Therapie aneignen wollen. Mir persönlich hilft es, das richtige Ausmaß an Strukturierung für das jeweilige Kind zu finden, wenn ich mir Zeit dafür lasse. Solange ich das Kind mit seinen Kompetenzen und seiner Frustrationstoleranz noch nicht so gut kenne, unterstütze ich den Handlungsprozess recht stark. Ich will auf jeden Fall vermeiden, dass das Kind überfordert und frustriert wird oder sich hilflos fühlt. Es soll im Gegenteil viele kleine Erfolgserlebnisse haben, sich wohlfühlen und gerne mit dem veränderbaren Material arbeiten. Sobald ich die Fähigkeiten des Kindes besser einschätzen kann und wir eine vertrauensvolle Beziehung zueinander haben, beginne ich, das Kind herauszufordern, indem ich länger abwarte und das Kind ermutige, nach einem geeigneten Gegenstand zu suchen, etwas auszuprobieren oder eine eigene Lösung zu finden.

Wie oben erwähnt, sammeln Kinder auf dieser Entwicklungsstufe fortlaufend neue Erfahrungen mit ihrer Umwelt und bauen innere Vorstellungen auf. Dies zeigt sich in der **Fähigkeit, erste symbolische Handlungen zu verstehen und selbst symbolisch zu spielen.**

In der heos-Therapie nutzen wir als Therapeutin diese Fähigkeit während des Handlungsprozesses auf vielfältige Weise.
Um zum Beispiel die Frustrationstoleranz bei Kindern zu steigern und ihre Angst vor Fehlern abzubauen, lagern wir die Ursache für ein Nicht-Funktionieren auf die Gegenstände aus. Indem wir die **Gegenstände personifizieren** und ihnen die „Schuld" geben, wenn etwas nicht funktioniert, kann das Kind einfacher mit einer schwierigen Situation oder mit dem „Nicht-Können" oder „Nicht-Funktionieren" umgehen lernen.

Beispiel Emma (Holz)

Therapeutische Zielsetzungen:

- das Personifizieren nutzen, um die Situation zu veranschaulichen
- die Ursache für ein Problem auf den Gegenstand auslagern
- das Kind motivieren, dranzubleiben

Emma versucht zwei kleine Holzbrettchen aneinander zu befestigen. Sie holt ein Klebeband. Obwohl sie die Nahtstelle erfasst und die beiden Teile zusammenklebt, fallen sie beim Aufheben wieder auseinander. Enttäuscht und ratlos schaut sie mich an. Ich kommentiere die Situation: „Hm, das hält ja gar nicht. Dieser Kleber ist nicht stark genug für das Holz." Damit signalisiere ich Emma, dass wir etwas Stärkeres brauchen und es eine andere Möglichkeit gibt. Sie hat keine falsche oder doofe Idee gehabt. Sondern der Kleber kann nicht das leisten, was sie von ihm erwartet hat. Wir probieren die breiten Paketklebebänder aus und umwickeln die Teile, bis sie zusammenhalten. Jetzt ist Emma mit dem Resultat zufrieden und hat ihr Ziel erreicht.

Beispiel Mia (Draht)

Therapeutische Zielsetzungen:

- das Personifizieren nutzen, um die Situation verständlich zu machen
- das Kind motivieren, dranzubleiben
- sich mit dem Kind solidarisieren und gemeinsam ein Problem lösen
- eigene Ideen des Kindes aufnehmen und ausprobieren lassen, auch wenn man denkt, dass es nicht zum Ziel kommen wird → eigene Erfahrung ermöglichen
- das Kind in dem Moment unterstützen, wo es frustriert wird oder Hilfe benötigt

Mia möchte ein Stück Draht abschneiden. Sie sucht auf dem Regal nach einem passenden Werkzeug und findet eine Kinderbastelschere. Sie versucht, den Draht abzuschneiden, was ihr aber nicht gelingt, weil der Draht ziemlich dick ist. Sofort läuft sie wieder zum Regal und holt eine andersfarbige, ähnliche Schere, mit der ihr das Abtrennen des Drahtes abermals nicht gelingt. Also holt sie noch die dritte Schere, die für Erwachsene und deshalb viel größer ist. Ihr Gesichtsausdruck scheint mir recht hoffnungsvoll zu sein. Deshalb kommentiere ich: „Hoffentlich ist diese Schere stark genug." Doch leider ist dies nicht der Fall. Ich beobachte, wie Mia nun langsam frustriert wird und nicht mehr weiterweiß. Ich spiegele ihren

Frust und sage: „Du blöde Schere, du kannst das nicht. Komm Mia, wir suchen ein anderes Werkzeug." Ich zeige ihr die Kartonschachtel, in der verschiedenartige Zangen liegen. Sie nimmt die erstbeste Zange, die aber leider eine Flachzange ohne Messer ist. Als Mia mit aller Kraft versucht, den Draht abzuklemmen und ich ihr dabei helfe, sage ich: „Nein Zange, du kannst das nicht. Wir brauchen eine stärkere und bessere Zange, die schneidet." Gemeinsam schauen wir die Zangen an und überlegen, welche wohl gut schneiden kann. Mia wählt einen Seitenschneider, mit dem wir den Draht mühelos abzwacken können. Erfreut schaut sie mich an und ich kommentiere erleichtert: „Na endlich haben wir dich gefunden. Du kannst gut schneiden."

Sicherlich wird es später wieder einmal eine Situation geben, in der wir etwas abschneiden müssen. Dann weiß Mia bereits, dass es Scheren und Zangen gibt, die für das eine Material geeignet sind und für ein anderes nicht. Sie hat auch erfahren, dass es sich lohnt, zu suchen, bis man das Passende gefunden hat, statt aufzugeben. Indem ich bewusst formuliere: „wir müssen" statt: „du musst", solidarisiere ich mich mit ihr. Gemeinsam suchen wir eine andere Lösung und machen uns auf diesen Weg. So fühlt sich das Kind unterstützt und weniger getestet.

Das Personifizieren nutzen wir auch häufig, um den Handlungen des Kindes eine Bedeutung zu geben und es zu Wiederholungen zu animieren oder um ein Wechselspiel zwischen uns zu ermöglichen.

Beispiel David (Gurke)

Therapeutische Zielsetzungen:
- Symbolspiel in die Handlungen einbeziehen
- durch das Personifizieren die Gegenstände zum Leben erwecken

David hat eine Gurke mitgebracht. Im Küchenschrank hat er den Sparschäler gefunden. Er schält damit verschieden lange Schalenstücke ab. Aus früheren Therapiestunden weiß ich, dass er auf Personifizierungen freudig reagiert und ihn solche Situationen faszinieren. Deshalb nehme ich ein langes Schalenstück in die Hand und bewege es wie eine Schlange und sage: „Ich habe Hunger. Ich will essen." Sofort nimmt er ebenfalls ein Schalenstück in die Hand und beginnt dieses auch zu bewegen und sagt: „Wo esse?"

Ich streue etwas Salz auf den Tisch und spiele mit meinem Schalenstück, als würde ich das Salz aufschlecken, und mache Schlürfgeräusche dazu. Auch darauf steigt David sofort ein. Weitere Schlangen wollen essen. Die kurzen Stücke sind die Schlangenbabys. Es entstehen ganze Familien, die nach Essen suchen.

Anschließend sind sie müde und suchen sich einen Schlafplatz. Dazu drehen wir eine Schüssel als Höhle um. Nun sind die Schlangen verschwunden und ein kleines Stück Schale, das ich als Schlangenbaby deklariere, sucht nun seine Familie. Daraus ergibt sich ein Such- und Versteckspiel. Später fällt ein Schalenstück in das Abwaschbecken und möchte baden. Aus solchen einzelnen Spielszenen entstehen immer weitere neue Ideen und wir nehmen zufällig Geschehenes in unser Spiel auf. Weil David an diesem Spiel so intensiv dranbleibt und wir in einem schönen Wechselspiel und in einer echten Kommunikation sind, verbringen wir den größten Teil der Therapiestunde mit diesem Schlangenspiel. Am Schluss der Stunde packen wir die geschälte Gurke in einen Plastikbehälter. Die Schlangen gehen in die große Höhle schlafen (Abfalleimer) und wir waschen und trocknen alle Küchenutensilien ab, die wir während unseres Spiels fortlaufend aus dem Küchenschrank geholt haben.
Zufrieden nimmt David die geschälte Gurke mit nach Hause, die er zusammen mit der Mutter für das Mittagessen zerkleinern kann. David erzählt der Mutter ganz aufgeregt mit seinen sprachlichen Möglichkeiten, was die Schlangen alles gemacht haben. Dies zeigt mir, dass er unsere Spielhandlungen verstanden hat und sie für ihn eine große Bedeutung hatten.

Beispiel Melanie (Teig und Nüsse)

Therapeutische Zielsetzungen:

- einfache, repetitive Handlungen durch das Personifizieren interessant machen und ihnen Bedeutung geben
- in gegenseitige sprachliche Kommunikation treten

Melanie hat einen Teig mitgebracht, den wir bereits flach gedrückt haben. Sie reißt den Teig danach wieder in Stücke. Ich ahme sie nach und fordere sie auf, die Teigstücke auf ein rundes Blech zu legen. Melanie geht darauf ein. Wir bedecken das gesamte Blech mit den Teigstücken, bis wir vom Blech nichts mehr durchschimmern sehen. Jetzt biete ich Melanie Haselnüsse an. Sie beginnt von sich aus, eine Nuss in den Teig zu drücken. Ich nehme ebenfalls eine Nuss und personifiziere sie, indem ich frage: „Wo habe ich Platz?" Melanie versteht dies und zeigt mir einen Platz auf dem Teig.
Fortan fragen wir einander, wo unsere Nuss Platz hat. Einige Nüsse suchen ihre Freunde oder ihre Mama und bekommen ihren Platz zugewiesen. Manche wollen nahe bei einer anderen Nuss sein, andere schicken eine Nuss weg, weil sie viel Platz für sich allein wollen usw. So bekommt das Verteilen der Nüsse auf dem Teig eine zusätzliche Bedeutung. Durch das Personifizieren bekommen die Nüsse ein

Leben. Wir sind in Kommunikation und gehen auf das, was die andere sagt, ein. Dies macht uns beiden Spaß.

Das Personifizieren hilft auch dabei, **negativ besetzte Tätigkeiten**, die das Kind nicht mag (z. B. aufräumen, sich anziehen), **in ein lustvolles Spiel umzuwandeln.**

Beispiel Nino (Abwaschen)

Therapeutische Zielsetzungen:

- über das Personifizieren und das symbolische Spielen das Kind zu Tätigkeiten motivieren, die es nicht so gerne macht, die aber nötig sind (aufräumen, abwaschen)

Nino und ich haben in der Küche einen Teig gemacht und dazu verschiedene Küchenutensilien benutzt. Nun ist es an der Zeit aufzuräumen, was Nino jeweils gar nicht mag, weil ihm dadurch bewusst wird, dass die Stunde bald zu Ende ist. Ich vermeide es deshalb, ihm zu sagen: „Jetzt müssen wir alles aufräumen und abwaschen", will aber, dass er mir beim Aufräumen hilft. Während er mit dem Kneten des Teiges beschäftigt ist, wasche ich meine Hände, lasse lauwarmes Wasser einlaufen und mache mit dem Spülmittel recht viel Schaum. Dann rufe ich mit auffordernder und freudiger Stimme: „So, jetzt können alle Sachen baden kommen. Hier gibt es ein schönes Schaumbad." Zugleich nehme ich ein Küchenutensil, hebe es in die Luft, rufe „juhuu" und spiele vor, wie der Gegenstand ins Wasser springt. „Ich will auch baden", rufe ich in der Rolle des Siebs und lasse es im Schaum verschwinden. Nino schaut lächelnd zu. Ich fordere ihn auf, mir zu helfen, damit alle schmutzigen Geräte baden können. Darauf steigt er ein. Die Gegenstände versinken im Schaum und tauchen unter. Wir müssen sie suchen und herausfischen. Ich spiele mit dem Löffel, dass er hochkommt und prustend ruft: „Hilfe, ich kann nicht schwimmen, wer rettet mich?" Gemeinsam wühlen wir im Wasser und suchen einen Gegenstand, der dem Löffel helfen kann. Nino findet den Becher. Ich frage sogleich, immer noch in der Rolle als Löffel: „Oh gut, kann ich hier einsteigen? Bringst du mich bitte an Land?" Das führt Nino aus. Aber als er den Löffel auf die Ablage neben dem Abwaschbecken legen will, nehme ich den Schwamm und rufe: „Stopp, hier dürfen nur saubere Sachen liegen. Ich muss dich zuerst gut abwaschen." So entsteht das Spiel, dass Nino alle Gegenstände im Schaumwasser sucht und zum Schwamm bringt, der sie putzt. Nino duscht die Gegenstände danach unter dem fließenden Wasser ab, bevor die Gegenstände auf die Ablage gelegt werden dürfen. So werden alle Küchenutensilien sauber, während Nino und ich das gemeinsame Spiel fortsetzen. In der nächsten Stunde kommen vielleicht neue Ideen dazu oder wir haben Zeit, mit einem Trinkhalm im Wasser zu sprudeln und noch mehr Schaum zu produzieren. Das Abwaschen ist nun positiv besetzt und nicht mehr nur etwas Mühsames. Alle, die den Film „Mary Poppins“ kennen, wissen, was ich damit meine.

Wie an den obigen Beispielen zu sehen ist, entstehen aus einfachen Personifizierungen manchmal symbolische Sequenzen und ganze Spielstunden. Gegenstände werden für etwas anderes benutzt, als sie eigentlich vorgesehen sind, und sie werden belebt. Dadurch entwickelt sich im Verlauf von vielen Spielsequenzen mit der Zeit ein differenziertes Symbolspiel und später ein Rollenspiel.
Die Personifizierungen sind der Übergang vom funktionalen Handeln zum symbolischen Spiel. Sie sind für diese Entwicklungsstufe angemessen. Wenn das Kind sich weiterentwickelt, passen solche Personifizierungen mit der Zeit nicht mehr. Sobald das Kind symbolische Fähigkeiten entwickelt hat, können sie für die Strukturierung des Handlungsprozesses genutzt werden. Wie oben beschrieben, ist ein Kind auf dieser Entwicklungsstufe noch nicht fähig, einen Handlungsablauf zu planen und in mehreren Schritten umzusetzen.

Beispiel Tina, 1. Teil (Hund)

Therapeutische Zielsetzungen beim Zeichnen eines Plans:

- Aufbau der Merkmale

Tina möchte einen Hund bauen. Sie liebt Hunde und spielt gerne mit ihnen. Sie hat deshalb bereits verschiedene eigene Erfahrungen mit Hunden gemacht.
Trotzdem gibt sie mir zur Antwort, als ich sie auffordere, den Plan für den Hund zu zeichnen: „Ich weiß nicht, wie das geht. Ich kann keinen Hund zeichnen.“ Ich: „Aber einen Kopf kannst du zeichnen.“ Sie zeichnet eine runde Form. Danach ergänzt sie die weiteren Merkmale des Hundes bzw. dessen Körperteile schrittweise, indem ich ihr gezielte Fragen stelle, wenn sie von sich aus nicht weiterweiß. Zum Beispiel frage ich sie: „Kann dein Hund schon gehen, fressen, hören, schauen, wedeln?“ So entsteht ein Tier, das zwar nicht wie ein echter Hund aussieht, das aber alle wichtigen Merkmale hat, die zu einem Hund gehören. Dieser Plan kann uns nun als Grundlage für die Umsetzung dienen.
Es ist aber nicht zwingend, dass wir vorab einen Plan zeichnen. Wir können die Merkmale des Hundes auch im Vergleich zu unserem Körper fortlaufend aufbauen und während der Umsetzung die Gemeinsamkeiten und Unterschiede zu unserem Körper erarbeiten. **Nur selten nehme ich für den Aufbau der Merkmale ein Bild, eine Figur oder ein Kuscheltier zu Hilfe.** Denn es besteht die Gefahr, dass sich das

Kind ein visuelles Bild macht, das es nachbauen will. Dies kann niemals gelingen. Es könnte sein, dass das Kind am Schluss mit seinem Projekt unzufrieden ist, weil es diesem visuellen Bild nicht entspricht.

Beispiel Tina, 2. Teil (Hund)

Therapeutische Zielsetzungen bei der Umsetzung des Plans:

- Strukturierung des Handlungsprozesses durch Veranschaulichung und Personifizierung
- Aufträge geben, die verschiedene Umsetzungsmöglichkeiten offenlassen und das Kind in der Umsetzung eigener Ideen unterstützen
- Erarbeitung und Vernetzung aller relevanten Sprachbegriffe für dieses Projekt

Beim Bauen des Hundes spielt es keine Rolle, mit welchem Körperteil wir beginnen. Tina will mit dem Kopf beginnen. Wir suchen gemeinsam im Regal, ob wir etwas Rundes finden. Da wir verschiedene runde Gegenstände finden (Styroporkugeln in unterschiedlichen Größen, Wattekugeln, Überraschungsei-Dose, Holzperlen), muss sich Tina für einen von ihnen entscheiden. Sie wählt die Überraschungsei-Dose. Davon ausgehend suchen wir die weiteren Körperteile. Manchmal schaut Tina auf dem Plan, was dem Hund noch fehlt. Wenn ihr dies nicht hilft, um zu verstehen, welches Merkmal sie als Nächstes umsetzen könnte, schlüpfe ich in die Rolle des Hundes und sage zum Beispiel: „Hallo, wo bist du? Ich sehe dich nicht." oder: „Ich will laufen können." Oder ich spreche den Hund an, der dann aber nicht reagiert, und konstatiere: „Oh, der kann mich ja gar nicht hören." Immer wieder sucht sie im Schrank nach geeignetem Material, mit dem sie die jeweiligen Körperteile des Hundes umsetzen kann. Wenn sie nichts findet, kann ich ihr helfen, indem ich die Merkmale dieses Körperteils mit ihr erarbeite, z. B.: Hat dein Hund lange oder kurze Beine? Muss er sie bewegen können oder sollen sie steif sein? Hat dein Hund spitze oder runde Ohren? Wenn ihr dies immer noch nicht hilft, kann ich ihr verschiedene Materialien anbieten, aus denen sie auswählen oder ausprobieren kann. Bei jedem Körperteil, der dazukommt, stellt sich die Frage, wie wir ihn mit den restlichen Teilen verbinden und befestigen können. Somit ergeben sich schrittweise immer wieder neue Problemstellungen, die es zu lösen gilt.

Während des ganzen Handlungsprozesses, der mehrere Therapiestunden einnimmt, besprechen wir immer wieder, was wir tun, wie wir das Merkmal umgesetzt haben, mit welchem Material und mit welchen Werkzeugen wir gearbeitet haben. Wir beschreiben die Merkmale und vergleichen die verschiedenen Materialien, wie sie sich anfühlen und wie sie aussehen. Da ein dreidimensionaler Körper entsteht, den wir aus verschiedenen Teilen zusammenbauen, ergeben sich auch immer gute Gelegenheiten, die räumlichen Bezüge zu besprechen. So kann Tina die Bedeutung der Sprachbegriffe konkret erleben und dadurch besser abspeichern und miteinander vernetzen.

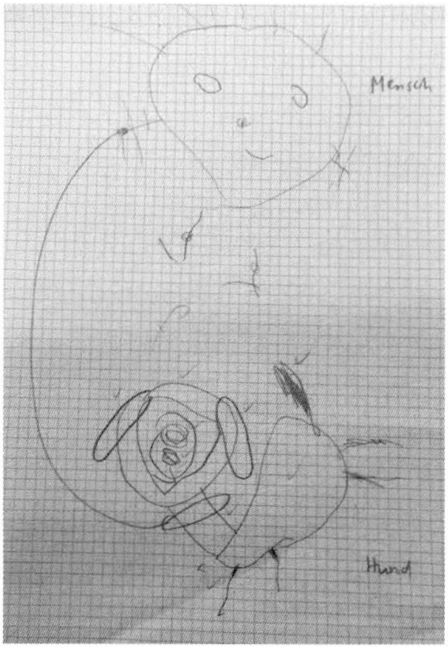

Plan mit Hund an der Leine, der Mensch ist oberhalb gezeichnet

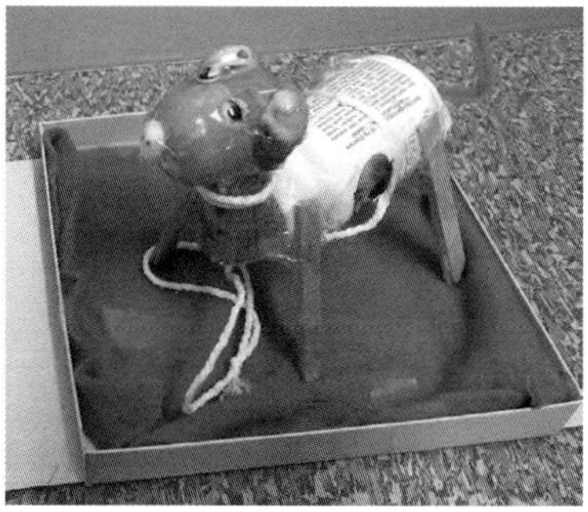

Nach diesem Plan gebauter Hund*

*Weitere Beispiele finden Sie im Downloadmaterial.

Dieses Beispiel soll die Art und Weise verdeutlichen, wie das Kind im Prozess unterstützt werden kann. Wenn die Therapeutin die Merkmale zu einem bestimmten Gegenstand kennt, statt von einem visuell abgespeicherten Bild auszugehen, kann sie dem Kind die richtigen Fragen stellen. Oder sie kann die Situation so veranschaulichen, dass das Kind versteht, was noch fehlt oder was es als Nächstes tun kann.

Eine gute Übung für Logopädinnen, die diesen Lernschritt vertiefen wollen, besteht darin, sich für verschiedene Gegenstände zu überlegen, über **welche Hauptmerkmale** sie definiert werden. Eine Mindmap dazu kann hilfreich für die Visualisierung sein.

Zum Beispiel: Was definiert ein Auto? Es hat Räder, die sich drehen, damit es fahren kann, und es bietet Platz, damit Leute, Sachen oder Tiere darin transportiert werden können. Es ist egal, ob dieses Auto groß oder klein ist, aus Holz oder aus einer Schuhschachtel gebaut wird, wie ein Cabrio oben offen ist oder ein Dach besitzt. Ob dieses Auto rund, länglich oder spitz ist, spielt ebenfalls keine Rolle.

Wenn man strikt von den Merkmalen und ihrer Funktion ausgeht und nicht von einem visuellen Bild, ist das Kind schließlich mit seinem Produkt zufrieden. Es weiß, dass es alle nötigen Merkmale aufweist und somit seine Funktion erfüllt.
Im Anhang 6 stelle ich verschiedene Produkte vor, die als Nebeneffekt solcher Handlungsprozesse auf dieser Entwicklungsstufe entstanden sind.[2] **Sie sollen veranschaulichen, dass es nicht um eine von der Logopädin vorausgeplante Bastelarbeit geht.** Die fertigen Produkte müssen auch nicht der eigenen Vorstellung entsprechen. Sie müssen nicht schön sein, sondern ihre Funktion erfüllen.

Diese Einstellung den Eltern zu vermitteln, finde ich sehr wichtig. Sie sollen, wenn möglich, den Entstehungsprozess miterleben, indem ihnen nach der Therapiestunde gemeinsam mit dem Kind kurz gezeigt wird, was wir gemacht haben. Aus den Schilderungen sollen sie verstehen können, was das Ziel dahinter ist und was das Kind dabei lernt. Vielen Eltern ist dies intuitiv klar. Sie wertschätzen die Handlungen ihres Kindes und freuen sich über diese Prozesse. Andere brauchen klare Erklärungen, um zu verstehen, was das Ganze soll und wie dadurch die Sprachentwicklung des Kindes unterstützt wird, vor allem wenn sie eine andere Vorstellung von Logopädie haben.

Auf dieser Entwicklungsstufe können manche Kinder noch nicht über Wochen am gleichen Projekt dranbleiben. Deshalb versuche ich, vieles **über die Materialwahl zu vereinfachen** und trotzdem viel Raum für die Ideen des Kindes offenzulassen. Gerade bei dreidimensionalen Projekten überlege ich mir, wie sie einfacher zu erreichen sind. Ein Haus kann zum Beispiel aus einer Schachtel entstehen, die sich leichter bearbeiten lässt als Holz. Für ein Schiff passt zum Beispiel eine Plastikschale, die bereits den Raum definiert und schwimmt. Ein Flugzeug oder ein Helikopter kann aus einer Röhre oder Büchse entstehen.
Deshalb ist es von Vorteil, einen **Grundstock an Materialien** spontan zur Verfügung zu haben. Es schadet aber auch nicht, wenn das Kind für die nächste Stunde etwas Bestimmtes mitbringen soll. Damit übernimmt es einen Teil der Verantwortung.

▶ Sprachliches Verhalten der Logopädin

Um den Wortschatzerwerb zu unterstützen und das Sprachverständnis zu differenzieren, arbeitet die Logopädin in der heos-Therapie in Themen.
In der Werkstatt beschäftigt sie sich über mehrere Therapielektionen mit einem Projekt oder baut mehrere Projekte nacheinander. Arbeitet sie in der Küche mit Lebensmitteln, werden dieselben Themen ebenfalls über mehrere Therapiestunden behandelt. Es kann zum Beispiel über mehrere Lektionen ein Thema sein, verschiedene Früchte und Gemüse zu zerkleinern oder aus verschiedenen Früchten

2 Weitere Beispiele finden Sie im Downloadmaterial.

Saft zu gewinnen, also Getränke zuzubereiten, oder mit Teig zu arbeiten. Dabei geht es nicht um reine Wiederholungen, sondern ein Teil ist jeweils bekannt und Neues kommt dazu (z. B. eine andere Frucht, andere Küchenutensilien zum Verändern). **So kann das Kind besser die Bezüge herstellen, Vergleiche anstellen und sie in Sprache umsetzen.** Dieselben Begriffe kommen über mehrere Lektionen immer wieder vor und neue kommen dazu. **Ganze semantische Felder können dadurch aufgebaut, vernetzt und mit Inhalt gefüllt werden.**
Wie oben bereits beschrieben, wird das **Mitteilen des Handlungsresultats und der Handlung wichtig.** Das Kind erwirbt dadurch die Bedeutung vieler verschiedener **Adjektive**, die über die verschiedenen Sinneskanäle wahrnehmbar sind. Adjektive wie „klebrig, schmierig, weich, hart, nass, feucht, trocken, heiß, kalt“ kann das Kind nur über das Spüren erwerben. Andere Veränderungen nimmt es auch über das Sehen und Hören wahr. Somit werden alle Sinneskanäle und die Verarbeitung dieser Informationen angeregt.

Die Handlungen selbst, die gemeinsam erlebt werden, können in Sprache umgesetzt werden. Anfangs wird manchmal nur die **Grundform des Verbs** angeboten, wenn es darum geht, dass das Kind die grundlegende Bedeutung aufnehmen kann. Mit der Zeit wird wichtig, wer dies gemacht hat (ich oder du oder der Gegenstand). Somit erwirbt das Kind die Subjekt-Verb-Kongruenz.

Durch das Arbeiten im dreidimensionalen Raum kann das Kind die Bedeutung **räumlicher Begriffe** während des Handelns immer wieder erfahren. Diese räumlichen Bezüge kann ein Kind nur im dreidimensionalen Raum erlernen. Es muss dafür immer wieder seinen Blickwinkel wechseln können und wissen, von welchem Bezugspunkt ausgegangen wird. Deshalb ist der Erwerb der Präpositionen ein sehr komplexer Prozess und verlangt viele Erfahrungen, bis das Kind ein inneres System aufgebaut hat. Erst wenn es für ein Kind wichtig wird, diese räumlichen Bezüge mitzuteilen, weil es verstanden hat, dass diese Wörter für das gegenseitige Verständnis eine wichtige Funktion haben, wird es beginnen, Präpositionen zu nutzen.

Die Bedeutung von vielen **mathematischen Sprachbegriffen** kann ebenfalls im Handeln aufgebaut werden. Dabei geht es aber nicht vordergründig darum, dem Kind das Zählen beizubringen, sondern es geht vor allem um das mathematische Handeln und das Verständnis, was diese Handlungen bedeuten und wie man es sprachlich ausdrücken kann.

In den Therapiestunden vergleichen wir zum Beispiel, wer wie viele Stücke geschnitten hat. Wer hat mehr, wer hat weniger und wie viel mehr oder weniger? Wir formen für jedes Familienmitglied drei Kekse oder jeder Keks bekommt vier Schokowürfel. Wir verteilen und wir zerkleinern (Division), wir fügen hinzu (Addition), wir zählen ab und ordnen Gegenstände einander zu (Eins-zu-eins-Zuordnung). Wir vergleichen und kategorisieren (Mengen und Schnittmengen, Merkmalsarbeit). Wir kürzen (Subtraktion) und verlängern (Addition). Wir messen ab und machen gleich lang (Umgang mit Maßeinheiten). Wir wiederholen das Gleiche mehrmals (Multiplikation). So gibt es unzählige Handlungen, die wir gezielt anbieten können oder die wir nutzen, wenn sie sich ergeben, um dem Kind die mathematische Welt näher zu bringen und sein Interesse dafür zu wecken. So kann es mit der Zeit ein sicheres Netzwerk und eine innere Struktur aufbauen, um mathematische Aufträge auszuführen oder Handlungen mit mathematischen Begriffen zu erklären. **Wenn diese Struktur und Bezüge sicher gefestigt sind, kann es mit seiner Umwelt rechnen.**

In der heos-Therapie wird der Schwerpunkt immer zuerst auf den Inhalt und das gegenseitige Verständnis gelegt. Ob das Kind etwas in einem korrekten Satz oder korrekt ausgesprochen mitteilt, ist für die Logopädin auf dieser Entwicklungsstufe zweitrangig. Hauptsache sie verstehen sich. **Erst wenn das Kind locker mit neuen Situationen umgeht, wenn es sich traut, Neues auszuprobieren und über seine Handlungen und Sprache reflektieren kann, nutzt die Logopädin die Situationen während des Handlungsprozesses auch für die gezielte Arbeit an der Aussprache oder an der Satzbildung.** Dieser Prozess beginnt bei manchen Kindern bereits auf dieser Entwicklungsstufe. Meist beginnt die Logopädin damit aber erst, wenn sie die fünfte Stufe erreicht haben. Wie sie die formale Arbeit an der Aussprache und Satzbildung in die heos-Therapie integrieren kann, beschreibe ich deshalb später.
Damit ihr Sprachinput vom Kind eher aufgenommen wird, spricht die Therapeutin mit dem Kind während des Handlungsprozesses immer nur so viel wie nötig. Sie spricht vor allem dann, wenn sie die Aufmerksamkeit des Kindes hat. Deshalb kommentiert sie während der Handlungen wenig, sondern immer noch hauptsächlich nach der Handlung.
Wie auf der Handlungsebene arbeitet sie auch sprachlich in Themen und setzt Schwerpunkte. Wenn sie zum Beispiel realisiert, dass sich das Kind vor allem für Vergleiche und Kategorisierungen interessiert, kommen viele Adjektive zum Zug. Geht es aber vor allem um die Handlungen, liegt der Schwerpunkt des Sprachangebots auf den Verben, entweder in der Grundform oder konjugiert mit ihren Personen (Subjekt-Verb-Kongruenz). Gleichzeitig kann es auch um den Erwerb der richtigen Satzstellung im Hauptsatz mit der Verbzweitstellung gehen. Dazu kann sie alle therapeutischen Mittel nutzen, die man aus der kontextoptimierten Arbeit kennt (MOTSCH 2004, 83-100).
Sobald die Therapeutin davon ausgeht, dass das Kind Sprache auch außerhalb der Situation verstehen kann und die Bedeutung vieler Wörter verinnerlicht hat, gibt sie dem Kind **Aufträge**, wenn es von sich aus im Handeln nicht weiterkommt.

Dabei geht sie in zwei Schritten vor:

- *Vor* **der Handlung** nutzt sie eine **möglichst offene Formulierung** (z. B.: Kannst du das kleiner machen, kürzen, befestigen, zum Stehen bringen, abtrennen, teilen?). **Das Kind soll verstehen, was es tun kann, aber nicht wie.** Es soll verschiedene Möglichkeiten haben, diese Handlung umzusetzen.
- *Nach* **der Handlung konkretisiert sie**, was sie genau gemacht haben. Je nach Material kann das Kind z. B. etwas zerkleinern, indem es zerschneidet, absägt, raspelt, zerhackt, auseinanderbricht oder zerreißt. Zum Befestigen hat es ebenso verschiedene Möglichkeiten. Es kann etwas ankleben, anleimen, annageln, anschrauben oder zum Beispiel mit Schnur, Faden oder Draht anbinden und umwickeln.

Wird dem Kind schon im Voraus gesagt: „Das müssen wir anleimen“, nimmt man die Lösung vorweg. Das Kind hat nur noch die Wahl, den Leimstift oder den Flüssigleim zu wählen. Erhält das Kind den Auftrag, etwas abzuschneiden oder abzusägen, impliziert man mit dem Auftrag ebenfalls bereits die Lösung.
Im Kapitel 4 beschreibe ich, was man bei der Formulierung von Aufträgen aus Sicht der heos-Therapie beachten sollte.

5.7 Entwicklungsstufe 5: Ausprobieren mit viel Eigenaktivität

Kinder auf dieser Entwicklungsstufe gehen mit offenen Augen durch die Welt und interessieren sich für ihre Umwelt. Sie haben sich zu kleinen Forschern entwickelt. **Sie wollen wissen, wie die Dinge funktionieren und interessieren sich für die Zusammenhänge.** Sie ahmen ihr Umfeld nach, nehmen viele Inputs auf und entwickeln ihre eigenen Lösungsstrategien. Somit erweitern sie ihre Handlungskompetenzen fortlaufend und ihr Wortschatz wächst in dieser Entwicklungsphase weiter an. **Sie stellen viele Fragen**, nehmen neue Wörter auf und beginnen sie selbst zu nutzen. Der immer größer werdende Wortschatz und das Verstehen der Bezüge verbessern auch das Sprachverständnis des Kindes. **Somit wird zunehmend ein verbaler Dialog mit dem Kind möglich.**

Die inneren Vorstellungen und das Weltwissen des Kindes differenzieren sich. Sein Symbol- und Rollenspiel entwickelt sich deshalb auf dieser Stufe weiter und das Interesse an Bilderbüchern und an Geschichten wächst.
Im Unterschied zur vierten Stufe lässt sich ein Kind auf dieser Entwicklungsstufe durch „Misserfolge“ immer weniger verunsichern. Es hat an Selbstvertrauen gewonnen. Wenn es mit einer Lösung nicht zum Ziel kommt, spornt es sich zu weiterem Ausprobieren an, weil es der Sache auf den Grund gehen und eine Lösung finden will.

Durch das eigenaktive Ausprobieren und Suchen nach eigenen Lösungen werden das Denken, die Handlungskontrolle sowie das Reflektieren über die Zusammenhänge stark angeregt. **Kinder auf dieser Entwicklungsstufe können flexibel mit neuen Situationen umgehen und haben keine Angst, einen Fehler zu machen.** Die vielen kleinen Erfolgserlebnisse, wenn sie eine Problemstellung selbst lösen konnten, stärken wiederum ihr Selbstvertrauen.

▶ Die Rolle der Logopädin auf dieser Entwicklungsstufe

Kinder auf dieser Stufe probieren vieles aus, wenn sie eine konkrete Vorstellung davon haben, was der nächste Handlungsschritt ist, und wenn sie die Situation verstehen. Im Planungsprozess über mehrere Schritte benötigen sie aber weiterhin Hilfestellungen von Erwachsenen. Die Logopädin kann sie **im Planungsprozess unterstützen, indem sie Fragen stellt oder Aufträge gibt.**

Sie motiviert das Kind, seine eigenen Lösungen auszuprobieren und zu schauen, ob sie funktionieren. Falls die Lösung nicht passt, kann sie mit dem Kind darüber nachdenken und die Gründe dafür suchen, um daraus einen neuen Lösungsversuch abzuleiten.

Die Handlungskontrolle und das Reflektieren des eigenen Handelns werden nun wichtig. Es gibt verschiedene Möglichkeiten, um das Kind mit Fragen oder Hinweisen dazu zu ermuntern.
Die Arbeit mit Kindern auf dieser Entwicklungsstufe verlangt von der Therapeutin immer noch ein genaues Beobachten des Prozesses und ein Mitdenken. Sie kann sich aber vermehrt zurücknehmen und abwarten, bis das Kind von sich aus Hilfe holt oder ihr mitteilt, dass es nicht weiterkommt. Da sich das Kind nicht so rasch aus der Ruhe bringen lässt, wenn ihm etwas nicht sofort gelingt, besteht weniger die Gefahr, dass der Handlungsprozess vom Kind abgebrochen wird und es den Problemstellungen ausweicht.

Tab. 6: Entwicklungsstufe 5

5. Entwicklungsstufe	Entwicklungsziele und therapeutisches Verhalten
Ausprobieren mit viel Eigenaktivität immer noch innerhalb des gleichen Handlungsschrittes „Mittel zum Zweck“	**Entwicklungsziele:** ▪ noch mehr Eigenaktivität entwickeln und neue Handlungen der Situation anpassen ▪ nach eigenen Lösungen suchen ▪ dranbleiben, trotz Misserfolgen ▪ Angst vor Neuem verlieren ▪ eigenes Tun reflektieren, eigene Handlungen kontrollieren ▪ Selbstvertrauen stärken (ich schaffe das!) **Therapeutisches Verhalten:** ▪ das Kind motivieren, nach eigenen Lösungen zu suchen und Neues auszuprobieren ▪ das Kind empathisch begleiten und nicht hängen lassen, nicht überfordern ▪ das Kind nach einem geeigneten Gegenstand mit einem bestimmten Merkmal suchen lassen → aus der Vorstellung heraus hat das Kind auf dieser Stufe oft noch keine Lösung, aber möglicherweise, wenn es die vorhandenen Materialien und Werkzeuge sieht ▪ den Ablauf immer noch für das Kind planen → von den Merkmalen ausgehend, d. h. so, dass das Kind die momentane Situation verstehen kann und für den nächsten Handlungsschritt die Lösung eigenständig finden kann: z. B. weiterhelfen durch das Veranschaulichen des Problems (das hält nicht, das passt nicht hinein), durch einen konkreten Auftrag (suche etwas Spitzes) oder über konkrete Angebote (kannst du dies brauchen?) → das Kind weiß dadurch, **was** es tun soll, aber **nicht wie**
Sprachlicher Entwicklungsstand: Große Fortschritte zeigen sich oft im Sprachverständnis und im Wortschatz. Die Kinder stellen vermehrt Fragen, auch Warum-Fragen.	**Sprachliches Verhalten der Therapeutin:** ▪ immer mehr Sprache *vor* der Handlung nutzen (Aufträge geben), Fragen stellen, um das Kind auf die Problemstellung zu fokussieren, nur wenige Erklärungen im Voraus geben

5. Entwicklungsstufe	Entwicklungsziele und therapeutisches Verhalten
Oft verändern sich auch die formalen Aspekte der Sprache mithilfe von korrektiven Feedbacks oder über Bewusstmachung der Bedeutungsunterschiede während der heos-Arbeit. Es wird zunehmend ein verbaler Dialog mit dem Kind möglich. Falls nicht schon vorher vorhanden, steigt bei Kindern auf dieser Stufe oft das Interesse an Bilderbüchern und an Geschichten.	▪ Versprachlichen und Reflektieren der Handlungen im Nachhinein → konkrete Begriffe differenzieren, auch zeichnerische Versprachlichungen oder den erlebten Ablauf erzählen Bemerkung: Bisher lag der sprachliche Schwerpunkt v. a. im inhaltlichen Bereich (Sprachverständnis, Wortschatz). **Ab dieser Stufe ist die konkrete Arbeit an formalen Aspekten der Sprache (Phonetik-Phonologie und Morphologie-Syntax) sinnvoll.** → Kombination mit anderen Therapieansätzen Viele Kinder auf dieser Entwicklungsstufe beginnen von selbst, die formalen Aspekte ihrer Sprache zu korrigieren, weil sie durch ihre verbesserte Fremd- und Eigenwahrnehmung sowie durch ihre Fähigkeit, ihr Tun und ihre Sprache zu reflektieren und Neues auszuprobieren, dafür vorbereitet sind.

▶ Sprachliches Verhalten der Logopädin

Die sprachlichen Fähigkeiten im Bereich des Wortschatzes und des Sprachverständnisses sind bei Kindern auf dieser Entwicklungsstufe schon recht differenziert. Die Gründe dafür habe ich bereits oben beschrieben.
Nun kann die Therapeutin die Sprache immer mehr für die Begleitung des Handlungsprozesses nutzen, indem sie Aufträge gibt, Fragen stellt oder über etwas diskutiert. Zusammen mit dem Kind überlegt sie, was als Nächstes zu tun ist, was gebraucht wird, warum etwas nicht funktioniert, was geändert werden muss, wann und wo sie vielleicht schon einmal eine ähnliche Problemstellung zu lösen hatten usw.

Der Dialog mit dem Kind rückt nun stärker in den Vordergrund. Die aktuellen Problemstellungen sind der Anlass für den gegenseitigen Austausch. Da das Kind aber nun auch fähig ist, über bereits Vergangenes oder Zukünftiges zu sprechen, kann seine Erlebniswelt aus dem Alltag vermehrt in der Therapiestunde mit einbezogen werden. Es sind nun auch Gespräche darüber möglich, was es zu Hause gespielt oder im Kindergarten oder in der Schule erlebt hat. Vielleicht beschäftigt das Kind ein Konflikt zu Hause oder im Kindergarten. Dann kann es auch darum gehen, zusammen zu überlegen, wie es damit umgehen könnte und Lösungsstrategien zu suchen, um diese dann auszuprobieren.

Um ein Thema in einen größeren Zusammenhang zu stellen, kann gemeinsam ein passendes **Bilderbuch angeschaut** oder eine **Geschichte erzählt werden**, die zum aktuellen Projekt in der Therapie passt.

Auf dieser Entwicklungsstufe ist die **Versprachlichung der erlebten Handlungen** eine weitere Möglichkeit, um die Erlebnisse während der Therapiestunde nochmals sprachlich zu formulieren, Begriffe zu festigen und Zusammenhänge zu besprechen.

Verschiedene Formen sind möglich. Zum Beispiel bespreche ich mit dem Kind einige relevante Geschehnisse der Stunde (z. B. etwas Unerwartetes oder Lustiges oder etwas, von dem das Kind fasziniert war) und lasse das Kind die benutzten Materialien oder Gegenstände aufzeichnen. Beim Aufzeichnen geht es nicht um das Erlernen, wie man einen Gegenstand zeichnet, sondern darum, die wichtigsten Merkmale abzubilden, sodass man den Gegenstand erkennen kann. Mit der Zeit wird es dem Kind immer besser gelingen, diese Merkmale zeichnerisch darzustellen. Dies verlangt einen Abstraktionsprozess vom Kind. Je nachdem, wie das Kind die Gegenstände darstellt, wird erkennbar, welche Merkmale es bereits wahrgenommen und verstanden hat. Diese **zeichnerische Darstellung von Erlebnissen** hilft dem Kind, das Erlebte zu verinnerlichen und besser zu verstehen. Ich beschrifte die gezeichneten Gegenstände, sodass ich auch zu einem späteren Zeitpunkt erkennen kann, was das Kind darstellen wollte, und die Eltern wissen, was die Gebilde oder Kritzeleien bedeuten.

Im Anhang 5 zeige ich an einigen konkreten Beispielen, wie solche gezeichneten Versprachlichungen aussehen können.
Bei Kindern, die bereits in die Schule gehen, nutze ich die Lese- und Schreibkompetenz, je nach ihrem Entwicklungsstand. Das Kind beschriftet z. B. die Gegenstände oder schreibt zu jeder Zeichnung etwas Wichtiges dazu. Oder wir schreiben abwechselnd ganze Sätze auf, die wir einander diktieren.
Manchmal nehme ich **die Versprachlichung des Kindes mit dem Handy auf**, um sie gemeinsam nochmals anhören zu können. Beim Abhören können wir den Fokus auf den Inhalt (z. B.: Hat das Kind nichts Wichtiges vergessen?) oder auf bestimmte formale Aspekte legen (z. B.: Stimmt die Reihenfolge der Erzählung? Nutzt das bereits ältere Kind verschiedene Satzanfänge? Spricht das Kind einen bestimmten Laut korrekt aus? Wie oft, wie oft nicht?). Solche Versprachlichungen kann ich anschließend transkribieren oder für meine Nachbereitung nutzen, um sie bezüglich verschiedener Sprachebenen zu analysieren. Die Eltern werden im Voraus gefragt, ob sie damit einverstanden sind, dass ich zu diesem Zweck das Kind aufnehme. Diese Dateien werden anschließend vom Handy aus Datenschutzgründen wieder gelöscht.

Beispiel Mara (Kasse)

Therapeutische Zielsetzungen:

- Plan zeichnen, um eine Vorstellung der Merkmale aufzubauen und die Sprachbegriffe zu festigen
- schrittweise Umsetzung des Projekts
- Ermunterung, eigene Lösungen auszuprobieren
- Strukturierung des Handlungsprozesses durch meine Hilfestellungen

Mara und ich arbeiten seit einigen Wochen während eines Teils der Therapiestunde an ihrem neuen Werkstattprojekt. Sie möchte einen Kaufladen bauen. Da Mara in der zweiten Klasse ist, konnte sie eine Liste mit den Lebensmitteln aufschreiben, die sie kennt. Wir haben diese bereits aus Papier, Karton und Verbrauchsmaterialien gebaut.

Nun will Mara mit der Kasse beginnen. Ich fordere sie auf, einen Plan für die Kasse zu zeichnen. Mara steht ratlos vor dem Blatt und fragt mich: „Wie soll ich dies malen?" Ihre Frage zeigt mir, dass sie im Moment mit dieser offenen Situation überfordert ist. Ich möchte ihr jedoch nicht die Möglichkeit nehmen, ihre eigene Vorstellung von einer Kasse aufzubauen. Deshalb zeige ich ihr keine Kasse, die sie abzeichnen könnte, und zeichne die Kasse auch nicht für sie.

Damit Mara ihre eigene Vorstellung aufbauen kann, helfe ich ihr, indem ich zurückfrage, wofür man denn eine Kasse benutze. Damit lenke ich sie auf die Funktion der Kasse. Sie weiß, dass in der Kasse das Geld drin ist und man auf Tasten mit Zahlen draufdrücken kann. Ich frage sie, wo das Geld in der Kasse untergebracht ist. Sie sagt: „unten, so zum Rausnehmen". Ich bestätige sie und antworte: „Ja genau, unten ist eine Schublade oder eine Art Kiste, wo man das Geld einsortieren kann." Sie malt eine rechteckige Form unten auf das Blatt. Dann weiß sie nicht weiter. Ich frage sie, wo die Tasten sich befinden und wie diese aussehen. Sie zeigt oberhalb der viereckigen Form auf das Blatt, malt dort eine weitere viereckige Form und schreibt die Zahlen von 1 bis 10 hinein. Mit dem Resultat ist sie aber nicht zufrieden. Ich frage sie, was ihr nicht gefällt. Sie tippt an verschiedenen Stellen auf das Blatt und sagt: „So muss das sein". „Aha, du meinst, du brauchst verschiedene Tasten, nicht eine mit allen Zahlen?" „Ja genau, aber wie?" Ich frage sie, ob die einzelnen Tasten ihrer Kasse rund oder viereckig sein sollen. Diese Strukturhilfe genügt ihr. Sie malt viereckige Tasten oben auf das Blatt und sagt: „So." Ich bestätige sie und schlage vor, dass wir bei der gebauten Kasse die Tasten so umsetzen können und es ja keine Rolle spiele, wenn der Plan nicht genau stimmt. Danach frage ich sie: „Wo kann man sehen, wie viel Geld man bezahlen muss?" Daraufhin malt sie oberhalb der Tasten ein Display. Diese Einzelteile umrahmt sie mit einem Strich, sodass eine geschlossene Form entsteht. Am Schluss fügen wir noch die Taste dazu, mit der man die Kassenschublade öffnen kann. Ich fordere Mara auf, den Plan zu beschriften und auch das Datum hinzuzufügen. Sie schreibt das Wort „Datum" auf das Blatt. Zuerst denke ich, dass sie nicht verstanden hat, was sie machen muss. Denn ich hätte erwartet, dass sie die Zahlen für das heutige Datum aufschreibt. Aber ich warte ab. Nachdem sie das Wort „Datum" fertig geschrieben hat, fragt sie mich: „Was ist das Datum?" Da ich nicht sicher bin, wie sie diese Frage meint, frage ich zurück: „Weißt du, was das Wort Datum bedeutet?" Als sie bejaht und mir erklärt, dass damit die Zahl für den jeweiligen Tag gemeint ist, sie aber nicht wisse, welche Zahl sie für heute schreiben müsse, nenne ich ihr die passenden Zahlen. Erst nach dieser Situation stelle ich erfreut fest, dass Mara sich bereits zweimal Hilfe von mir holte und auch sprachlich ausdrücken konnte, was ihr unklar war. Mara hatte lange Mühe, mit eigenen Unsicherheiten und mit neuen Situationen umzugehen. Ihre frühere Strategie in solchen Situationen bestand darin, plötzlich wie aus dem Nichts von irgendetwas zu erzählen oder mir Fragen zu stellen, die überhaupt nichts mit der momentanen Problemstellung zu tun hatten. Heute überspielt sie diese Unsicherheit nicht, sondern teilt mir mit, dass sie etwas nicht weiß. Sie nimmt meine Hilfestellungen an, hört mir zu und versteht mich auch.

In der folgenden Woche beginnen wir mit der Umsetzung des Plans. Mara fragt zunächst wieder: „Was können wir brauchen?" Ich ermuntere sie, im großen Regal, wo alle Verbrauchsmaterialien und Werkzeuge offen zugänglich aufbewahrt sind, etwas Geeignetes zu suchen. Wir einigen uns, dass wir mit der Geldschublade beginnen. Sie findet im Regal eine viereckige Plastikschachtel mit verschiedenen Abteilungen und einem Deckel, in der sich eine Auswahl an Schrauben befindet. Diese Schachtel würde perfekt für die Kasse passen. Mara akzeptiert jedoch, dass sie diese Box nicht benutzen kann, weil sie für die Schrauben benötigt wird. Wir gehen auf die Suche nach etwas Ähnlichem und finden eine leere Pralinenschachtel aus Karton. Sie ist zwar kleiner, aber für Mara passt sie. Sofort hat sie die Idee, solche Unterteilungen selbst zu bauen, und macht sich wieder auf die Suche nach geeignetem Material. Ich lenke sie auf den Bereich im großen Regal, wo solches Material zu finden ist (kleine Schachteln, Kartonstreifen, Papier). Sie findet eine kleine viereckige Plastikform, die sie in die Kartonschachtel legt und sagt: „Jetzt brauchen wir noch mehr. Schau hier und hier." Gemeinsam suchen wir nach weiteren kleinen viereckigen Formen und werden fündig. Diese befestigen wir in der Kartonschachtel mit Leim und Klebeband, damit sie nicht mehr verrutschen. Mara ist zufrieden mit dem Resultat und sagt: „Jetzt brauchen wir Geld. Wie können wir das machen?" Ich frage zurück: „Wie sieht das Geld aus?" Sie zeigt mit den Fingern eine viereckige Form. Ich bestätige sie und erkläre ihr, dass die viereckigen Geldscheine „Banknoten" heißen. Sie ergänzt: „Und so runde gibt es auch". Ich bestätige sie wieder und nenne ihr den Begriff „Münzen". Für die Geldscheine biete ich ihr Spielgeld-Banknoten an. Für die Münzen nimmt sie Karton. Ich helfe ihr, runde

Formen auszuschneiden. Sie schreibt den Geldwert darauf. Schritt für Schritt begleite ich auf diese Weise den Prozess und gebe ihr Strukturhilfen. Die Lösungsstrategien und das Material muss Mara selbstständig suchen und ausprobieren.
In der nächsten Therapiestunde geht es darum, die Tasten und das Display auf den Pralinendeckel zu zeichnen, den wir senkrecht hinten an der Geldkiste befestigen. Danach schreiben wir auf, wie wir diese Kasse gebaut haben. Dadurch können wir die sprachlichen Begriffe nochmals repetieren. Da Mara die deutsche Sprache als Zweitsprache lernt und auch in ihrer Erstsprache zu Therapiebeginn einen sehr kleinen Wortschatz sowie große Sprachverständnisschwierigkeiten zeigte, ist es für Mara immer wichtig, neue Wörter mehrmals in verschiedenen Situationen zu hören und anzuwenden. Nur so nimmt sie diese längerfristig in ihrem Aktivwortschatz auf. Um die Wörter besser abspeichern zu können, klatschen wir sie in Silben, wiederholen sie mehrmals und schreiben die Wörter auf. Denn seit Mara lesen kann, hilft ihr die visuelle Abspeicherung der Wortform, um sich die Wörter dauerhaft merken zu können.

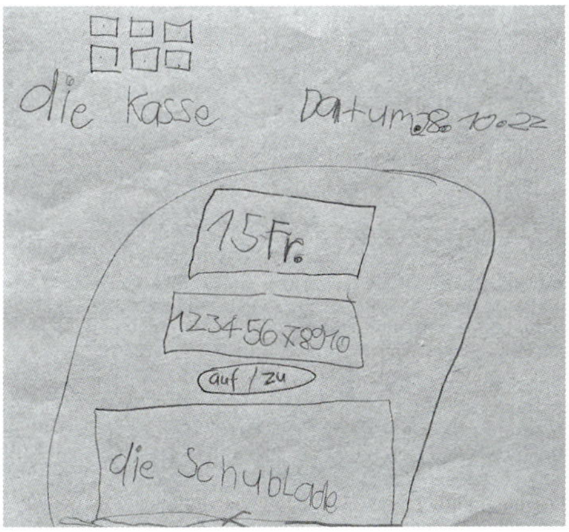

Plan der Kasse

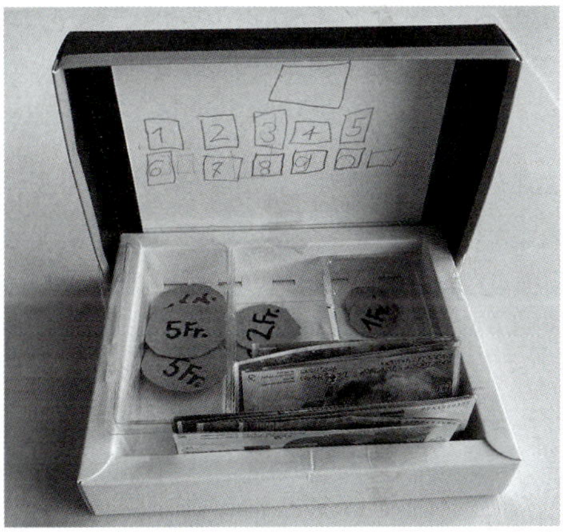

Nach diesem Plan gebaute Kasse*

*Weitere Beispiele finden Sie im Downloadmaterial.

Beispiel Peter (Roboter)

Therapeutische Zielsetzungen:

- Erarbeitung der Merkmale
- Suche nach geeignetem Material für die Umsetzung des Projekts
- Entwicklung eigener Lösungsstrategien und Verbesserung der Handlungskontrolle

- Begleitung des Handlungsprozesses und der Handlungsplanung durch die Therapeutin

Peter besucht den Kindergarten im zweiten Jahr. Im ersten Kindergartenjahr arbeiteten wir über eine mehrwöchige Phase in der Werkstatt, was ihm große Freude bereitete. Damals konnte er seine Handlungskompetenzen und Erfahrungen erweitern und verschiedene Lösungsstrategien ausprobieren. In der Zwischenzeit hat er nach Angaben seiner Mutter zu Hause viel mit Verbrauchsmaterial gebastelt und somit weitere Erfahrungen gesammelt und Lösungsstrategien entwickelt.
Im jetzigen Projekt möchte Peter einen Roboter bauen. Wir besprechen, welche Merkmale der Roboter benötigt, damit man ihn als solchen erkennen kann. Aus seiner differenzierten Schilderung wird mir klar, dass er eine genügend gute Vorstellung von seinem Roboter aufgebaut hat. Deshalb verzichte ich darauf, ihn einen Plan zeichnen zu lassen. Auf meine Frage, womit er beginnen möchte, antwortet er, dass er zuerst einmal das Material für die verschiedenen Körperteile suche. Er durchstöbert die Regale, schaut in alle Kisten und Schachteln. Immer, wenn er etwas Passendes findet, zeigt er es und erklärt mir, wofür er es benützen möchte. So ergibt sich eine Sammlung von verschiedenen Verbrauchsmaterialien. Damit er von der Fülle an Material nicht überfordert wird, schlage ich vor, dass wir nun mit der Umsetzung beginnen. Denn wenn uns etwas fehle, könnten wir wieder gezielt danach suchen. Das findet Peter eine gute Idee.
Im Verlauf der Umsetzung zeigt sich immer wieder, dass Peter differenzierte Vorstellungen aufgebaut hat und von den Merkmalen ausgehen kann. Somit ist er in der Lage, sich von einer rein visuellen Vorstellung zu lösen und ist offen für verschiedene Lösungsmöglichkeiten. Dies hilft ihm bei der Umsetzung seines Roboters enorm. Er ist mit den Einzelteilen zufrieden, wenn sie ihre Funktion erfüllen, auch wenn sie nicht genau so aussehen, wie er sich dies im Vorhinein vorgestellt hat. Er sucht jeweils aktiv nach geeigneten Lösungsstrategien, zum Beispiel wie er die einzelnen Teile miteinander verbinden kann. Immer wieder stockt er jedoch im Handlungsablauf, weil er im Moment nicht weiterweiß oder weil seine erste Lösungsstrategie nicht zufriedenstellend funktioniert. In solchen Situationen braucht er meine Unterstützung. Ich helfe ihm je nach Situation weiter, indem ich ihn frage, was denn nicht funktioniere oder was noch fehle. Wenn ihn diese Hilfestellung nicht weiterbringt, stelle ich konkretere Fragen wie: „Hält das jetzt genügend gut?", „Kann dein Roboter schon laufen, etwas halten, sehen, sprechen?", „Soll dein Roboter nur stehen können oder soll er auch sitzen?" Bei Bedarf helfe ich ihm beim Suchen einer weiteren Lösungsstrategie, indem ich ihm die Situation veranschauliche: „Schau, das wackelt noch und verrutscht. Du hast gesagt, es soll gut befestigt sein. Wie kannst du dies verstärken?", „Du brauchst etwas Biegbares, etwas Dickeres, etwas Spitzeres." Wenn Peter etwas sucht, aber nicht findet, frage ich ihn, wonach er genau sucht. Wenn er mir dies beschreiben kann, gebe ich ihm

sprachliche Hinweise, wo er dies im Regal finden kann. Wenn ihm auch das nicht weiterhilft, biete ich ihm verschiedenes Material zur Auswahl an.
So begleite ich seinen Handlungsprozess. Durch meine Hilfestellungen gebe ich ihm zu verstehen, dass ich ihn unterstütze. Aber gleichzeitig zeige ich ihm auch, dass er darüber entscheiden darf, was für ihn passt. Bei Peter ist es zudem wichtig, dass er seine Eigenkontrolle verbessert und sich an neue Herausforderungen heranwagt. Er arbeitet eher hektisch und spricht sehr schnell. Dies erschwert ihm den Transfer der korrekten Aussprache (phonologische Prozesse) in die Spontansprache, obwohl sie ihm in der Übungssituation bereits gut gelingt.

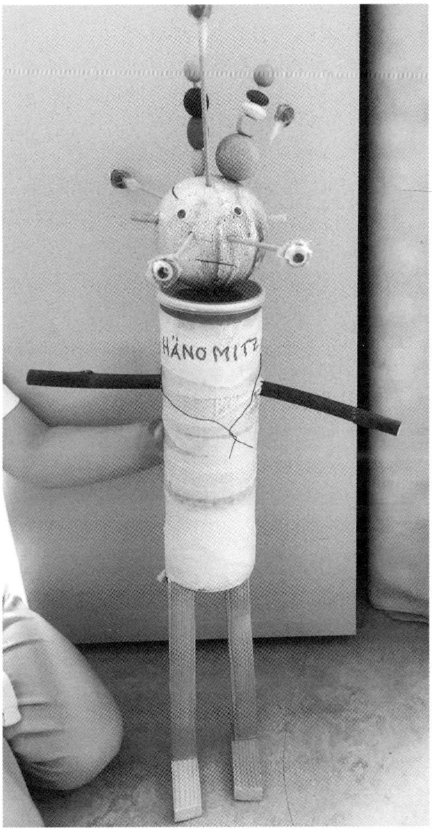

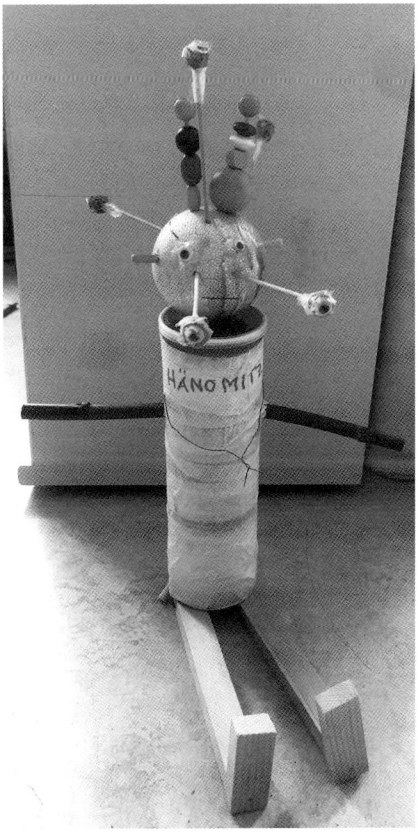

Mit diesen Beispielen will ich aufzeigen, dass das Kind auf dieser Entwicklungsstufe einen Plan noch nicht selbstständig umsetzen kann, weil die Aufteilung eines Handlungsablaufes in einzelne Handlungsschritte noch zu komplex oder überfordernd ist. Wenn ich als Therapeutin den Ablauf mit konkreten Fragen, mit

Veranschaulichungen oder durch Aufzeigen der aktuellen Problemstellung strukturiere, kann das Kind immer wieder eigene Lösungen und Ideen entwickeln. Es wird nicht sich selbst überlassen. Die Hilfestellungen sollen dem Kind zeigen, **was** es als Nächstes umzusetzen gilt. Die Art und Weise, **wie und womit** es dies bewerkstelligen kann, soll es so weit wie möglich wieder selbst suchen und ausprobieren. Mit anderen Worten: Die Aufgabe der Therapeutin liegt darin, immer wieder zu überlegen, welche Hilfestellung dem Kind nützen könnte, damit es einen Schritt weiterkommt. Sie gibt ihm aber viel Entscheidungskompetenz, sodass seine eigenen Problemlösungen Platz haben und „Fehler" passieren dürfen. Solche „Fehler" lösen oft neue Entdeckungen und Ideen aus. Das Kind kann durch eine Lösungsstrategie, die nicht funktioniert, erkennen, was es ändern muss. Es versteht danach die Zusammenhänge besser und wird auf dieses erworbene Wissen in einer späteren Situation wieder zugreifen können, weil es die Ursache und Wirkung selbst erlebt hat.

5.8 Entwicklungsstufe 6: Planungsebene

Das Erreichen dieser Stufe ist das **Ziel der heos-Therapie**. Ein Kind auf dieser Stufe kann sich ein Ziel im Voraus setzen und verfolgen. Dies geschieht durch eigenaktives Handeln, durch aktives Suchen nach Problemlösungen sowie durch Ausprobieren in neuen Situationen.
Im Unterschied zur fünften Stufe beginnt das Kind nun, **über mehrere Handlungsschritte den Handlungsablauf fortlaufend und mit der Zeit auch vorausschauend zu planen und umzusetzen**.

Dies setzt verschiedene Fähigkeiten voraus:

- Das Kind muss über ausreichende Handlungskompetenzen verfügen und gewillt sein, sich bei Bedarf weitere Kompetenzen durch Ausprobieren oder durch Hilfeholen anzueignen.
- Es muss eine Vorstellung und innere Bilder von seinem Ziel aufbauen können.
- Es muss seine früheren Erfahrungen und sein Wissen auf neue Situationen übertragen können.
- Es muss Bezüge herstellen, Rückschlüsse ziehen und Lösungsstrategien für neue Problemstellungen entwickeln.
- Es muss seine Handlungen kontrollieren, um festzustellen, ob es zum Ziel kommt oder ob es Anpassungen braucht.
- Zudem muss es seine Produktvorstellung in die einzelnen Handlungsschritte aufteilen und in eine sinnvolle Abfolge bringen können.
- Dies ist nur möglich, wenn ein Kind ein gewisses Maß an Selbstvertrauen aufgebaut hat, flexibel mit neuen Situationen umgeht und keine Angst vor

Tab. 7: Entwicklungsstufe 6

6. Entwicklungsstufe	Entwicklungsziele und therapeutisches Verhalten
Planungsebene Handeln und Ausprobieren nach eigener Zielvorstellung, verbunden mit eigener Planung über mehrere Handlungsschritte **Das Erreichen dieser Stufe ist das Ziel der heos-Therapie!**	Entwicklungsziele: ▪ selbstständiges Arbeiten und Entwickeln von neuen Problemlösestrategien durch Ausprobieren ▪ logisches Denken und Kombinieren ▪ eigene Handlungen reflektieren und kontrollieren ▪ antizipieren und vorausschauen (mehrere Faktoren gleichzeitig beachten können) ▪ umsetzen der eigenen Vorstellungen in konkrete Handlungen ▪ Sequenzen/Abläufe ▪ geplante Handlungen gegenüber der Therapeutin mitteilen und begründen können Therapeutisches Verhalten: ▪ das Kind im Prozess begleiten ▪ sich Aufgaben vom Kind geben lassen: Was kann ich tun? ▪ alle zuvor genannten therapeutischen Mittel sind auch auf dieser Stufe anwendbar, wenn nötig
Sprachlicher Entwicklungsstand: evtl. Restsymptomatik auf der phonetisch-phonologischen oder morpho-syntaktischen Ebene → falls nötig, diese Restsymptomatik mittels anderer Therapieansätze weiter therapieren	Sprachliches Verhalten der Therapeutin: ▪ der sprachliche Input muss nicht mehr so genau abgewogen werden, eine natürliche Kommunikation ist möglich ▪ gezielte Arbeit am Abbau der Restsymptomatik im sprachlichen Ausdruck, falls dies noch nötig ist ▪ Versprachlichung der Handlungen und Handlungsabläufe, z. B. Rezepte aufschreiben, Handlungsablauf erzählen oder aufzeichnen, wichtige Merkmale zeichnerisch darstellen usw.

© Maja Hirschbühl, überarbeitet in Zusammenarbeit mit C. Baschek, B. Gregori, A. Roelli

Fehlern hat. Dieser lockere, selbstbewusste Umgang mit neuen Situationen und der Wille, Schwierigkeiten zu meistern und zum Ziel zu kommen, helfen dem Kind auch beim schulischen Lernen und im Alltag.

▶ Die Rolle der Logopädin auf dieser Entwicklungsstufe

Da das Kind eigenaktiv ist und sich Neues auszuprobieren traut, besteht die Aufgabe der Logopädin eher darin, den Handlungs- und Problemlösungsprozess zu beobachten und, falls nötig, das Kind im Suchen einer Lösung zu unterstützen. Falls das Kind bei einer Problemstellung nicht vorankommt oder um Hilfe bittet, kann die Logopädin mit konkreten Fragen oder Hinweisen zu früheren Situationen das Kind dazu animieren, auf sein Wissen und seine Kompetenzen zurückzugreifen, zu reflektieren und Bezüge herzustellen. Über die Fragen der Therapeutin kann das Kind auch das vorausschauende, planende Handeln verbessern.

Wenn das Kind schon recht selbstständig arbeiten kann, hat es sich bewährt, dass sich die Logopädin eine Aufgabe geben lässt. So können beide in Arbeitsteilung parallel nebeneinander arbeiten. Die Therapeutin setzt dabei nicht ihre persönlichen Vorstellungen in Eigenregie um, sondern versucht im Austausch mit dem Kind die Handlung so umzusetzen, dass sie auch der Vorstellung und den Bedürfnissen des Kindes entspricht. Dadurch lernt das Kind, seine Vorstellungen und Wünsche sprachlich auszudrücken, Aufträge zu erteilen und Handlungen zu beschreiben. Um dies ausdrücken zu können, sind sprachlich komplexere Strukturen notwendig.
Logopädinnen können diesen Prozess wieder durch die Versprachlichung der gemachten Handlungsabläufe am Schluss der Therapiestunde unterstützen. Welche verschiedenen Möglichkeiten für die Versprachlichung genutzt werden können und worauf geachtet werden sollte, habe ich auf der fünften Entwicklungsstufe beschrieben.

▶ Sprachliches Verhalten der Logopädin

Bei vielen Kindern dieser Entwicklungsstufe beobachte ich, dass sie ihre Aussprache und ihre Satzbildung kontinuierlich verändern, weil sie nun fähig sind, ihr Tun und ihre Sprache zu reflektieren und zu kontrollieren. Ihre Eigen- und Fremdwahrnehmung ermöglicht es ihnen, korrektive Feedbacks aufzunehmen und in ihre Spontansprache zu integrieren. Somit kann mit vielen Kindern, die einen soliden Entwicklungsstand auf der Planungsebene erreicht haben, die Sprachtherapie abgeschlossen werden.
Es gibt aber auch Kinder, die auf dieser Stufe noch eine Restsymptomatik im Bereich der Aussprache (phonetisch-phonologisch) oder im Bereich der Grammatik (morpho-syntaktisch) aufweisen. Falls dies der Fall ist, wird diese Restsymptomatik mittels anderer geeigneter, logopädischer Therapieansätze therapiert. Manchmal integriere ich diese Arbeit in meinen Handlungsprozess. Manchmal ist auch eine Aufteilung der Therapiestunde in einen linguistischen und einen handlungs- und entwicklungsorientierten Arbeitsteil sinnvoll, in dem der Transfer der gelernten linguistischen Strukturen in die Spontansprache im Fokus steht.

Wie können Logopädinnen die Arbeit an der Aussprache und an der Grammatik in die heos-Therapie integrieren? Dazu einige Beispiele, um es zu veranschaulichen. Je nach Kind dauern diese Prozesse unterschiedlich lang.
Zum Beispiel können Kinder während der Arbeit mit Lebensmitteln die Finger oder Gegenstände auf verschiedene Weise abschlecken, Saft auf verschiedene Arten aufsaugen oder Muster ins Mehl oder in einen Farbklecks blasen. Somit wer-

den die Mundmotorik, der Tonus im Gesichtsbereich und die Sensibilität innerhalb eines sinnhaften Rahmens ständig verbessert. Diese Vorbereitungsarbeiten beginnen bereits auf früheren Entwicklungsstufen, immer dann, wenn sich die Situation dafür ergibt und das Kind darauf einsteigt.

Die Laute können isoliert angebahnt und anschließend über korrektive Feedbacks in die Spontansprache integriert werden. Zum Beispiel kann die Logopädin die Anbahnung der Frikative (z. B. /f/, /sch/, /s/) in die Arbeit mit Holz oder Mehl integrieren, indem sie das Kind motiviert, mit den verschiedenen „Stürmen" (= Frikative) auf unterschiedliche Weise das Mehl oder das Sägemehl wegzublasen. Andere Laute kann sie im symbolischen Spiel oder beim Personifizieren sinnvoll als Lautmalereien in die Handlungen integrieren.
Gerade bei phonologischen Störungen, wenn das Kind einen Laut konstant durch einen anderen Laut ersetzt, ergeben sich immer wieder spontane „Missverständnisse", weil die Bedeutung des Wortes durch die Lautersetzung verändert wird. Diese Bedeutung sollte die Logopädin aufnehmen, um dem Kind zu zeigen, dass es etwas anderes sagt, als es sagen wollte und es deshalb Sinn macht, den korrekten Laut zu integrieren. Nach Bedarf kann sie dem Kind Hausaufgaben geben, um die Laute zu üben und auf verschiedenen Sprachebenen anzuwenden. In der Therapiestunde geht es dann hauptsächlich darum, das Gelernte in der Kommunikation anzuwenden. Dieser Transfer gelingt vielen Kindern rasch, wenn sie von der Entwicklung her dafür bereit sind.

Bei Kindern, die dysgrammatisch sprechen, sollte die Logopädin über ihr Sprachangebot so viele kontextoptimierte Situationen wie möglich herstellen. Dazu kann sie alle Techniken nutzen, die im Buch von Hans-Joachim Motsch zur Kontextoptimierung beschrieben sind (MOTSCH 2004, 82-100). Bei manchen Kindern hat es sich nach meiner Erfahrung aber auch bewährt, während eines Teils der Stunde eine grammatikalische Struktur mit speziellen Übungen oder geeignetem Therapiematerial noch strukturierter zu bearbeiten, um sie anschließend im zweiten Teil der Stunde während des Handelns in einem etwas offeneren Rahmen zu integrieren und zu transferieren. Die Bücher von Hans-Joachim Motsch „Kontextoptimierung. Förderung grammatischer Fähigkeiten in Therapie und Unterricht" (MOTSCH 2004) und von Marc Schmidt „Kontextoptimierung für Kinder von 3-6 Jahren. 85 Praxiseinheiten für die Förderung grammatischer Fähigkeiten" (SCHMIDT 2014) nennen viele konkrete Ideen für die Umsetzung solch speziell strukturierter Übungen.

Die formalen Aspekte der Sprache kann die Logopädin auch am Schluss der Stunde während der Versprachlichung nochmals bewusst machen und darauf eingehen.

Beispiel Jan (ein Fels für den Löwen)

Therapeutische Zielsetzungen:

- Umsetzung eines Projekts nach eigener Vorstellung und nach eigener Handlungsplanung
- Verbesserung der Eigenkontrolle
- Arbeit in Kooperation oder in Arbeitsteilung
- Erteilung einer genauen und verständlichen Arbeitsanweisung für die Therapeutin
- Versprachlichung des Handlungsprozesses

Jan hat in der letzten Therapiestunde aus verschiedenen Verbrauchsmaterialien einen kleinen Löwen als Weihnachtsgeschenk für seinen Bruder gebaut. Ausgangspunkt für dieses Projekt war ein Löwenkopf (von einer Bleistiftverzierung), den er in der „Krimskrams-Schachtel" im Regal gefunden hatte. Jan hat schon mehrere Projekte in der Werkstatt gebaut und deshalb bereits viele Erfahrungen gesammelt. Er hat viele gute Ideen und traut sich, eigenständig nach Lösungen zu suchen. Seine Schwierigkeiten liegen noch darin, einen Ablauf zu planen und gezielt der Reihe nach vorzugehen. Dies zeigt sich auch in seiner Sprache. Er spricht sehr schnell, verhaspelnd und mit undeutlicher Aussprache. Zudem fällt es ihm schwer, ein Erlebnis oder eine Geschichte strukturiert und für den Zuhörer nachvollziehbar zu erzählen (Poltern).
In der heutigen Stunde geht es darum, eine Landschaft für den Löwen zu bauen. Jan musste sich als Hausaufgabe überlegen, was alles zu dieser Landschaft gehören soll und wie er diese bauen möchte. Ich frage ihn deshalb zu Beginn der Stunde, was er nun vorhat. Jan erzählt mir, dass er einen Felsen bauen möchte und dazu einen Boden brauche, der wie die Wüste aussehe. Ich frage ihn: „Woraus möchtest du den Felsen bauen?" Jan erklärt mir, dass er dickes Papier brauche, um dieses zu zerknüllen und es anschließend grau anzumalen. Der Boden müsse hart und deshalb aus Holz sein.
Wir machen ab, dass er das Holzbrett und das Papier bereitstellt und ich die Farben aus dem Schrank hole. Während der Bereitstellung muss ich Jan immer wieder fragen, was er noch benötigt, weil er nicht so richtig präsent zu sein scheint und immer wieder abwartet. Sobald alle benötigten Materialien bereitstehen und er mit der Umsetzung starten kann, arbeitet er konzentriert und fokussiert.
Jan zerknüllt zwei große, dicke Tonpapiere und klebt sie mit Klebeband zusammen, damit die Form stabil bleibt. Meine Aufgabe ist es, ihm die Papierteile so hinzuhalten, dass er kleben kann. Gemeinsam kontrollieren wir immer wieder, ob der Fels stabil steht und die Form behält oder ob Jan noch weitere Stellen zusammenkleben muss. Den Papierfels klebt er mit Flüssigleim und Klebeband auf die Unterlage.

Als ich zu Beginn der Stunde die Farbtuben aus dem Schrank hole, frage ich ihn, welche Farben er brauche, um grau zu mischen, weil ich keine graue Farbe habe. Er sagt mir, er wisse nicht mehr, wie man grau mache, aber er glaube, er brauche schwarz und dunkelblau. Gemeinsam probieren wir das nach dem Bau des Felsen aus. Er merkt, dass diese beiden Farben keine graue Farbe ergeben und die Farbe viel zu dunkel ist. Deshalb probiert er zuerst mit gelber und anschließend mit weißer Farbe die Mischung heller zu machen, was ihm gelingt. Aber die Farbe sieht immer noch nicht grau aus. Er weiß nicht weiter. Deshalb schlage ich vor, sich zu überlegen, wie er die schwarze Farbe heller machen kann. Ihm wird klar, dass er dazu nur Weiß benötigt. Er mischt nun immer wieder weiße Farbe der schwarzen Farbe bei, bis der Farbton für ihn passt.

Damit ich nicht nur zuschauen muss, wenn er den Felsen anmalt, darf ich die Holzplatte gelb anmalen. So arbeiten wir parallel. Ich frage ihn, ob es in dieser Wüste nur Sand gebe oder auch noch Pflanzen wachsen. Er erinnert sich an einen Tierfilm, den er gesehen hatte, und sagt: „Da gibt es eine Steppe und Bäume, damit die Löwen dort schlafen können". Ich darf deshalb auch noch leicht grünliche Farben auf die Unterlage malen, damit es wie trockenes Gras aussieht. Den Baum müssen wir in der nächsten Stunde bauen, weil wir zu wenig Zeit haben. Da Jan beim Malen etwas hektisch mit dem Pinsel hantiert, fordere ich ihn auf, darauf achtzugeben, nicht mit der Farbe zu spritzen. Immer wieder muss er kontrollieren, ob er auch alle Papierfurchen bemalt hat, sodass der Fels überall grau geworden ist.

Am Schluss der Stunde fordere ich Jan auf, mir in der richtigen Reihenfolge zu erzählen, wie wir heute den Felsen und die Wüste gebaut haben. Da ich seine Sätze aufschreibe, hat er immer wieder Zeit, sich den Inhalt des nächsten Satzes zu überlegen. Ich wiederhole das von ihm Gesagte, sodass er kontrollieren kann, ob der Satz richtig klingt und alle Informationen enthält, die er mitteilen wollte. Ganz zum Schluss frage ich Jan, ob er schon wisse, wie er den Baum bauen wolle. Er erklärt mir seine Ideen. Ich frage nach, wenn ich ihn nicht genau verstehe, weil er entweder undeutlich gesprochen hat oder weil er einen Gedankensprung gemacht hat, den ich nicht nachvollziehen kann.

So übte Jan während der Stunde die schrittweise Planung des Ablaufes und die Handlungskontrolle. Am Schluss der Therapiestunde ermöglichte ihm das Erzählen in der korrekten Reihenfolge und in ganzen Sätzen, seine Gedanken zu ordnen und verständlich auszudrücken. Das Vorausplanen in Gedanken übte er mit den Überlegungen, wie er in der nächsten Stunde den Baum bauen möchte. Somit wird die Brücke zur nächsten Woche geschlagen und beiden ist klar, wo anzuknüpfen ist. Um Zeit zu sparen und Jan noch mehr Eigenverantwortung zu übergeben, kann ich ihm Aufträge für die nächste Woche geben. Zum Beispiel kann er einen Plan zu Hause zeichnen und mir in der darauffolgenden Stunde erklären, wie er diesen Plan umsetzen möchte. Oder er kann zu Hause oder in der Natur einen Teil des benötigten Materials sammeln und mitbringen. So ist Jan gedanklich für die folgende Stunde vorbereitet.

Beispiel Dorian (Möbel für ein selbst gebautes Puppenhaus)

Therapeutische Zielsetzungen:

- eigene Lösungen suchen und umsetzen
- der Therapeutin Aufträge geben
- die Handlungsplanung so weit wie möglich übernehmen
- sich bei Bedarf Hilfe holen
- parallel oder in Kooperation mit der Therapeutin arbeiten
- Sprachbegriffe festigen und vernetzen
- die Handlungen versprachlichen

Dorian hat in den letzten Wochen ein Puppenhaus aus Holz gebaut. Nun geht es darum, für die Puppenstubenpüppchen die Inneneinrichtung zu bauen.
Ich fordere Dorian auf, sich zu überlegen, was seine Püppchen im Haus brauchen. Er sagt, sie müssen schlafen, essen, kochen und gemütlich fernsehen können. Wir besprechen, wie die Räume heißen, wo man schlafen, kochen, essen und fernsehen kann, und welche Möbel die Püppchen dazu benötigen.
Alle diese Möbel zeichnet Dorian auf. Während des Zeichnens besprechen wir die Merkmale der Möbel und so entstehen Zeichnungen, auf denen man erkennt, was sie darstellen. Da Dorian in der ersten Klasse und stolz darauf ist, dass er bereits die meisten Buchstaben kennt, beschriftet er alle Möbel, die er gezeichnet hat. Manche Wörter muss ich ihm langsam und deutlich vorsprechen, damit er die einzelnen Laute heraushören kann. Die Rechtschreibung des Dehnungs-h sage ich ihm, damit man die Wörter besser erkennen kann. Die restlichen Wörter lasse ich ihn lautgetreu schreiben.
Dorian hat viele gute Ideen und kann Handlungsabläufe oft recht gut planen. Er wartet aber nach der Beendigung eines Handlungsschrittes immer wieder ab. Auch wenn ich ihm zu Beginn der Stunde auftrage, alles bereitzustellen und mit der Arbeit zu beginnen, wartet er ab, bis ich mich zu ihm setze. Deshalb schlage ich ihm vor, dass wir parallel arbeiten, damit wir rascher vorwärtskommen. Er soll mir sagen, welches Möbelstück ich bauen soll und welches er bauen möchte. Er sucht für mich das passende Material. Sobald ich ungefähr weiß, wie er sich das vorstellt, beginne ich mit dem Bauen. Er muss dann für sein Möbelstück ebenfalls die passenden Materialien suchen und mit der Umsetzung beginnen. Immer wieder helfen wir einander, wenn wir zum Beispiel vier Hände benötigen, um etwas festzuhalten oder knifflige Handlungen auszuführen. Zeitweise arbeiten wir still

nebeneinander. Zwischendurch frage ich ihn um seine Meinung, ob ihm meine Idee passt oder ob ich seinen Auftrag richtig ausgeführt habe oder ob noch etwas fehlt. Somit muss Dorian immer wieder die Perspektive wechseln, mir mitteilen, was er möchte, und dann wieder zurück in seine Tätigkeit finden.
Über mehrere Therapielektionen entstehen die Möbel aus verschiedenen Verbrauchsmaterialien, die in der Größe zum Raum und zu den Püppchen passen. Wir bauen Schränke aus kleinen Schachteln, Tische und Stühle aus Holzresten und Korkzapfen, ein Sofa aus Styroporteilen, das wir mit Stoff überziehen usw. Immer wieder kontrollieren wir auf dem Plan, was noch fehlt, und haken die bereits gebauten Möbel ab.
In manchen Lektionen erarbeiten wir die Merkmale vor dem Bauen, manchmal differenzieren wir den Wortschatz im Nachhinein. Manchmal erzählt mir Dorian, was er in der jeweiligen Stunde der Reihe nach gemacht hat, oder er schreibt einige wichtige Wörter auf. Immer wieder probieren wir mit den Püppchen die Möbel aus. Daraus ergeben sich Gespräche zwischen unseren Püppchen und es entstehen neue Ideen, die wir umsetzen. Wir müssen immer wieder absprechen, wer welchen Plan umsetzt. Jeder übernimmt einen Teil der Verantwortung.
Im Verlauf des Projekts stelle ich erfreut fest, dass Dorian einerseits sein Arbeitstempo steigern konnte, weil er nicht mehr dauernd abwartet. Andererseits lässt er sich völlig entspannt auf die fortlaufend neuen Problemstellungen ein und versucht diese zu lösen oder fragt mich um Rat, wenn er unsicher ist. Im Spiel mit den Püppchen, aber auch wenn wir miteinander besprechen, was er wie und womit bauen kann, oder wenn er mir etwas über die Schule oder von seinen Freizeitbeschäftigungen erzählt, fällt mir auf, dass Dorian viel weniger nach den treffenden Begriffen suchen muss. Obwohl er Deutsch als zweite Sprache gelernt hat, kann er sich nun auf Deutsch gut ausdrücken. Er hat problemlos Lesen und Schreiben gelernt, was ihm auch Spaß macht.
Die Lehrkraft bestätigt mir kurz vor Ende der ersten Klasse, dass Dorian im selbstständigen Arbeiten große Fortschritte gemacht habe, dass er sich mündlich mehr beteilige und die schulischen Anforderungen bewältige. Die Mutter berichtet mir, dass Dorian zu Hause viel mehr Fragen stelle, seine Hausaufgaben oft schon selbstständig lösen könne und er sich besser allein beschäftigen könne. Mittlerweile hat er sich eine kleine Werkstatt eingerichtet, in der er zu Hause selbst Sachen aus Holz und Verbrauchsmaterial baut. Wir vereinbaren deshalb eine Therapiepause. Aktuell fällt nur noch der laterale Laut /s/ auf, den wir zu einem späteren Zeitpunkt nochmals angehen werden.

Die folgenden Bilder zeigen das oben beschriebene Hausprojekt.*

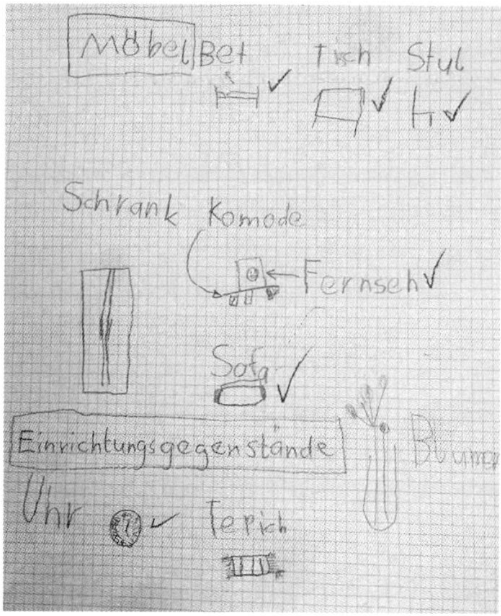

Plan für die Möbel und Einrichtungsgegenstände

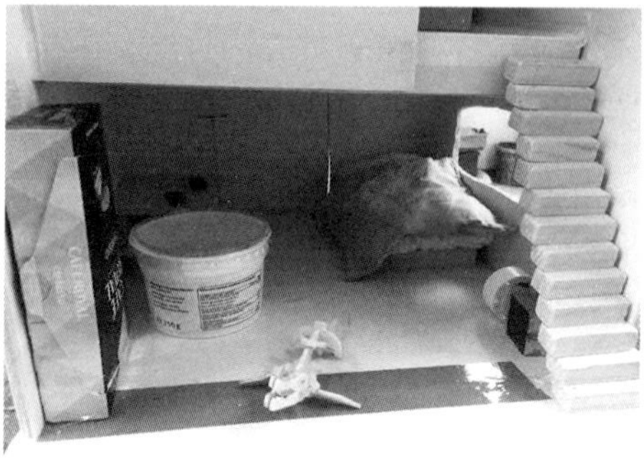

Unteres Stockwerk mit Bett, Esstisch, Geschirrschrank und Spielzeug für die Püppchen

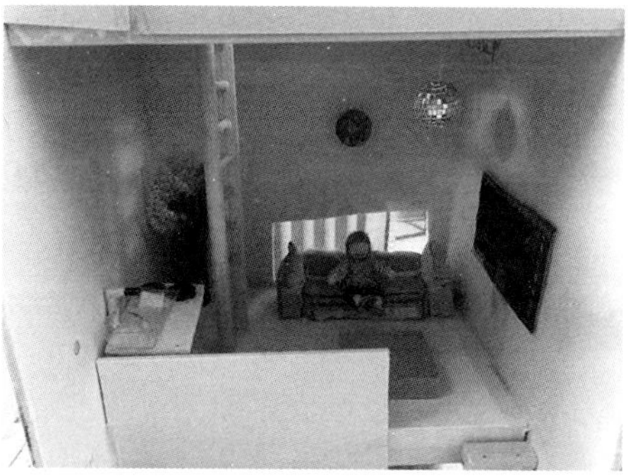

Oberes Stockwerk mit Küchenzeile, Sofa, Sofatisch, Flachbildschirm, Uhr, Zimmerpflanze und Discokugel an der Decke; die Leiter führt auf die Dachterrasse

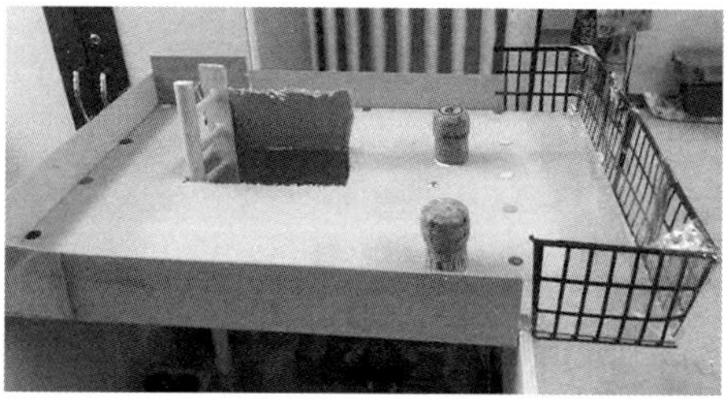

Dachterrasse mit zwei Sitzgelegenheiten

*Weitere Beispiele finden Sie im Downloadmaterial.

6 Unterstützung der exekutiven Funktionen (EF) in der heos-Therapie

Was sind exekutive Funktionen?

Die **exekutiven Funktionen (EF)** fassen mehrere Fähigkeiten zusammen. Zu den drei grundlegenden Fähigkeiten der exekutiven Funktionen gehören:

- das *Arbeitsgedächtnis*
- die *Inhibition (= Impulskontrolle)*
- die *kognitive Flexibilität*

Das Arbeitsgedächtnis:

„Das Arbeitsgedächtnis ermöglicht uns, Informationen kurzzeitig zu speichern und mit den gespeicherten Informationen zu arbeiten" (KUBESCH 2016, 15).

Oder anders gesagt ermöglicht uns das Arbeitsgedächtnis, mit Informationen zu arbeiten, die in diesem Moment nicht mehr wahrnehmbar, sondern nur mental präsent sind. Es werden zwei Formen des Arbeitsgedächtnisses unterschieden: das verbale und das nonverbale/visuell-räumliche Arbeitsgedächtnis.

Das Arbeitsgedächtnis braucht man zum Beispiel, um Instruktionen in einen Handlungsplan umzusetzen. Es ist auch notwendig zum Verstehen von gesprochener Sprache und für das Leseverstehen auf Satz- und Textebene, weil Teile von Informationen mit anderen Informationen in Bezug gesetzt werden müssen. Das Arbeitsgedächtnis und die inhibitorische Kontrolle unterstützen sich gegenseitig und werden oft gleichzeitig benötigt. Denn man muss sich an sein Ziel erinnern, um zu wissen, was für eine Situation relevant ist und was unterdrückt oder gehemmt werden soll. Störreize und Ablenkungen müssen unterdrückt werden, um die relevanten Informationen im Arbeitsgedächtnis aufnehmen zu können und zu behalten (vgl. DIAMOND 2013, 142-143).

Die Inhibition (Impulskontrolle):

„Mithilfe der Inhibition sind wir in der Lage, spontane Impulse zu unterdrücken, die Aufmerksamkeit willentlich zu lenken und Störreize auszublenden" (KUBESCH 2016, 15).

Mit der Inhibition kontrollieren wir unser Verhalten, unsere Gedanken und/oder Gefühle, um uns über einen spontanen Impuls oder eine äußere Verlockung hinwegsetzen zu können. Sie macht es uns deshalb möglich, unser gewohntes Verhalten zu ändern und auszuwählen, wie wir reagieren wollen. Die Inhibition ist Voraussetzung für die selektive Wahrnehmung, durch die wir willentlich Reize oder Ablenkungen ausblenden und auf etwas Bestimmtes fokussiert bleiben können. Sie wird benötigt, um an einer Aufgabe dranbleiben zu können und sie zu Ende zu führen, obwohl man eigentlich lieber etwas anderes tun würde. Sie ermöglicht uns dadurch, auf ein unmittelbares Vergnügen zu verzichten, um später eine größere Belohnung zu erhalten (vgl. DIAMOND 2014, 7).

Die kognitive Flexibilität:
„Die kognitive Flexibilität ist die Fähigkeit, den Fokus der Aufmerksamkeit zu wechseln, sich schnell auf neue Situationen einstellen und andere Perspektiven einnehmen zu können" (KUBESCH 2016, 15).
Der Perspektivenwechsel kann sich auf einen anderen räumlichen Blickwinkel oder auf eine andere Meinung des Gegenübers beziehen. Um die Perspektive zu wechseln, müssen wir die vorherige Perspektive deaktivieren (Inhibition) und die neue Perspektive aktivieren und in unser Arbeitsgedächtnis aufnehmen. Somit baut die kognitive Flexibilität auf den anderen beiden Fähigkeiten auf. Kognitiv flexibel zu sein heißt aber auch, dass man seine Strategien ändern kann, wenn man zum Beispiel ein Problem nicht lösen kann. Dies erfordert das Eingeständnis, dass man mit der gewohnten oder gewählten Strategie nicht weiterkommt, um dann eine neue Strategie ausprobieren zu können. Daraus entstehen Kreativität und die Entwicklung von Neuem. Wer kognitiv flexibel ist, kann zudem unvorhergesehene bzw. zufällige Gelegenheiten nutzen, um zu seinem Ziel zu kommen (DIAMOND 2013, 149).

Auf diesen grundlegenden EF bauen komplexere exekutive Funktionen auf, wie das *Problemlösen*, das *logische Denken* und das *Planen* (DIAMOND & LEE 2016, 161).
In den folgenden Ausführungen werden weitere komplexe exekutive Funktionen genannt, die sich daraus entwickeln können. Ich habe sie für einen besseren Überblick in einer Grafik zusammengestellt.

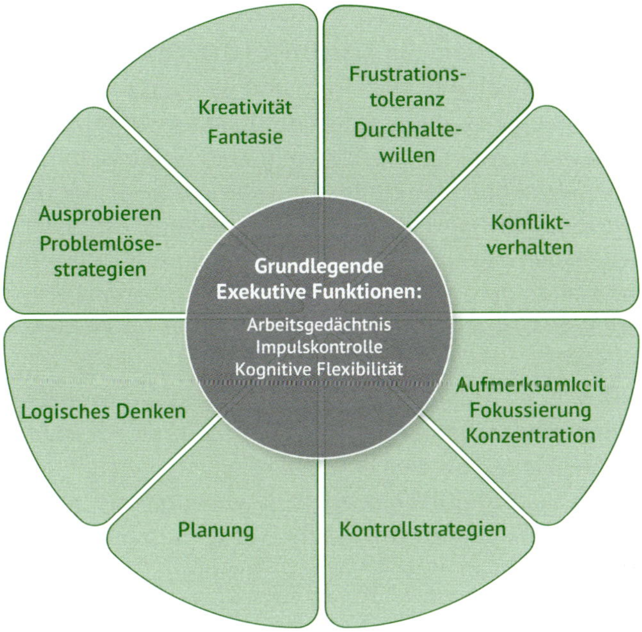

Exekutive Funktionen

Welchen Stellenwert haben die exekutiven Funktionen für die kindliche Entwicklung?

„Diese exekutiven Funktionen steuern im Zusammenspiel selbstreguliertes Verhalten. Sie unterstützen uns zudem dabei, Entscheidungen zu treffen, planvoll, aber auch flexibel und zielgerichtet vorzugehen, das eigene Handeln zu reflektieren und es gegebenenfalls zu korrigieren." (vgl. KUBESCH 2016, 15)

Die Bedeutung der exekutiven Funktionen für die kindliche Entwicklung wurde in den vergangenen dreißig Jahren vielseitig erforscht und belegt. Viele Studien mit Kindern vom Kleinkind- bis zum Jugendalter gingen den folgenden Fragen nach:

- Wie entwickeln sich die exekutiven Funktionen (EF)?
- Welchen Einfluss haben die EF auf das Lernen, auf das Sozialverhalten und auf die emotionale Entwicklung?
- Welche Auswirkungen hat die Entwicklung der EF auf die spätere berufliche und persönliche Entwicklung?
- Welche hirnphysiologischen Prozesse begünstigen die Entwicklung der EF oder beeinflussen diese negativ?
- Wie kann die Entwicklung der EF im schulischen Kontext oder durch die Eltern im Alltag unterstützt werden?

In dem von Sabine Kubesch herausgegebenen Buch (KUBESCH 2016) kommen viele Autor:innen aus verschiedenen Ländern und mit unterschiedlichen beruflichen Hintergründen zu Wort. Sie beleuchten das Thema der exekutiven Funktionen aus unterschiedlichen Blickwinkeln und belegen ihre Aussagen mit vielen Forschungsergebnissen aus Studien, die vor allem in den letzten zwanzig Jahren entstanden sind. Diese Autor:innen kommen zum Schluss, dass die exekutiven Funktionen einen wesentlichen Einfluss auf die sozial-emotionale Entwicklung der Kinder und Jugendlichen haben und entscheidend für den Lernerfolg sind. Langzeitstudien haben zudem ergeben, dass **gut ausgebildete exekutive Funktionen im Kindesalter gute Prädikatoren für den späteren Lebensstandard, die Gesundheit, die Lebensqualität und die Zufriedenheit im Erwachsenenalter sind** (DIAMOND 2013, 156).
Auch DIAMOND & LEE (2016) gehen davon aus, dass die **exekutiven Funktionen der Schlüssel zum schulischen Erfolg sind.** Gemäß ihren Forschungsergebnissen, die sie in diversen eigenen Studien erhoben oder von anderen Studien auswerteten, sind die EF für die Schulbefähigung sogar wichtiger als der Intelligenzquotient. „Um die Schulbefähigung zu entwickeln und schulischen Erfolg zu verbessern, ist es natürlich unabdingbar, dass EF anvisiert werden." (DIAMOND & LEE 2016, 161)
Nur wer gut entwickelte EF hat, kann demzufolge erfolgreich lernen. Die EF tragen zur Willensbildung und zu diszipliniertem Verhalten bei. „Die Fähigkeit zur Selbstregulation ist folglich Grundlage für eigenverantwortliches und selbstgesteuertes Lernen und Arbeiten. Sie ist gleichzeitig die Basis für die Entwicklung sozial-emotionaler Kompetenzen von Kindern und Jugendlichen und damit für ein friedliches Zusammenleben in der Gemeinschaft." (KUBESCH 2016, 15)
Im Umkehrschluss bedeutet dies, dass Kinder mit nur schwach ausgebildeten Kompetenzen in den EF Mühe haben, sich auf die wechselnden Aufgabenstellungen einzulassen, dranzubleiben und strukturiert vorzugehen sowie sich der jeweiligen Situation entsprechend angemessen zu verhalten. Solche Kinder stören den Unterricht. Sie brauchen viel Unterstützung und Energie der Lehrkräfte und sind immer wieder in soziale Konflikte verwickelt. Das ist für die Bezugspersonen der Kinder sehr herausfordernd. Was kann man dagegen tun?

Als Erstes muss man sich im Klaren sein, welche Grundeinstellung man solchen Kindern und ihrem Verhalten gegenüber hat. GREENE (2016) ist aufgrund vieler Forschungsergebnisse von der folgenden Grundhaltung überzeugt: **„Kinder machen ihre Sache gut, wenn sie können."** (GREENE 2016, 189)
Dies bedeutet, dass sich die Kinder unangemessen oder anstrengend verhalten, weil ihnen die Fähigkeiten fehlen, sich in der jeweiligen Situation anders zu verhalten. Diese Grundhaltung steht in krassem Unterschied zur häufig verbreiteten Meinung von Lehrkräften und Eltern: „Kinder machen ihre Sache gut, wenn sie

wollen.“ Die Grundhaltung hat einen entscheidenden Einfluss darauf, wie in Situationen auf das Verhalten des Kindes reagiert wird. GREENE vertritt die Meinung, dass diese **Kinder Unterstützung und Hilfestellungen brauchen und keine Strafen oder Ermahnungen** (vgl. GREENE 2016, 189).

Diese Grundeinstellung liegt auch der heos-Therapie zugrunde. Aggressives oder blödelndes Verhalten und diverse Ausweichstrategien der Kinder haben für das Kind in demjenigen Moment einen Sinn und sind oft ein Hinweis auf Überforderung oder Ängste, die dahinterstecken. **Nicht das Kind muss sich dann ändern, sondern wir Erwachsenen müssen nach geeigneten Hilfestellungen und Anpassungen suchen, damit das Kind die Situation wieder verstehen, sich darauf einlassen und diese meistern kann.**
„Wir werden nicht mit exekutiven Funktionsfähigkeiten geboren, aber mit dem Potenzial, diese zu entwickeln. Der Entwicklungsprozess ist langsam und beginnt im Kleinkindalter, setzt sich bis ins frühe Erwachsenenalter fort und wird von unseren Erfahrungen geprägt.“ (CENTER ON THE DEVELOPING CHILD 2016, 295)
Der Entwicklungsprozess braucht demnach viel Zeit, aber jedes Kind hat das Potenzial, Fortschritte zu erzielen. Die exekutiven Funktionen müssen immer wieder geübt und gefordert werden. Sie leiden als Erstes darunter, wenn man gestresst, traurig oder physisch nicht fit ist und wenn man sich allein gelassen fühlt. In einem solchen Zustand kann man nicht die Lernleistungen erbringen, zu denen man eigentlich fähig wäre. DIAMOND (2013) sieht es deshalb als zentrale Aufgabe der Gesellschaft und Schule, diese Zusammenhänge ernst zu nehmen und sich dafür einzusetzen, emotionale, soziale und physische Bedürfnisse der Kinder zu befriedigen (DIAMOND 2013, 156).

Wie kann die Entwicklung der EF im Alltag und in der Schule unterstützt werden?
Verschiedene Studien haben gezeigt, dass es sinnvoll und auch effektiver ist, wenn die exekutiven Funktionen im Alltag und im schulischen Kontext (Kindergarten und Schule) möglichst regelmäßig geübt und in die alltäglichen Beschäftigungen integriert werden. Um einen besseren Effekt zu erlangen und Schulschwierigkeiten vorzubeugen, sollte diese Unterstützung bereits im frühen Kindesalter geschehen. Es wurden deshalb Programme entwickelt, die die Eltern darin befähigen, die Selbstregulation ihrer Kinder ab dem Kleinkindalter im Alltag gezielt zu unterstützen (vgl. EBERHART 2016, 225-227).

Das CENTER ON THE DEVELOPING CHILD (2016) gibt viele praktische Hinweise, wie man Kinder ab dem Alter von sechs Monaten bis ins frühe Jugendalter in der Entwicklung der EF unterstützen kann. Für Kleinkinder bis zum Alter von 18 Monaten eignen sich beispielsweise Kniereiter und Fingerverse (Hoppe, hoppe Reiter; Backe, backe Kuchen), Lieder, Nachahmungsspiele (Turm bauen und umkippen; Tiere in den Stall stellen) und Versteckspiele (Guguck-Dada-Spiel; Sachen unter einem Tuch verstecken). Bei all diesen Spielen wird das Arbeitsgedächtnis trainiert, weil das Kind über die vielen Wiederholungen mit der Zeit eine Erwartung aufbaut. Es kann sich immer besser gemäß den Spielregeln verhalten, kommt in einen erwartungsvollen Erregungszustand und kann warten, bis die Auflösung kommt. Damit übt es erste Grundfähigkeiten der Selbstkontrolle.

Für Kinder im Alter von 18 Monaten bis drei Jahren eignen sich Sing- und Fingerspiele (Verse und Lieder mit passenden Handbewegungen) sowie Bewegungsspiele. Sie üben damit grob- und feinmotorische Fähigkeiten, die für dieses Alter wichtig sind, gleichzeitig aber auch die Aufmerksamkeit, das Arbeitsgedächtnis und die Inhibition, vor allem wenn sich die Regeln ändern und sie Neues ausprobieren und üben müssen (z. B. einen Ball auf ein wechselndes Ziel werfen; warten, bis man an der Reihe ist; sich an die geänderte Regel erinnern). Unterhaltungen beim Geschichtenerzählen sowie Fantasie- und einfache Rollenspiele lieben Kinder in diesem Alter. In den gemeinsamen Unterhaltungen und Spielen üben sie neben den exekutiven Funktionen auch ihre Sprachkompetenzen auf vielfältige Weise.
Im Alter zwischen drei und fünf Jahren sind diese Fantasie- und Rollenspiele immer noch sehr geeignet. Ab dem Kindergartenalter kommen Karten- und Brettspiele dazu, Musizieren und Lieder singen, Sprache und Rhythmus verbinden, Denksportaufgaben, sich Ziele setzen, sie planen und umsetzen sowie Lernstrategien besprechen. Alle diese Tätigkeiten müssen sich im Schwierigkeitsgrad steigern und sich dem Entwicklungsstand der Kinder anpassen, damit die Kinder gefordert werden und Fortschritte erzielen (vgl. CENTER ON THE DEVELOPING CHILD 2016, 296-318).
BODROVA und LEONG (2016) bestätigen mit ihren Forschungsergebnissen, dass sich **im Kindergartenalter geplante und ausgedehnte Rollenspiele bewähren, um die verschiedenen Bereiche der exekutiven Funktionen zu fördern**. Das Kind muss sich an die Abmachungen und an einen Szenenablauf halten (Arbeitsgedächtnis). Es muss abwarten, bis es an die Reihe kommt, und sich rollenkonform verhalten (Inhibition). Aber es muss auch spontan auf Ideen der Mitspieler und auf Veränderungen eingehen können, die sich im Verlauf des Spiels ergeben. Im Spiel erweitert das Kind zudem sein Rollenverständnis (kognitive Flexibilität) (vgl. BODROVA & LEONG 2016, 270).

Weitere sinnvolle Möglichkeiten für den schulischen Kontext bestehen darin, **bei bewussten und konkreten Erinnerungshilfen und Techniken anzusetzen und diese immer wieder einzuüben**. Sie verfolgen das Ziel, dass die Kinder sich auf die momentane Aufgabenstellung einlassen und fokussiert bleiben können, sich durch Störreize weniger ablenken lassen und ihr Verhalten besser regulieren können. Dies geschieht zum Beispiel durch **Achtsamkeitstraining** und eingeübte **Strate-**

gien (z. B. Atemübungen oder bis zehn zählen, bevor reagiert wird) oder mithilfe von **visuellen Hilfen** (z. B. mit einem Ohr und einem Mund gekennzeichnete Karten, die an die Kindergartenkinder verteilt werden, damit jedem Kind klar ist, ob es in der Sprecher- oder in der Zuhörerrolle ist) (vgl. KUBESCH 2016).

Eingeübte Strategien kann das Kind mit der Zeit selbst übernehmen und auch zu Hause anwenden. Für visuelle Hilfen ist es aber auf ein Umfeld angewiesen, das ihm diese passend zur Aufgabenstellung und Anforderung immer wieder anbietet. Mit meinen Therapie-Kindern mache ich die Erfahrung, dass ich Kinder mit schwach entwickelten EF immer wieder zur Anwendung geeigneter Strategien und Techniken heranführen und sie trotz Einübung daran erinnern muss. Sie übernehmen solche Hilfen weniger eigenaktiv als Kinder mit gut entwickelten EF. Letztere entwickeln solche Hilfen und Strategien entweder selbst oder integrieren angebotene Strategien von sich aus in ihr Arbeitsverhalten, weil sie merken, dass sie ihnen nützen. **Deshalb benötigen gerade diejenigen Kinder, die in ihrem Lernprozess und Arbeitsverhalten am meisten von den geeigneten Strategien und Strukturhilfen profitieren könnten, eine enge Begleitung, damit sie diese auch nutzen.**

Das kürzlich erschienene Buch „Von Lernschwierigkeiten zu Lernerfolgen – neue und bewährte Wege zu guten Exekutiven Funktionen. Grundlagen und Praxis in Schule und Therapie“ (BRUNSTING et al. 2023) beleuchtet die verschiedenen EF aus unterschiedlichen Blickwinkeln und gibt neben der Darstellung der aktuellen Theorie viele wertvolle und praktische Hinweise, wie die Entwicklung der EF im Kontext der Schule und der Therapie nachhaltig unterstützt werden kann. Dabei legen die Autorinnen einen Schwerpunkt auf die verschiedenen Aspekte der Selbstregulation und der Metakognition. Diese zwei wichtigen Fähigkeiten sehen sie neben den weiteren EF als Voraussetzung, dass eine inklusive Schule gelingen kann. Eine Sammlung von Arbeitsblättern und Spielideen unterstützt die direkte Umsetzung im Schul- und Therapiealltag (vgl. BRUNSTING et al. 2023).

Neben den bisher erwähnten Möglichkeiten, die EF im schulischen Kontext oder im Alltag aktiv zu festigen, haben sich **auch sportliche Aktivitäten** bewährt. **Insbesondere Mannschaftsspiele sind dafür geeignet**, weil sie die Impulskontrolle stärken und auch die kognitive Flexibilität unterstützen. Denn während eines Spiels muss man das eigene Verhalten dauernd an den Spielverlauf anpassen, sich an Regeln halten (Fair Play) und sich zugunsten der Mitspieler auch zurücknehmen können. Gleichzeitig hilft die sportliche Aktivität Stress abzubauen, der das Lernen negativ beeinflusst (vgl. KUBESCH 2016a, 137-160).

Aus sprachlicher Perspektive betrachtet, sind gut ausgebildete exekutive Funktionen ebenfalls sehr wichtig. Um einem Gespräch folgen zu können, braucht es das Arbeitsgedächtnis (Informationen verarbeiten können) und die Inhibition, damit das Kind die Wechsel von Sprechen und Zuhören einhalten (Turn-Taking) und unpassende Reaktionen unterdrücken kann. Es braucht aber auch die kognitive Flexibilität, um dem Gesprächsverlauf folgen zu können, auf neue Fragen einzugehen und neue Informationen aufnehmen zu können. Verschiedene Studien zum Zusammenhang von Sprachkompetenzen und EF haben gezeigt, dass sie sich gegenseitig beeinflussen und unterstützen (DIAMOND 2014, 7-11). Deshalb profitieren Kinder mit einer Spracherwerbsstörung von einer gezielten Förderung der EF nicht nur in Bezug auf ihr Lern- und Arbeitsverhalten, sondern auch für die Verbesserungen ihrer sprachlichen Fähigkeiten. Damit ein Kind zum Beispiel seine dysgrammatischen Sätze verändern oder seine Lautersetzungen oder Lautfehlbildungen überwinden kann, muss es seine bisherigen Strukturen verändern, das neu Gelernte integrieren und seine bisherigen Muster hemmen. Dies verlangt zudem ein hohes Maß an Eigenkontrolle und Disziplin, um dranzubleiben, bis die neue Struktur automatisiert ist. Um Sätze und Wortbedeutungen verstehen zu können, müssen Netzwerke aufgebaut und Bezüge hergestellt und abgeleitet werden. Das Kind muss sein Weltwissen und seine Erfahrungen erweitern und differenzieren und seine Hypothesen immer wieder anpassen. Alle diese Prozesse erfordern Flexibilität, Arbeitsgedächtnis und Inhibition.

Wie unterstützt die heos-Therapie die Entwicklung der exekutiven Funktionen?
Die Entwicklung der exekutiven Funktionen wird in der heos-Therapie auf vielfältige Weise einbezogen und unterstützt. Gerne möchte ich einige Beispiele dafür nennen.
Das Ausprobieren als zentraler Bestandteil der heos-Therapie unterstützt das Problemlöseverhalten und die kognitive Flexibilität, aber auch die Inhibition. Das Kind muss seine Strategien ändern und an die neuen Situationen anpassen. Gleichzeitig muss es Bezüge herstellen, den Anfangs- und den Endzustand einer Veränderung miteinander vergleichen und Rückschlüsse daraus ziehen. Dies erfordert auch ein gutes Arbeitsgedächtnis.
Je gezielter ein Kind vorgehen kann, umso besser kann es **Störreize ausblenden und fokussiert bleiben** (Inhibition). Dies zeigt sich, wenn das Kind gezielt nach einem geeigneten Material oder Werkzeug im Regal suchen kann und sich dabei nicht von anderen interessanten Sachen ablenken lässt, die es bei der Suche zufällig entdeckt.

Zufällige Entdeckungen während des Handlungsprozesses, die nicht als Ablenkung von einer Schwierigkeit dienen, haben aber grundsätzlich viel Platz in der heos-Therapie. Wenn sich das Kind für etwas zufällig Entdecktes interessiert, sollte der Handlungsprozess unterbrochen und dem Kind Gelegenheit geboten werden, sich damit auseinanderzusetzen. Danach wird der Faden im ursprünglichen Handlungsprozess wieder aufgenommen. Denn es geht in der heos-Therapie um den Prozess und die dabei gemachten Erfahrungen und nicht um einen fixen Handlungsablauf oder um ein Produkt, das in einer gewissen Zeitspanne entstehen muss. **Aus Zufällen entstehen oft neue Ideen**, die das Kind weiterführen. Die **Fantasie** und die **Kreativität** des Kindes werden aktiviert. Das Kind macht neue Erfahrungen, muss diese in sein bisheriges Weltwissen integrieren und sein Verhalten sowie seine Sprache dementsprechend anpassen. Gleichzeitig muss es nach Beendigung solcher Exkurse wieder zu seiner ursprünglichen Tätigkeit oder seinem Ziel zurückfinden. Die kognitive Flexibilität und die Aufmerksamkeit werden dadurch beim Kind angeregt.

Kinder mit einem impulsiven Arbeitsstil, die hauptsächlich über Versuch-Irrtum arbeiten und sich erst Gedanken zur Handlung machen, wenn etwas nicht funktioniert, lernen durch die heos-Therapie **das vorausplanende Handeln** (Planungsebene). In einem schrittweisen Aufbau lernen sie, ihr Handeln besser zu kontrollieren, erste Impulse stoppen zu können sowie zuerst zu überlegen, ob ihr Vorgehen Sinn macht oder nicht.

Auch **Durchhaltewillen und Ausdauer** lernen die Kinder. In der heos-Therapie ist es erstens wichtig, dass die Kinder den aktuellen Problemstellungen nicht ausweichen, sondern diese lösen. Je nach Entwicklungsstufe sind die Kinder dabei auf unterschiedliche Hilfestellungen von Seiten der Therapeutin angewiesen. **Sie sollen erfahren, dass man einen Prozess abschließen kann, statt ihn abzubrechen, und dass es dazu verschiedene Lösungsmöglichkeiten gibt.** Eine davon wäre zum Beispiel auch, dass man sich bei jemandem Hilfe holt, statt aufzugeben. Zweitens wird oft über mehrere Wochen, manchmal sogar über mehrere Monate an einem Werkstattprojekt gearbeitet. Es verlangt Disziplin, dranzubleiben und das Projekt zu Ende zu führen. **Der für die Selbstregulation so wichtige Belohnungsaufschub wird dadurch geübt.**

Verbesserte Fähigkeiten in den exekutiven Funktionen unterstützen nachweislich den Spracherwerb. Gleichzeitig spielt die Sprache „... bei der Entwicklung der exekutiven Funktionen und der Selbstregulation eine wichtige Rolle, weil sie Kindern hilft, ihre Gedanken und Handlungen zu erkennen, über diese nachzudenken und Pläne zu entwickeln, die sie im Geist aufrechterhalten und anwenden. Die Sprache hilft Kindern auch zunehmend komplexe Regeln zu verstehen und zu befolgen."
(CENTER ON THE DEVELOPING CHILD 2016, 300)
Dies zeigt, dass sich die Entwicklungsbereiche gegenseitig beeinflussen und voneinander abhängen.

Die verwendete Sprache in der heos-Therapie hat einen Bezug zur gemeinsam erlebten Realität, vor allem solange das Kind Schwierigkeiten im Sprachverständnis zeigt, einen eingeschränkten Wortschatz aufweist und sich auf den Entwicklungsstufen 1 bis 4 befindet. Das Kind erhält dadurch immer wieder die Möglichkeit, die erlebte Realität und die gemachten Erfahrungen mit der Bedeutung der Sprache zu verbinden und sie zu „be-greifen".

In der heos-Therapie geht man davon aus, dass das Kind seine sprachlichen Strukturen erst ändert, wenn es für das Kind kommunikativ Sinn macht und wenn es das Bedürfnis entwickelt, sich differenzierter auszudrücken. Über die **verbesserte Wahrnehmung und Eigenkontrolle** kann es die korrektiven Feedbacks und den sprachlichen Input der Logopädin besser verarbeiten und vergleichen und dadurch seine Sprachstrukturen daran anpassen. Dazu nutzt die Logopädin alle üblichen Strategien, wie man sie aus anderen Therapiemethoden kennt.

Daneben investiert die Therapeutin in der heos-Therapie viel in die Verbesserung aller Entwicklungsbereiche und Kompetenzen, die für den Spracherwerb zentral sind. Dies veranschauliche ich zusammenfassend im folgenden Kapitel. Ich finde es sehr wertvoll, wenn bei Kindern mit einer Spracherwerbsstörung durch die heos-Therapie, zusätzlich zum Aufbau der Sprachkompetenzen, ihre **Freude am Lernen geweckt** und viele **sinnvolle Lern- und Kompensationsstrategien vermittelt** werden können, die ihnen bei der Bewältigung des Alltags, aber auch bei schulischen Anforderungen helfen und **das vernetzte, logische Denken anregen.**

7 Grafische Übersicht zur heos-Therapie

Das heos-Modell

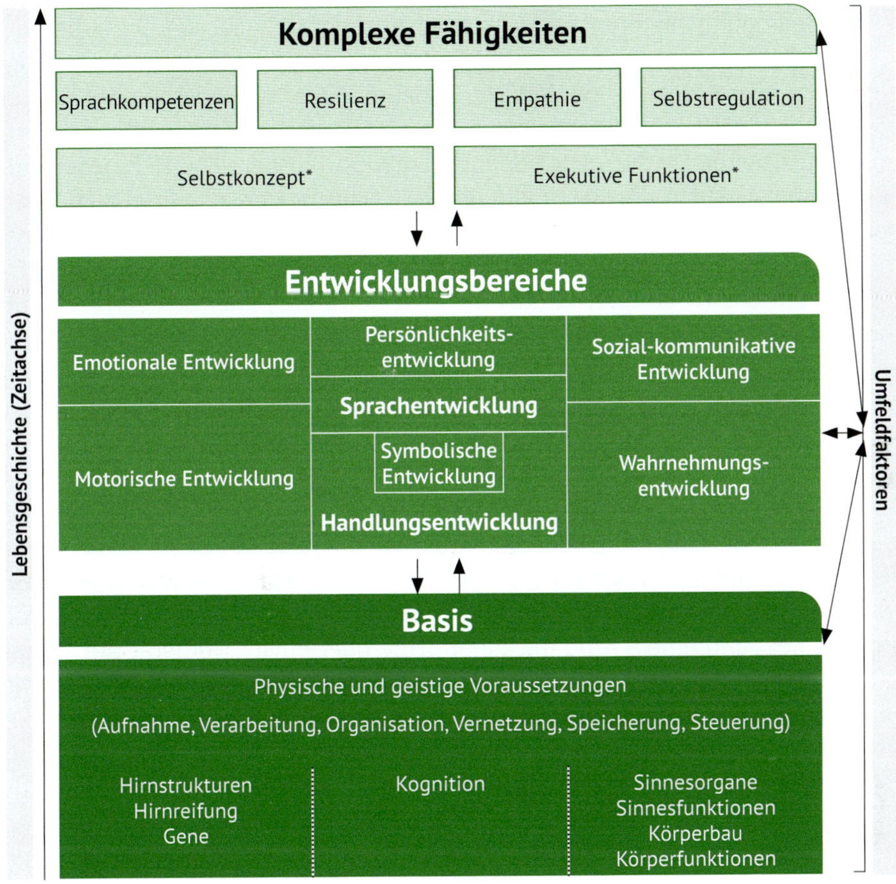

* siehe Detailansicht

Diese grafische Darstellung gibt einen Überblick, welche **Entwicklungsbereiche** und **Einflussfaktoren** in der heos-Therapie einbezogen und berücksichtigt werden und welche **komplexen Fähigkeiten** dadurch in ihrer Entwicklung und Entfaltung unterstützt werden.

Inhaltlich habe ich bewusst eine **Auswahl getroffen**, damit das Modell nicht zu unübersichtlich wird. Sicherlich spielen bei einzelnen Kindern weitere Einflussfaktoren eine Rolle, die beachtet werden müssen. Trotzdem bin ich der Meinung, dass dieses Modell die Komplexität der ganzen Thematik nochmals auf eine andere Art als im Kapitel 5 dargestellt vor Augen führt.

Logopädinnen, die nach der heos-Therapie arbeiten, begeben sich auf die Suche, um die **Bedingungsfaktoren für die Sprachstörung** aufzudecken. Sie arbeiten – so weit möglich – gezielt an ihrer Veränderung, damit sie deren entwicklungshemmende oder blockierende Wirkung abbauen oder vermindern können. In der heos-Therapie wird deshalb oft nicht direkt an der vordergründigen Sprachsymptomatik gearbeitet. Da die verschiedenen Entwicklungsbereiche sich gegenseitig beeinflussen, versucht die Logopädin über die Handlungen als Mittel zum Zweck, über ihr therapeutisches Verhalten sowie über ihre Inputs die Voraussetzungen zu schaffen, die für einen Entwicklungsschritt auf sprachlicher Ebene nötig sind. Das Ungleichgewicht in den verschiedenen Entwicklungsbereichen soll verringert und Blockaden sollen gelöst werden, damit sich die sprachlichen Kompetenzen auf den verschiedenen linguistischen Ebenen entfalten können. Die Lernumgebung und der kommunikative Austausch mit dem Kind werden so gestaltet, dass es diese Informationen und Erfahrungen aufnehmen, integrieren und vernetzen kann.

▶ Basis

Jedes Kind bringt seine **individuellen körperlichen und geistigen Voraussetzungen** mit. Sie bilden die Grundlage, auf der die Therapie aufbauen kann. Manche Voraussetzungen lassen sich beeinflussen, andere nicht.
Zum Beispiel kann einem Kind mit einer Brille oder einem Hörgerät die Aufnahme der Sinneseindrücke erleichtert oder überhaupt ermöglicht werden. Oder man kann über die Arbeit mit konkretem und veränderbarem Material eine taktil-kinästhetische Überempfindlichkeit langsam abbauen oder abschwächen, sodass das Kind sich vermehrt wagt, neue Materialien anzufassen und sich auf eine aktive Veränderung einzulassen. Wenn aber ein Kind beispielsweise mit einer geistigen Einschränkung oder mit einer körperlichen Behinderung zur Welt kommt, sind Grenzen gesetzt, die trotz intensiver Unterstützung oder trotz eines optimalen Lernangebots und Lernumfeldes nicht überschritten werden können.
Und manche Prozesse brauchen Zeit. Gewisse Fähigkeiten hängen von der Hirnreifung ab, die sich nicht beschleunigen lässt. Deshalb ist auch das Lebensalter ein Faktor, den es neben dem Entwicklungsalter zu beachten gilt.
Die physischen und geistigen Voraussetzungen geben somit den Rahmen für das therapeutische Angebot vor, um die Aufnahme, die Verarbeitung, die Organisation sowie die Vernetzung und Speicherung der erlebten Erfahrungen so gut wie möglich unterstützen und verbessern zu können.

▶ **Lebensgeschichte und Umfeldfaktoren**

Die **Lebensgeschichte des Kindes** hat einen zusätzlichen großen Einfluss auf seine Entwicklung und sein Verhalten. Sie begleitet das Kind auf seinem gesamten Lebensweg und wird deshalb als Zeitachse dargestellt. Beispielsweise können eine Frühgeburt, Krankheiten, Unfälle oder traumatische Erlebnisse die Entwicklung des Kindes immer wieder blockieren oder erschweren und zu Fehlentwicklungen und Verhaltensauffälligkeiten führen.

Gleichzeitig können Faktoren wie eine gute Gesundheit, ein stabiles Urvertrauen des Kindes in sein Umfeld, Erfolgserlebnisse, das Gefühl der Geborgenheit, Sicherheit und Zufriedenheit die Entwicklung positiv beeinflussen.

Ein Kind ist eingebettet in sein **persönliches Umfeld**. Faktoren wie die Familienstruktur, die Geschwisterreihe, die Rolle des Kindes innerhalb der Familie, das Bildungsniveau der Eltern, der soziale Status und die kulturelle Zugehörigkeit der Familie bestimmen die Lebensumstände des Kindes. Ebenso beeinflussen psychische Belastungen der Eltern (z. B. Stress, Arbeitslosigkeit, Konflikte zwischen den Eltern, Depressionen), die Art der sozialen Kontakte und die Wohnverhältnisse der Familie (z. B. Platzverhältnisse, Nachbarn, die Möglichkeit, draußen zu spielen oder Kontakt zu anderen Kindern zu haben) sowie das Freizeitangebot die Entwicklungsmöglichkeiten des Kindes.

Die außerfamiliäre Betreuung (Kita, Spielgruppe, Kindergarten, Schule, Freizeitbeschäftigung) kann ebenso einen entwicklungsfördernden, aber auch einen hemmenden Faktor darstellen, je nachdem, wie sich das Kind aufgehoben, integriert und akzeptiert fühlt.

So sind die Lebensgeschichte und das Umfeld wichtige Faktoren für den aktuellen Entwicklungsstand und die Strategien des Kindes, wie es sich in verschiedenen Situationen verhält. In der heos-Therapie versucht die Therapeutin diese Umstände so gut wie möglich zu berücksichtigen, sofern sie bekannt sind und sofern sie sich beeinflussen lassen, um negative Konsequenzen zu vermindern und die Entwicklung in eine positive Richtung zu unterstützen.

Der therapeutischen Haltung liegt die Überzeugung zugrunde, dass das Verhalten des Kindes eine Ursache hat und im jeweiligen Moment für das Kind auch Sinn macht, um sich zu schützen oder um seine Bedürfnisse zu befriedigen. Sekundäre Symptomatiken, wie z. B. Rückzug, Aggression oder Ausweichverhalten, entstehen aus solchen Schutzmechanismen. Deshalb geht es in der heos-Therapie nicht darum, schwieriges oder negatives Verhalten dem Kind abzugewöhnen, sondern darum, das Kind zu verstehen, warum es sich so zeigt.

Aus all diesen Gründen ist der **Kontakt zu den Bezugspersonen**, insbesondere zu den Eltern und den Lehrpersonen, wichtig, um die Lebensumstände des Kindes so gut wie möglich kennenzulernen und zu verstehen. Nach meiner langjährigen Erfahrung ist eine verständnisvolle, respektvolle und tolerante Haltung gegenüber dem Umfeld des Kindes die beste Basis für eine konstruktive Zusammenarbeit.

Manche Faktoren können beeinflusst werden, indem die Eltern oder Lehrkräfte beraten und zusammen mit ihnen nach Veränderungsmöglichkeiten gesucht wird. Andere Situationen sind gegeben und müssen akzeptiert werden. In solchen Fällen versuche ich das Kind zu stärken, damit es möglichst gut die negativen Konsequenzen kompensieren kann. Veränderbare, entwicklungshemmende Umstände, vor allem wenn sie aus Unwissen entstehen, versuche ich durch Aufklärung, durch Wecken von Verständnis und Aufzeigen von Alternativen zu verbessern (z. B. bei übermäßigem Medienkonsum, wenig sozialen Kontakten des Kindes außerhalb der Familie, Alltagsgestaltung).

▶ **Entwicklungsbereiche**

Auf die **Prozesse und Veränderungen in den verschiedenen Entwicklungsbereichen** kann die heos-Therapie gezielt einwirken. Wie bereits beschrieben, dienen die konkreten Spielsettings und Handlungen als Mittel zum Zweck und als gemeinsames Erlebnis, um mit dem Kind in Interaktion und Kommunikation treten zu können. Die Entwicklungsbereiche beeinflussen sich gegenseitig und sind wechselwirkend aufeinander bezogen. Ein Entwicklungsschritt in dem einen Bereich kann eine Entwicklung in einem anderen Bereich auslösen oder verstärken. Diese Zusammenhänge sind allen ausgebildeten Logopädinnen bzw. Sprachtherapeutinnen bekannt. Deshalb werde ich darauf nicht näher eingehen.

Wie die verschiedenen Entwicklungsbereiche je nach Entwicklungsstufe des Kindes einzubeziehen sind, habe ich im Kapitel 5 beschrieben. Wichtig ist mir hier, nochmals zu betonen, dass die Logopädin für die Umsetzung der heos-Therapie alle sinnvollen Strategien, die sie aus anderen Therapiemethoden kennt (z. B. Kontextoptimierung, Kontrastierung, korrektive Feedbacks und Modell geben, Versprachlichen, Nutzung von strukturiertem Therapiematerial und geeigneten Regelspielen usw.), mit einbeziehen kann, um möglichst effizient die Therapieziele zu erreichen. Es geht bei jedem therapeutischen Prozess immer darum, sich zu überlegen, ob die Intervention dem aktuellen Therapieziel dienlich ist. Die Logopädin sollte sich nicht im Detail verlieren, sondern trotz der Fokussierung auf die aktuellen Therapieziele das große Ganze, die Zusammenhänge und die verschiedenen Einflussfaktoren immer mitdenken und im Kopf behalten.

Die grafische Übersicht kann dazu dienen, sich zu überlegen, in welchem Bereich das Kind Stärken aufweist und wo seine derzeitigen Schwierigkeiten liegen. Wenn man dies farblich oder mit +/- kennzeichnet, erhält man einen ersten diagnostischen Überblick, um Schwerpunkte für die Therapie zu setzen. Im Anhang ist deshalb die Grafik noch einmal ohne farblichen Hintergrund abgedruckt, die zu diesem Zweck herauskopiert werden kann.

▶ Komplexe Fähigkeiten

Wie die **Entwicklung der grundlegenden exekutiven Funktionen** in die heos-Therapie einbezogen wird und welche weiteren komplexen Kompetenzen daraus erworben werden, beschreibe ich im Kapitel 6 genauer. Die Grafik zeigt, wie viele Kompetenzen unter dem Begriff der exekutiven Funktionen zusammengefasst werden können. Diese Fähigkeiten beeinflussen sich gegenseitig und hängen eng mit dem Selbstkonzept und den Emotionen zusammen. Weil die exekutiven Funktionen zentral für den Lernerfolg sind, erhalten sie in der heos-Therapie ein großes Gewicht. Die Logopädin investiert viel in ihre Entwicklung und unterstützt das Kind in der Anwendung der erlernten und sinnvollen Strategien.

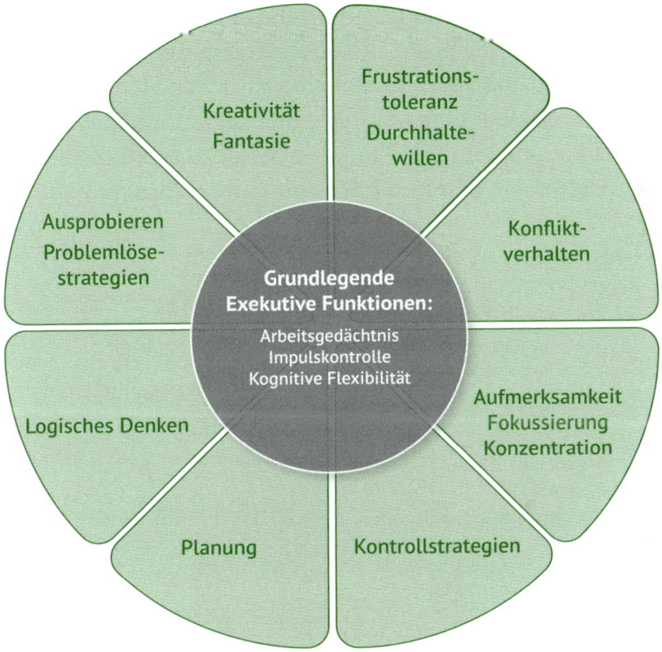

Exekutive Funktionen

Die **Entwicklung eines positiven Selbstkonzepts** ist auch ein großes Anliegen in der heos-Therapie, das auf vielfältige Weise angegangen wird. Das Wecken der kindlichen Neugier dient der Unterstützung der Eigenaktivität. Das Ausprobieren und Suchen nach Lösungen ermöglicht dem Kind viele kleine Erfolgserlebnisse. Diese können beim Kind Freude auslösen und sein Selbstvertrauen stärken, wenn es eine Hürde geschafft hat. Es kann sich als selbstwirksam erleben. Dies motiviert das Kind zu weiteren Aktivitäten und zum Bewältigen von neuen Herausforderungen. Je eigenaktiver das Kind wird, desto mehr Eigenverantwortung übernimmt es für sein Handeln und für sein Leben. Dies zeigt sich beispielsweise darin, dass sich das Kind im schulischen Kontext mündlich aktiv beteiligt und mitdenkt oder dass es zu Hause eine wiederkehrende, ihm zugeordnete Aufgabe zuverlässig übernimmt (z. B. Hasenkäfig misten, Altglas wegbringen) oder einen anderen Beitrag zum Familienalltag aktiv leistet, indem es mithilft.

Ängste und Frustrationen, die sich in Verweigerung oder in einem Ausweichverhalten zeigen, kann die Therapeutin in der Interaktion mit dem Kind auffangen. Durch die im Bedarfsfall erfolgende Unterstützung im Handlungsprozess (siehe Kapitel 3 und 5) und die kooperative Arbeit macht das Kind die Erfahrung, dass es Unterstützung erhält und Hilfe annehmen kann, ohne dies als eigenes Versagen zu werten.

Die mit dem Ausprobieren verbundene Erfahrung, dass es immer mehrere Möglichkeiten gibt und nicht nur einen richtigen Weg, unterstützt nach meiner Erfahrung eine Entwicklung, die mir aus gesellschaftlicher Sicht sehr wichtig ist. Das Kind wird anderen Meinungen und Strategien gegenüber tolerant und offen. Es kann sie als Bereicherung statt als Konkurrenz oder Angriff sehen lernen und verhält sich damit respektvoll anderen Menschen und Haltungen gegenüber.

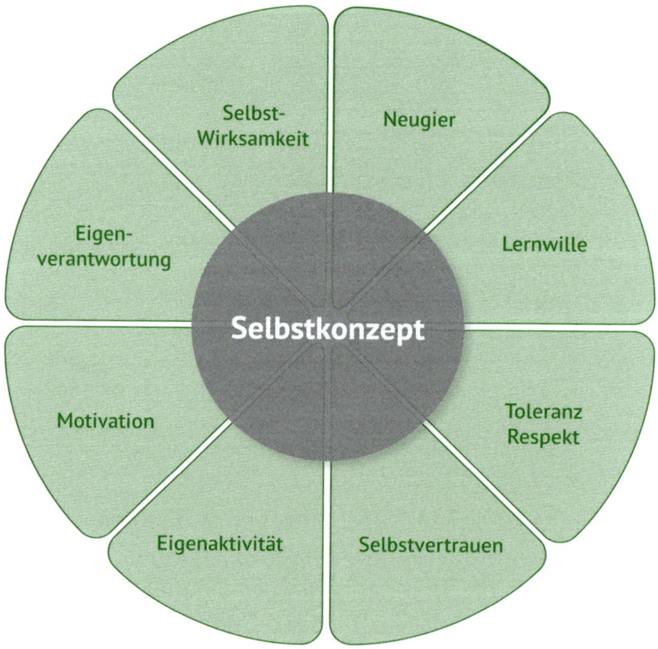

Selbstkonzept

Alle vorangegangenen Entwicklungsschritte führen zum Erwerb weiterer komplexer Kompetenzen, die in der Grafik auf der obersten Ebene dargestellt sind. Ein Kind, das differenzierte exekutive Funktionen erworben hat, kann **sein Verhalten regulieren** und an die jeweilige Situation anpassen. Die Fähigkeit, verschiedene Blickwinkel einzunehmen, verschiedene Meinungen und Haltungen gelten zu lassen und sich in andere Situationen und Menschen hineinzuversetzen, fördert die **Empathie**. Die kognitive Flexibilität, das Ausprobieren sowie das positive Selbstkonzept, das mit einer adäquaten Frustrationstoleranz einhergeht, macht das Kind **resilient in Krisen**. Mit Resilienz ist die Widerstandsfähigkeit gemeint, wie man Krisen, Rückschläge und negative Einflüsse überwinden kann.
Und nicht zuletzt helfen diese Entwicklungen und vernetzten Fähigkeiten dem Kind, möglichst reichhaltige und **differenzierte Sprachkompetenzen** aufzubauen.

▶ Ziel der heos-Therapie

Ein neugieriges, eigenaktives und denkendes Kind,
mit sinnvollen Arbeits-, Lern- und Kontrollstrategien,
das sich differenziert und verständlich ausdrücken kann.

Diesen Entwicklungsstand beim Kind zu erreichen, ist oberstes Ziel der heos-Therapie, das auf eine ganzheitliche, aktive und handelnde Weise konsequent verfolgt wird. Natürlich gelingt dies immer nur im Rahmen der individuellen Möglichkeiten des Kindes. Wenn die heos-Therapie aber bewirken kann, dass sich ein Kind seinen Herausforderungen stellt und nach möglichen Lösungen sucht, unterstützt sie es in der Bewältigung seines Alltags. Mit diesen Kompetenzen wird das Kind eventuell verbleibende Sprach- und/oder Lernschwierigkeiten besser kompensieren können.

8 Einordnung der heos-Therapie in Bezug auf die evidenzbasierte Praxis (EBP)

▶ Grundsätzliche Überlegungen zum Thema Wirksamkeit einer Therapie

Jede Therapie kostet Geld und bedeutet einen erheblichen Aufwand für alle Beteiligten, weshalb die Frage nach der Wirksamkeit verständlich und berechtigt ist. Wenn mit Menschen gearbeitet wird, ist die Festlegung des Kosten-Nutzen-Faktors jedoch schwierig zu beziffern. Individuelle Entwicklungsverläufe sowie viele Bedingungs- und Einflussfaktoren erschweren die Vergleichbarkeit der Maßnahmen. Es gibt selten klare „Wenn-Dann-Bezüge“, die allgemeingültig sind. Deshalb ist die Frage nach der Wirksamkeit einer Therapie ein sehr komplexes Thema.

Was jedoch mit Sicherheit gesagt werden kann, ist Folgendes: Auch das wirksamste Therapiekonzept wird wenig nachhaltige Veränderung ermöglichen, wenn die Maßnahme nicht zur jeweiligen Auffälligkeit und zum jeweiligen Entwicklungsstand des Klienten passt. Deshalb besteht die erste Voraussetzung für eine wirksame Therapie immer darin, dass sie gezielt ausgewählt wird und dass die Therapeutin weiß, welche Voraussetzungen und welche Kompetenzen der Klient mitbringen muss, um von der Therapie profitieren zu können.

Wenn wir **an der Entwicklung des Kindes arbeiten** und es uns dadurch gelingt, beim Kind Entwicklungsprozesse auszulösen, die wichtig für den Spracherwerb und die Differenzierung der sprachlichen Kompetenzen sind, statt nur Symptome zu behandeln, wird es sein Verhalten ändern und somit die angestoßenen Prozesse im Alltag weiterentwickeln. Und wenn auch das Umfeld des Kindes versteht, wie diese Entwicklungsprozesse im Alltag unterstützt werden können, indem das Kind zum Beispiel Lerngelegenheiten, Material und Zeit bekommt und sich seine Kommunikationspartner für eine aktive Auseinandersetzung zur Verfügung stellen, dann multiplizieren sich die 50 Minuten Therapiezeit pro Woche um ein Vielfaches, was die Wirksamkeit der Therapie enorm erhöht.

Die Wirksamkeit der heos-Therapie wissenschaftlich zu belegen ist sehr schwierig, weil, wie bereits erwähnt, viele Variablen die kindliche Entwicklung beeinflussen. Forschungsstudien zur heos-Therapie gibt es bisher keine. Deshalb versuche ich aufzuzeigen, was auf die Wirksamkeit der heos-Therapie hindeuten kann und wie sich die heos-Therapie in Bezug auf die evidenzbasierte Praxis einordnen lässt.

▶ Was bedeutet evidenzbasierte Praxis (EBP)?

Die evidenzbasierte Praxis in der Sprachtherapie entwickelte sich aus der evidenzbasierten Medizin, die 1972 durch den schottischen Arzt und Epidemiologen

Sir Archibald Leman Cochrane erstmals gefordert wurde (vgl. BEUSHAUSEN & GRÖTZBACH 2018, 12).
In der evidenzbasierten Praxis soll jede Entscheidung über Diagnose oder Therapie auf der Grundlage der drei folgenden Komponenten der Evidenzbasierung getroffen werden, mit dem Ziel, die wissenschaftliche Forschung mit der beruflichen Praxis zu verknüpfen (vgl. BEUSHAUSEN & GRÖTZBACH 2018, 17).

Die drei Komponenten der EBP beinhalten:

- **die externe Evidenz:** die Forschungsbelege (Studienergebnisse, Literatur)
- **die interne Evidenz:** die eigene Urteilskraft oder das Expertenwissen der Therapeutin bzw. des Therapeuten
- **die soziale Evidenz:** die Einstellungen, Vorüberlegungen und Erwartungen der Betroffenen (Patientenwünsche)

Seit 2007 wird in der Sprachtherapie häufig die Abkürzung E_3BP benutzt. Dieser Begriff geht auf die amerikanische Sprachtherapeutin Christine Dollaghan zurück. Die Zahl „Drei“ soll auf die gleichwertige Gewichtung der drei Komponenten der Evidenzbasierung hinweisen (vgl. BEUSHAUSEN & GRÖTZBACH 2018, 17-19; HAID & STEINER 2021, 26).

In der Wissenschaft unterscheidet man vier verschiedene Evidenzstufen, die sich in der Güte bzw. im Empfehlungsgrad (starke bis schwache Empfehlung) und somit in der Zuverlässigkeit (Reliabilität) und Gültigkeit (Validität) der Resultate unterscheiden. „Zur Ermittlung von Evidenzen stehen verschiedene Studientypen zur Verfügung, die sich in ihrem methodischen Aufwand erheblich voneinander unterscheiden. [...] Dabei gilt: Je methodisch aufwendiger ein Studientyp ist, desto höher ist die Qualität seiner Evidenz.“ (BEUSHAUSEN & GRÖTZBACH 2018, 27)

Die Forschung im Bereich der Sprachtherapie ist von der Forderung, eine systematische Übersicht über die Effektivität von Therapiekonzepten und -methoden zu liefern, weit entfernt. „Denn für die Mehrzahl der Therapiemethoden fehlen Wirksamkeitsnachweise. Aus einem fehlenden Nachweis kann jedoch nicht geschlossen werden, dass eine Methode unwirksam ist.“ (vgl. BEUSHAUSEN & GRÖTZBACH 2018, 24)

Derselben Meinung sind HAID und STEINER (2021). In ihrem Artikel „Professionelles logopädisches Handeln ist nicht nur auf Evidenzstudien angewiesen“, der in der Fachzeitschrift „logopädieschweiz“ veröffentlicht wurde, begründen HAID und STEINER diese Aussage wie folgt: Für die praktische logopädische Arbeit sind immer zwei Fragen relevant: „Inwiefern geben Erkenntnisse aus Studien als Teil

der EBP einerseits und Leitplanken der Qualität andererseits Handlungssicherheit für den konkreten Einzelfall?“ (HAID & STEINER 2021, 26)
„Professionelles therapeutisches Handeln fusst demnach nicht allein auf Studienergebnissen, sondern strebt die Bilanzierung und Verknüpfung aller drei Komponenten der Evidenzbasierung an. Mit Bilanzierung ist gemeint, dass die Therapeutin bzw. der Therapeut einzelfallbezogen recherchiert und resümiert, was welche Komponente für die logopädische Intervention mit dem jeweiligen Patienten oder Kind beitragen kann.“ (HAID & STEINER 2021, 26-27)

Wenn die Ergebnisse aus Evidenzstudien fehlen oder mager sind oder nicht auf den Einzelfall angewendet werden können, weil die Studienergebnisse zu allgemein gehalten sind, rücken die **interne und die soziale Evidenz** in den Vordergrund. HAID und STEINER (2021) empfehlen für die Absicherung von Entscheidungen, die auf interner Evidenz beruhen, einerseits die Möglichkeit der Inter- und Supervision zu nutzen. Andererseits schlagen sie für die Fallbearbeitung und für das Erlangen von Sicherheit im logopädischen Handeln das Vorgehen nach dem Kaskadenmodell vor (HAID et al. 2021 zit. in HAID & STEINER 2021, 28-29).

Das **Kaskadenmodell** beschreibt eine sinnvolle Abfolge von festgelegten Schritten zur Fallbearbeitung. Diese beinhalten sieben „Fallstationen“:

Tab. 8: Kaskadenmodell*

1. Start in den Fall	Berichte und Konsultationen
2. Erstkontakt	Anliegen, Verstehen der Lebenslage (Kontext), Krankheitsgeschichte
3. Diagnostik	Beobachten, Befragen, Testen
4. Zielbestimmung	Ressourcen, Aktivitäten und Anforderungen, Selbstbild
5. Therapieplan	Klärung der W-Fragen zu Frequenz, Setting, Mittel und Methoden
6. Beratung/Therapie	Information, Ressourcenaktivierung, Instruktion zum Selbst-Tun
7. Evaluation	Evaluation der Einzeleinheiten, Gesamtevaluation über Wiederholung von Teilen der Eingangsdiagnostik und Kommunikation

* vgl. HAID & STEINER 2021, 28-29

Gemäß HAID & STEINER (2021) entsteht mit diesem Vorgehen, das die interne und soziale Evidenz mitberücksichtigt, „ein klares Vorgehen, das sich evidenzbasiert nennen darf“ (HAID & STEINER 2021, 30).

▶ Einordnung der heos-Therapie in Bezug auf die evidenzbasierte Praxis

Wie in der Einleitung zu diesem Buch beschrieben, überprüfte Maja Eichholzer von Anfang an, also bereits vor über 50 Jahren, ihre Hypothesen und Vorgehensweisen, die sie in der Praxis ausprobierte, indem sie in der Literatur nach Bestätigung und Absicherung suchte. Neu gewonnene Erkenntnisse aus dem Literaturstudium und aus Weiterbildungen flossen anschließend wieder in ihre praktische Arbeit ein. Somit kann man Maja Eichholzer nicht nur in der Entwicklung einer neuen Therapiemethode als Pionierin für die Logopädie ansehen, sondern auch in der Implementierung der evidenzbasierten Praxis. **Über die Jahre ist in Wechselwirkung von Theorie und Praxis ein ausgereifter Therapieansatz entstanden**, der bis heute den Wissensstand der Logopädieforschung fortlaufend aufnimmt, integriert und an den Einzelfall anpasst.

Die logopädische Expertise (interne Evidenz) für die heos-Therapie ist vielfältig und groß. Viele Logopädinnen wenden seit Jahren die heos-Therapie an und tauschen sich in Qualitätszirkeln, in Fachberatungsgruppen oder in Kursen aus. Neue Erkenntnisse aus Weiterbildungskursen zu verschiedenen logopädischen Themen integrieren sie in ihre logopädische Arbeit während der Umsetzung der heos-Therapie. Diese Expertise ist vorhanden, aber nicht schriftlich festgehalten oder zumindest nicht öffentlich zugänglich.
Die Logopädinnen stehen in kontinuierlichem Austausch mit dem Umfeld des Kindes (z. B. in Elterngesprächen und durch die interdisziplinäre Zusammenarbeit mit Lehrkräften, Ärzten und anderen Therapiestellen). Dadurch wird die soziale Evidenz einbezogen.

Das Kaskadenmodell kann für die heos-Therapie genutzt werden. Seit Jahren gehen ich und die Berufskolleginnen, die ich kenne, nach diesem Prinzip vor. Deshalb kann unser Vorgehen gemäß HAID und STEINER (2021) als evidenzbasiertes Vorgehen definiert werden.

Den Entwicklungsstand und das Lebensumfeld des Kindes erfassen wir beim Erstkontakt während der logopädischen Abklärung und im Anamnesegespräch mit den Bezugspersonen. Die Fortschritte überprüfen wir mittels Verlaufsdiagnostik. Wir halten die beobachteten Prozesse und die Auswertungen der informellen und standardisierten Diagnoseverfahren schriftlich fest. Wir reflektieren den Verlauf der Therapiestunde und unser therapeutisches Verhalten fortlaufend, wenn wir die Therapiestunden schriftlich nachbereiten. Aufgrund dieser Reflexion passen wir die Feinziele ständig an. Auch die Entscheidung, die Therapie abzuschließen oder die Klienten zu anderen Fachstellen zu überweisen, basiert auf konkreten Beobachtungen der Therapiestunden, Diagnostikergebnissen sowie den Informationen aus dem Umfeld des Kindes.

Nach der Abklärung und während des Therapieverlaufs legen wir gemeinsam mit den Eltern das weitere Vorgehen fest (z. B. Verlaufskontrollen oder regelmäßige Therapie, Pausen, Therapieabschluss) und überprüfen anlässlich der gemeinsamen Gespräche mit den Eltern und den Lehrkräften die aktuellen Therapieziele und -schwerpunkte. Die Beratung des Umfeldes, wie die Entwicklung des Kindes im Alltag unterstützt werden kann, gehört als fester Bestandteil zu jeder logopädischen Therapie und ist in unserem Berufsauftrag verankert.

In meiner eigenen therapeutischen Arbeit erhalte ich aus dem Umfeld des Kindes (Bezugspersonen, Lehrkräfte, weitere Betreuungspersonen wie Spielgruppenleiterinnen oder Hortleiterinnen) immer wieder Informationen, die darauf hinweisen, dass die heos-Therapie neben den sprachlichen Fortschritten auch viele positive Effekte auf das Sozial- und Lernverhalten sowie auf die Persönlichkeitsentwicklung der Kinder hat. **Dies ist aber im Sinne der externen, wissenschaftlichen Evidenz nicht bewiesen. Dafür gibt es verschiedene Gründe.**
Ein Hauptgrund ist folgender: Die heos-Therapie kann nicht rezeptartig durchgeführt werden. Vielmehr handelt es sich um Prinzipien, die bei der Umsetzung beachtet werden. Jede Logopädin entwickelt ihre eigene therapeutische Arbeitsweise aufgrund ihrer Persönlichkeit, aufgrund ihres Fachwissens und ihrer Kompetenzen und aufgrund ihrer eigenen Erfahrungen. Zudem hängt die Art und Weise, wie in der heos-Therapie mit dem Kind gehandelt wird, vom Entwicklungsstand und von den Interessen des Kindes ab. Die Vergleichbarkeit verschiedener Therapiestunden mit unterschiedlichen Kindern ist deshalb sehr eingeschränkt.

Einen weiteren wichtigen Grund sehe ich darin, dass die Sprachentwicklung in engem Zusammenhang mit verschiedenen Entwicklungsbereichen steht, die sich gegenseitig beeinflussen. Zudem hat das Kind mit verschiedenen Personen Kontakt und kommuniziert mit ihnen. Wie lassen sich unter diesen Umständen Therapieverläufe und Therapieergebnisse im Sinne strenger wissenschaftlicher Kriterien vergleichen? Wie kann man beweisen, dass gerade die handlungs- und entwicklungsorientierte Sprachtherapie der Auslöser für die positiven Entwicklungsschritte des Kindes war? Vielleicht waren andere Ereignisse und Entdeckungen zu Hause, in der Spielgruppe, im Kindergarten oder in der Schule dafür mitverantwortlich. Es ist deshalb sehr schwierig, statistische Belege zu erheben, die der Wissenschaftlichkeit standhalten.

Deshalb wähle ich einen anderen Weg. Ich habe in den bisherigen Kapiteln das Therapiekonzept beschrieben und die Theorie mit konkreten Beispielen aus der Praxis ergänzt. In den folgenden Kapiteln zeige ich auf, wie die heos-Therapie für verschiedene Therapieziele und bei verschiedenen Sprachstörungen einen sinnvollen Beitrag leisten kann.

Durch die Veröffentlichung meiner eigenen Expertise in diesem Buch und unter Hinzunahme der Expertise meiner Berufskolleginnen, die sich fundiert mit diesem Therapieansatz auskennen, **möchte ich die Nachvollziehbarkeit der heos-Therapie erhöhen.** Hoffentlich kann ich damit eine Diskussion in verschiedenen Fachkreisen anregen, die zu weiteren Entwicklungen führt.

Ich bin von der Wirksamkeit der heos-Therapie überzeugt. Über die letzten 25 Jahre durfte ich die Entwicklung von vielen Kindern im Alter zwischen zweieinhalb und zwölf Jahren begleiten und stand mit einigen Familien und Lehrkräften über den Therapieabschluss hinaus immer wieder in Kontakt. Somit konnte ich die weitere Entwicklung der Kinder mitverfolgen und sehen, dass sie einen sinnvollen Umgang mit den steigenden Anforderungen fanden, Schwierigkeiten kompensieren konnten und sich stetig weiterentwickelten, auch wenn sie zum Teil trotz der Therapie noch sprachliche Einschränkungen hatten.

Der Eindruck, dass die heos-Therapie wirksam ist, bestätigte sich zudem in den strukturierten Interviews, die ich mit 13 ehemaligen Therapiekindern im Alter zwischen 9 und 19 Jahren und deren Eltern im Jahr 2010 durchführte. Diese ehemaligen Therapiekinder waren aufgrund ihrer Spracherwerbsstörung ab dem Kleinkindalter mindestens ein Jahr wöchentlich bei mir in Therapie gewesen, manche mit Pausen dazwischen bis in die erste Klasse. Erfreut konnte ich feststellen, dass sie alle, trotz ihrer früheren Spracherwerbsstörung, zum Zeitpunkt der Interviews mit gutem Selbstvertrauen die Anforderungen in der Schule, in der Ausbildung und im privaten Leben im Rahmen ihrer Möglichkeiten meisterten und für die Eltern keine Sorgenkinder mehr waren. Auch diejenigen Kinder und Jugendlichen, die immer noch sprachliche Schwierigkeiten aufgrund ihrer kognitiven Einschränkung oder wegen schwerer Wahrnehmungsstörungen zeigten, waren auf gutem Weg in ein selbstständiges Leben, weil sie und ihre Familie nach Lösungen suchten, sich Hilfe holten und die Anforderungen ihres Lebens anpackten.
Die Eltern berichteten mir, dass sie sich während der Therapiezeit ihres Kindes unterstützt und ernst genommen fühlten. Sie hätten den Aufwand für die Therapie gerne auf sich genommen, weil das Kind gerne in die Therapie ging und sie die Fortschritte miterleben konnten. Manche Eltern hinterfragten zu Beginn der Therapie die Wirksamkeit der heos-Therapie, weil sie eine andere Vorstellung davon hatten, wie man in der Logopädie arbeitet. Da ich ihnen jedoch die Therapieziele und Gründe, warum ich auf diese Weise mit ihrem Kind handelte, immer wieder erklärt hatte und sie dann auch Fortschritte sehen konnten, nahm ihre anfängliche Skepsis ab. Andere Eltern berichteten mir, dass sie von Anfang an froh waren, dass ihr Kind in der Logopädie spielerisch und handelnd arbeiten konnte.
Alle Eltern waren froh, dass sie schon früh gezielte logopädische Unterstützung erhielten und mit einer Fachperson die Verantwortung für die Sprachentwicklung

teilen konnten. Sie hätten durch meine Beratung ihre Schuldgefühle abbauen und ihr Kind mit anderen Augen sehen können. Dadurch habe sich die Beziehung zu ihrem Kind verbessert und der Stress für sie abgebaut. Die Rückmeldungen der Eltern zeigten mir, wie wichtig die enge Begleitung des ganzen Familiensystems ist und dass es sich lohnt, sich Zeit für die Fragen, Ängste und Sorgen der Eltern zu nehmen. Da die Bedürfnisse der Eltern und Familien sehr unterschiedlich sind und mir einige Eltern in den Interviews berichteten, dass sie sich während der Therapiezeit nicht getraut hätten, kritische Fragen zu stellen oder Rückmeldungen zu geben, spreche ich die Eltern seither viel öfter von mir aus darauf an, wenn ich das Gefühl habe, dass irgendetwas unklar ist oder die Eltern verunsichert sind.
Die Interviews mit den ehemaligen Therapiekindern und ihren Eltern belegen die Wirksamkeit der heos-Therapie nicht mit statistischen Werten. Sie bestätigen mir aber, dass sie bei diesen Kindern sicherlich einen Teil zu ihrer erfreulichen Entwicklung beigetragen hat.

Teil II: Aus der logopädischen Praxis

9 Die heos-Therapie bei verschiedenen Sprachstörungen

9.1 Vorbemerkungen

Im ersten Teil des Buches habe ich die Theorie der heos-Therapie beschrieben und sie an Beispielen veranschaulicht. Sie bezogen sich jeweils auf eine konkrete Situation oder auf kurze Momente innerhalb einer Therapielektion.

In diesem Kapitel möchte ich folgende Fragen beantworten:

- Für welche Therapiephasen kann die heos-Therapie ein geeigneter Therapieansatz sein?
- Für welche Therapieziele kann die heos-Therapie bei unterschiedlichen Sprachstörungen genutzt werden?
- Wie kann die heos-Therapie bei Bedarf mit anderen Therapieansätzen kombiniert werden?

Die konkreten Handlungen während der heos-Therapie sind immer nur ein **Mittel zur Erreichung der logopädischen Zielsetzungen.** Dies zeige ich anhand der beiden Handlungssituationen „Teig verändern“ und „einen Teig zubereiten“. Beide Handlungssituationen beschreiben die Arbeit mit Lebensmitteln und gehören zum Thema „Teig“. Das habe ich bewusst so gewählt, um aufzuzeigen, wie groß die Fülle der Möglichkeiten ist, dem Kind in demselben Themenfeld verschiedene Veränderungen und damit Lernmöglichkeiten zu bieten. Die Beispiele sollen die Leserinnen jedoch nicht dazu verleiten, nun hauptsächlich mit ihren Therapiekindern Teige zu verändern und zuzubereiten. Es gibt unzählige weitere Möglichkeiten, dieselben Therapieziele mit anderen Lebensmitteln oder mit veränderbarem Verbrauchs-, Bastel- und Baumaterial zu verfolgen.

Die Tabelle „Konkrete Beispiele zu den verschiedenen Entwicklungsstufen in der heos-Therapie“ im Anhang dient als Ergänzung und soll das „Mittel-zum-Zweck-Prinzip“ nochmals auf eine andere Art und mit anderen Handlungsbeispielen veranschaulichen. Sie zeigt einerseits auf, wie sich die Auseinandersetzung mit einem bestimmten Material über die sechs Entwicklungsstufen verändert. Andererseits können die verschiedenen Materialien auf derselben Entwicklungsstufe miteinander verglichen werden. Auch diese Beispiele sind exemplarisch zu verstehen und sollen die dahinterstehende Theorie in der Praxisumsetzung verdeutlichen, aber nicht als festgelegte Handlungsabläufe verstanden werden. **Denn der Handlungs-**

prozess und die Veränderungsmöglichkeiten sind ausschlaggebend für die heos-Therapie, aber nicht das Material, das verwendet wird, und auch nicht das Produkt, das aus den Handlungen entsteht.

Die Unterteilung in die folgenden Unterkapitel dient der Übersichtlichkeit. Ich wählte sie, um besser darstellen zu können, welche Therapieziele ich je nach Therapiephase und Sprachstörung verfolge und wie ich diese konkret umsetze. Dabei beschränke ich mich auf eine Auswahl von Themen, die mir am wichtigsten sind. Viele Kinder, die in der Logopädie betreut werden, zeigen auf verschiedenen linguistischen Ebenen Schwierigkeiten. Je nach Entwicklungsstand oder Therapiephase setzen Logopädinnen dann ihre Schwerpunkte. Oft arbeiten sie parallel an verschiedenen Bereichen. Dies ist auch in der heos-Therapie gut möglich, ohne dass eine Lektion verzettelt wirkt.

9.2 heos-Therapie beim Einstieg in den therapeutischen Prozess

Entwicklungsprozesse, die ich beim Kind auslösen möchte:

- Vertrauen zu mir aufbauen
- sich wohl und angenommen fühlen
- Sicherheit und Orientierung gewinnen im unbekannten therapeutischen Setting

Meine Aufgabe als Logopädin und Strategien, die ich verfolge:

- mit dem Kind in Beziehung kommen
- das Kind ganzheitlich kennenlernen, mit seinen Stärken, Schwächen, Interessen und Ressourcen, mit seinen Handlungs-, Symbol- und Sprachkompetenzen und mit seiner Frustrationstoleranz
  - → Daraus können die weiteren Therapieziele abgeleitet werden.
  - → Das Entwicklungspotenzial kann im Verlauf mehrerer Therapiestunden beobachtet und eingeschätzt werden.

Ich starte die Therapie mit verschieden alten Kindern, die sich auf unterschiedlichen Entwicklungsstufen befinden. Unabhängig davon **geht es bei allen Kindern in den ersten Therapiestunden darum, mit ihnen in eine Beziehung zu kommen und Vertrauen aufzubauen.** Während der ersten Therapiephase erachte ich es als eine meiner Hauptaufgaben, eine angenehme und wohlwollende Atmosphäre zu schaffen. Deshalb beobachte ich sehr genau, was das Kind bereits leisten kann und was es sich zutraut. Sobald mir das Kind eine Unsicherheit signalisiert, helfe ich ihm mit gezielten Hilfestellungen, die ich so gut wie möglich seinem Entwicklungsstand und seinen Sprachkompetenzen anpasse. **Solange ich das Kind noch**

nicht so gut kenne, helfe ich ihm lieber zu viel als zu wenig. Das Kind soll nicht überfordert oder verunsichert werden, sondern sich so rasch wie möglich in dieser neuen Situation mit mir als noch fremder Person wohlfühlen.
Das gemeinsame Spielen und Handeln ist die natürlichste Art, mit einem Kind in Interaktion und Kommunikation zu treten. **Die heos-Therapie eignet sich deshalb perfekt für den Einstieg in die Therapie.** Während ich mit dem Kind interagiere, erhalte ich **vielfältige Informationen zu seinem Entwicklungsstand in den verschiedenen Entwicklungsbereichen.** Im Verlauf mehrerer Therapielektionen kann ich die Ressourcen des Kindes kennenlernen und sein Entwicklungspotenzial einschätzen, indem ich seine Lernprozesse und Anpassungsleistungen in neuen Situationen genau beobachte. **Ich nutze somit die heos-Therapie während der ersten Therapielektionen intensiv zu diagnostischen Zwecken.** Wenn ich das Kind ganzheitlich kenne, kann ich weitere Therapieziele festlegen.
Für die erste Therapiestunde überlege ich mir basierend auf den Beobachtungen und Ergebnissen aus der Abklärung und aus dem Anamnesegespräch mit den Eltern, mit welchem Arbeitsbereich ich einsteigen möchte. Den Eltern erkläre ich jeweils schon am Ende der logopädischen Abklärung, falls sie mit meiner Therapieempfehlung einverstanden sind, dass ich mit ihrem Kind handlungs- und entwicklungsorientiert arbeiten werde. Ich erläutere ihnen, welche Ziele ich damit als Erstes verfolge und warum diese für ihr Kind und dessen Sprachentwicklung wichtig sind.

Wenn ich mir bei einem Kind nicht sicher bin, welcher Bereich sich für den Einstieg in die Therapie am besten eignet, frage ich bei den Eltern nach, womit sich das Kind zu Hause gerne beschäftigt, da ich an seinen bisherigen Erfahrungen anknüpfen möchte. So kann es sein, dass ich mit dem einen Kind zuerst im Küchenbereich und mit einem anderen Kind mit veränderbarem Material im Werkbereich arbeite. Manche Kinder können mir auch klar sagen, wo sie am liebsten arbeiten wollen, wenn wir die Therapie starten.

Bei Vorschulkindern hat es sich bewährt, zum Therapieeinstieg an den spielerischen Tätigkeiten der Abklärung anzuknüpfen. So kann ich nach der Wartezeit zwischen der Abklärung und dem Therapiestart eine Brücke schlagen. Wenn das Kind den Raum und die Spielmaterialien, z. B. meine Handpuppe, wiedererkennt, gibt es ihm Sicherheit. Zudem hilft mir der direkte Vergleich, um zu sehen, in welchen Bereichen sich das Kind in der Zwischenzeit weiterentwickelt hat und wo es seit der Abklärung stagniert.

Ich beobachte genau, welche Handlungen das Kind initiiert und wie es handelt bzw. spielt. Durch seine Wahl der Spielinhalte und des Materials oder durch seine Aufmerksamkeit für meine Inputs zeigt mir das Kind, wofür es sich interessiert und wie es neue Anregungen von mir aufnimmt. Mein Verhalten passe ich dementsprechend an. Zudem kann ich beobachten, was das Kind sprachlich bereits versteht oder ausdrücken kann. Das heos-Modell hilft mir, einen Überblick über die Kompetenzen des Kindes auf den verschiedenen Ebenen zu erhalten. Es geht mir darum, zu verstehen, wo ich ansetzen muss, um eine mögliche Blockade zu lösen und die Entwicklung in den verzögerten oder gestörten Bereichen zu unterstützen. Der regelmäßige Austausch mit den Bezugspersonen dient mir dazu, meine Beobachtungen und Hypothesen mit ihren Einschätzungen abzugleichen. Anhand ihrer Rückmeldungen, wie das Kind gegenüber der Therapie eingestellt ist, kann ich zudem besser abschätzen, ob ich das Kind auf seiner Entwicklungsstufe abholen konnte oder ob ich es überforderte. Wenn sich ein Kind auf die Therapie freut oder wenn es Handlungen und Spiele in seinen Alltag übernimmt, ist dies ein gutes Zeichen.

Erst wenn zwischen dem Kind und mir eine vertrauensvolle Beziehung entstanden ist und ich sein Entwicklungsniveau, sein Selbstvertrauen, seine Frustrationstoleranz sowie seine Vorlieben kenne, kann ich beginnen, das Kind herauszufordern. Dies kann zum Beispiel dadurch geschehen, dass ich dem Kind bei auftauchenden Schwierigkeiten nicht mehr sofort helfe, sondern abwarte, bis es bei mir Hilfe holt. Oder ich ermuntere es, eigene Strategien zu entwickeln, statt sofort aufzugeben. **Dieser Prozess besteht aus einem stetigen Abwägen zwischen Geschehen lassen und Struktur bzw. Hilfestellungen geben.**

➲ **Teig verändern:**

Das Verändern eines Teiges eignet sich sehr gut für den Therapieeinstieg. Wichtig ist jedoch, dass der Teig nicht klebrig ist, damit auch Kinder mit einer taktilen Überempfindlichkeit nicht überfordert sind.
Bei scheuen Kindern und denjenigen, die noch auf der Entwicklungsstufe 1 bis 3 sind, arbeite ich vor allem über das Vormachen und Nachahmen. Es geht dabei um einfache Handlungen und klar wahrnehmbare Veränderungen, damit das Kind die Situationen verstehen kann.

Zu Beginn muss der Teig ausgepackt werden. Wenn vom Kind keine Initiative kommt, zupfe ich an der Verpackung und veranschauliche damit, dass die Verpackung entfernt werden muss. Wenn das Aufreißen von Hand für das Kind zu anstrengend ist, kann ich ihm auch eine Schere anbieten. Wenn es nicht weiß, was es damit tun soll oder selbstständig nicht schneiden kann, kann ich die Hand des Kindes führen und zum Beispiel mit der Schere ein Loch in die Verpackung stechen oder einen Zipfel der Verpackung abschneiden, sodass man den Teig sehen kann. Vielleicht zupft oder reißt das Kind von sich aus an der aufgeschnittenen

Stelle oder ich mache dies vor. So packen wir den Teig schrittweise aus und legen die Verpackung beiseite.
Diese Handlungssituation zeigt mir bereits, wie sich das Kind auf diese Situation einlassen kann und ob es bereits eigene Erfahrungen dazu hat und sich traut, eine Handlung zu initiieren. Wenn es von sich aus abwartet, kann ich beobachten, ob es meine Handlungsangebote annimmt und mich nachahmen kann. Ich spreche während dieser Handlungen nicht oder nur wenig, aber versuche mit dem Kind über den Blick und die Mimik in Kontakt zu kommen. Es geht zuallererst nur darum, mit dem Kind in eine Interaktion treten zu können und ihm die Sicherheit zu geben, dass es – egal was es tut oder eben nicht tut – in Ordnung ist.

Sobald der Teig ausgepackt ist, warte ich ab und beobachte, was das Kind macht. Dieses **Innehalten** finde ich sehr wichtig, weil ich dem Kind immer wieder die Chance geben will, von sich aus aktiv zu sein und mir zu zeigen, was es verstanden hat. Wenn das Kind nur abwartet, kann ich verschiedene Handlungen vormachen: z. B. mit der Faust auf den Teig schlagen, damit er flacher wird, mit dem Finger Löcher in den Teig bohren oder einen Fleischhammer anbieten, um den Teig flachzuklopfen. Ich könnte auch wieder die Schere benutzen und dem Kind zeigen, wie es Stücke abschneiden kann oder dasselbe mit dem Messer vormachen oder von Hand den Teig in Stücke reißen.

Häufig nutze ich den Teig für folgende Handlungen, immer vorausgesetzt, das Kind macht mit und ahmt mich nach:

- den Teig in Stücke reißen, schneiden, trennen
- den Teig flach schlagen oder auswellen
- Löcher in den Teig bohren und wieder zudrücken
- Zucker, gemahlene Mandeln, Schokopulver, Kokosraspeln oder geriebenen Käse in den Teig mit der Hand einkneten
- Teigstücke zu Würsten rollen oder andere Formen daraus kneten
- Teigbälle mit Nüssen, Schokostücken, Streusel verzieren
- die Teigstücke flach drücken und darin Wurststücke, Käse, Schokolade oder Fruchtstücke einpacken
- den Blechboden mit Teigstücken abdecken, um danach den Teig mit Nüssen, Apfelstücken oder anderen Zutaten zu belegen und als eine Art Wähe zu backen

Nur selten steche ich Keksformen mit dem Kind aus dem Teig aus. Es geht mir in dieser Phase darum, dem Kind viele Veränderungen mit dem Teig zu ermöglichen, diese Veränderungen wahrzunehmen und über das gemeinsame Verändern mit dem Kind in Interaktion zu treten. **Immer wieder warte ich ab und gebe dem Kind die Gelegenheit, eigene Ideen einzubringen oder dieselben Handlungen nochmals**

zu wiederholen. Gegen Ende der Therapiestunde können die entstandenen Gebilde im Ofen gebacken werden. Ich achte darauf, dass wir ausschließlich Zutaten benutzen, die das Kind essen mag. Wenn das Kind keine Backwaren mag, ist der Teig nicht das geeignete Material, um mit dem Kind in die Therapie einzusteigen. Ich erkundige mich deshalb im Vorfeld bei den Eltern, was das Kind gerne mag und was es nicht isst und ob es Unverträglichkeiten oder Allergien hat.

➲ **Einen Teig zubereiten:**
Nur wenn ich weiß, dass das Kind keine taktile Überempfindlichkeit hat, mache ich bereits zum Therapieeinstieg einen Teig mit dem Kind. Auch hier ist es wichtig, sich bei den Eltern vorab nach Allergien oder Unverträglichkeiten zu erkundigen. Meistens müssen die Kinder eine Zutat für den Teig selbst mitbringen. Die Gründe dafür beschreibe ich im Kapitel 11. Ich mache mit dem Kind meistens einen Mürbeteig, weil sich dieser gut auf dem Tisch ohne Schüssel zubereiten lässt.

Folgende Zutaten sind jeweils in meinem Grundrezept enthalten: ca. 50 g Butter, ca. 5 Esslöffel Mehl, ca. 3 Esslöffel Zucker, ausreichend Vanillezucker, eventuell ein bisschen Backpulver, eine Prise Salz und bei Bedarf ein wenig Wasser oder Milch, damit der Teig zusammenhält. Dieses Grundrezept kann beliebig mit weiteren Zutaten ergänzt werden, die entweder in meinem Küchenschrank vorhanden sind oder die das Kind mitgebracht hat. Mit der Zeit erlangt man so viel Erfahrung, dass man bereits beim Probieren des Teiges merkt, was noch fehlt und ob die fertige Backware schmecken wird oder nicht.

Den Prozess des Teigmachens nutze ich für die konkreten Erfahrungen und Veränderungen, die wir mit allen Sinnen aufnehmen können. Vor allem die taktilen Veränderungen während des Prozesses sind beim Teigmachen intensiv. Wir probieren aber auch immer wieder, ob uns der Teig schmeckt. Wenn das Kind nicht probieren will, tue ich das für das Kind und beschreibe, wie er für mich schmeckt.
Bei mir selbst und bei meinen Praktikantinnen stelle ich immer wieder fest, dass wir dazu neigen, die Kinder zu viel zu fragen, wenn von ihnen nichts kommt. Dies ist aber meistens kontraproduktiv. Deshalb biete ich bei scheuen Kindern und bei Kindern, die mit dieser Situation noch wenig Erfahrung haben, die Zutaten fortlaufend einfach an. So werden sie nicht gefragt, was sie als Nächstes brauchen könnten, und müssen sich nicht immer wieder für etwas entscheiden. Wenn sie sich auf den Handlungs- und Veränderungsprozess und auf die Wahrnehmung beschränken können, fühlen sie sich nicht getestet und müssen keine bestimmte Erwartung oder Leistung erfüllen. Dies hilft ihnen, sich rascher sicher zu fühlen.
Meistens beginne ich mit der Veränderung der Butter. Bei Kindern, die bereits beim Auspacken der Butter zeigen, dass sie das fettige Gefühl an den Fingern stört, kann es darum gehen, die Butter mit einem Messer oder mit einem anderen

Küchenutensil in Stücke zu teilen. Darauf streuen wir das Mehl, damit die Finger beim Verreiben des Teiges nicht so glitschig werden. Ich kann auch den Anfang des Zerreibens übernehmen und das Kind hilft danach mit, wenn das Mehl-Buttergemisch nicht mehr so stark an den Händen haftet.

Kindern, die es keine Überwindung kostet, die Butter zu berühren, zeige ich, wie wir sie mit den Händen weich kneten und zerquetschen können. Oft entstehen daraus bereits lustbetonte Situationen, indem wir schauen, welche Butterformen zwischen unseren Fingern hervorquellen, wie die Butter mit der Zeit zu tropfen beginnt und wie die Hände anfangen zu glänzen. Natürlich putzen wir, bevor wir mit Lebensmitteln hantieren, die Arbeitsfläche immer gründlich und waschen die Hände mit Seife sauber. Sobald die Butter weich ist, kann sie mit den restlichen Zutaten vermischt werden. Dabei spüren, riechen und probieren wir immer wieder, wie das Gemisch schmeckt, um die Veränderungen mit allen Sinnen wahrzunehmen.

Bei Kindern, die auf der Stufe von Behälterspielen sind, eignet sich das Teigmachen auch für solche Spielhandlungen. Dann beginne ich eher mit den trockenen Zutaten (Mehl und Zucker). Diese können wir einander in die Hände geben oder durch ein Sieb auf dem Tisch verstreuen. Wir können mit dem Teigschaber alles wieder zusammenpflügen, Mauern bauen, Abdrücke in das weiche Mehl mit den Fingern oder der flachen Hand machen. Wir können unsere Hände mit dem Mehl oder mit dem Zucker zudecken, wir spüren den Unterschied zwischen dem weichen, feinen Mehl und dem kratzigen, körnigen Zucker. Danach werden alle trockenen Zutaten mit der Butter zerrieben und vermischt und am Schluss, falls nötig, mit etwas Wasser oder Milch zu einem geschmeidigen Teig zusammengeknetet.
Ich vermeide die Arbeit mit Eiern, da der Teig sehr klebrig wird. Dies ist aber eine weitere Möglichkeit bei Kindern, die mit klebrigen Händen keine Probleme haben.
In den Handlungsprozess können das symbolische Spielen und das Miteinander Spaß haben sehr gut mit einbezogen werden, falls das Kind darauf einsteigt. Ich kann zum Beispiel mit meinen Fingern spielen, dass sie den Mehlberg als Rutschbahn nutzen und hinunterrutschen, oder dass sie sich im Mehl verstecken. Oder die Butterstücke sind irgendwelche Figuren, die das Mehl aufessen wollen. Solche Ideen bringe ich als Input ein und schaue, wie das Kind darauf reagiert. Wenn es dieses Spielangebot versteht, wird es darauf eingehen und mitmachen oder eigene Ideen einbringen. Somit werden die Zutaten zu Baumaterial und unsere Hände zu Akteuren in unserem Symbolspiel.

Viele Kinder finden es auch lustig, wenn ich zum Beispiel während des Teigmachens einen Teil ihrer Teigmasse „stehle" und unter meinen Händen verstecke. Wenn sie diese Situation als Spaß verstehen, steigen sie sofort darauf ein und versuchen, den geklauten Teil wieder zurückzugewinnen oder mir ebenfalls Teig zu stibitzen. Wenn sich das Kind dadurch gestört fühlt, gebe ich ihm den weggenommenen Teil sofort zurück und entschuldige mich bei ihm. Diesen Kindern fehlen noch die symbolischen Voraussetzungen, um die Situation als Spiel oder Spaß zu verstehen. Sie haben das Gefühl, dass ich ihnen etwas wegnehmen möchte, und fühlen sich dadurch vielleicht sogar verunsichert. Deshalb ist es wichtig, in einem solchen Fall diese Situation sofort wieder aufzulösen.

In manchen Stunden dauert der Prozess des Teigmachens lange, je nachdem, wie viel Symbolspiel und Veränderungsideen entstanden sind und wie oft das Kind das Bedürfnis hatte, etwas zu wiederholen. Dann gebe ich den Kindern den fertigen Teig nach Hause mit, wenn ich weiß, dass sich die Eltern zu Hause Zeit nehmen können, um aus dem Teig etwas zu formen und ihn zu backen.

Ich kann den fertigen Teig aber auch in einen Beutel einpacken und einfrieren. So können wir in der folgenden Therapiestunde nach Möglichkeiten suchen, wie wir den gefrorenen Teig wieder auftauen können und während dieses Prozesses die Veränderung von hart zu weich sowie von eiskalt zu warm intensiv wahrnehmen. Danach können wir den weichen Teig formen und anschließend backen.

Meist reichen die 50 Minuten Therapiezeit aber aus, um den Teig zuzubereiten, zu formen und während des Aufräumens zu backen. Wenn die geformten Teigstücke eher klein und flach sind, reichen meistens 10 bis 15 Minuten für das Backen. Für das Kind ist diese Situation sicher die erfreulichste, weil es die fertigen und wohlriechenden „Kekse" mit nach Hause nehmen und verteilen bzw. verschenken kann.

Wie bereits erwähnt, wiederhole ich den Prozess des Teigmachens oft über mehrere Therapielektionen, wobei wir dann meistens eine Zutat auswechseln, die den Geschmack verändert. So kann das Kind immer wieder einen Teil der Handlungen wiederholen und sich sicher fühlen, weil es schon etwas kennt und nicht alles neu ist. Andererseits ermöglichen uns die Wiederholungen, die Reihenfolge und die Prozesse abzuändern und Neues auszuprobieren. Immer wieder mache ich die Erfahrung, dass die Kinder durch die Wiederholung von Mal zu Mal mehr Veränderungen wahrnehmen und dabei Neues entdecken, obwohl dieselben Veränderungen und Situationen bereits in vorangegangenen Therapielektionen entstanden waren, vom Kind aber nicht bewusst aufgenommen wurden.

Im Verlauf der aufeinanderfolgenden Therapiestunden kann sich der Schwerpunkt vom sinnlichen Wahrnehmen und Spüren zu mehr Symbolspiel oder zu mehr Kreativität beim Formen des fertigen Teiges verlagern. Wenn genügend Zeit am Ende der Stunde übrig bleibt, kann der Prozess versprachlicht werden.

Während der Teigzubereitung erhalte ich viele Informationen zu verschiedenen Wahrnehmungsbereichen, zu den Handlungs- und Sprachkompetenzen, zu den symbolischen Kompetenzen sowie zum Weltwissen des Kindes und seiner Persönlichkeitsentwicklung. Und wenn wir in der folgenden Stunde etwas Ähnliches machen, sehe ich, was das Kind aufgenommen und verstanden hat und wie bzw. ob es seine Erfahrungen kreativ auf neue Situationen übertragen kann. Ich nutze die erste Therapiephase deshalb fortlaufend als Verlaufsdiagnostik für die verschiedenen Entwicklungsbereiche, um die Therapieschwerpunkte festzulegen und das Kind ganzheitlich kennenzulernen.

9.3 heos Therapie am Anfang des Spracherwerbs

Entwicklungsprozesse, die ich beim Kind auslösen möchte:

- neugierig werden
- einen gemeinsamen Fokus mit mir aufnehmen können
- den triangulären Blickkontakt entwickeln
- in die Nachahmung kommen
- das Handlungsresultat beachten
- eigenaktiv werden
- Sprache als Kommunikationsmittel entdecken

Meine Aufgabe als Logopädin und Strategien, die ich verfolge:

- in eine nonverbale Interaktion und Kommunikation mit dem Kind treten
- einen gemeinsamen Fokus aufbauen
- den triangulären bzw. referenziellen Blickkontakt provozieren und dadurch dessen Entwicklung unterstützen
- Freude an Geräuschen und Lautmalereien wecken
- Situationsverständnis aufbauen, dafür Wiederholungen mit kleinsten Variationen nutzen
- erstes Sprachverstehen aufbauen über stark reduziertes und prägnantes Sprachangebot
- beim Kind das Bedürfnis wecken, sich mitzuteilen
- nach der Handlung → Bezug zwischen Handlung bzw. Situation und Sprache herstellen

Immer wieder werden mir Kinder vom Arzt zur logopädischen Abklärung zugewiesen, die im Alter von 2;5 bis 3 Jahren die Sprache als Kommunikationsmittel noch nicht entdeckt haben. Sie reagieren auf sprachliche Aufforderungen noch wenig, manche nicht einmal, wenn ihr Name gerufen wird, obwohl sie gut hören. Sie selbst nutzen Sprache noch nicht, um damit etwas zu bewirken oder mitzuteilen.

Manche sprechen Wörter nach oder benennen einzelne Gegenstände, wenn sie diese sehen. Das Spiel dieser Kinder zeigt sich sehr oft wechselhaft. Sie verharren auf der funktionalen Ebene und können sich nur kurz mit demselben Spielzeug oder Material beschäftigen. Sie verlieren rasch das Interesse, weil sie das Handlungsresultat noch nicht beachten und dadurch noch nicht entdeckt haben, dass sie in ihrer Umwelt mit ihren Handlungen etwas bewirken können. Andere Kinder verhalten sich passiv und schauen zu.
Deshalb geht es bei diesen Kindern in der heos-Therapie als Erstes darum, **einen gemeinsamen Fokus zu finden, um mit ihnen in eine nonverbale Interaktion und Kommunikation zu treten.** Über das Spiel oder über die konkret wahrnehmbaren Handlungen und Veränderungen sollen sie immer wieder erfahren, dass da etwas passiert, was vom Kind oder von mir ausgelöst wurde. Dazu eignet sich jedes Material, das sich leicht und rasch verändern lässt.
Damit das Kind mein Sprachangebot wahrnimmt und interessant findet, statt es als Störgeräusch oder Begleitmusik zu ignorieren, nutze ich alle prosodischen Merkmale, die man von der sogenannten Ammensprache kennt. Das heißt, ich wähle meine Wörter gezielt aus und biete sie prägnant und melodisch an. Das Kind kann dadurch die Bedeutung dieser wenigen Wörter in verschiedenen Situationen und Wiederholungen konkret erfahren und „be-greifen". So ist eher gewährleistet, dass es erste Wörter mit der Zeit verstehen kann und im Folgenden auch selbst anwenden wird, um mir etwas mitzuteilen.

➲ **Teig verändern:**
Den Teig verändere ich mit Kindern, die am Anfang des Spracherwerbs stehen, auf dieselbe Weise wie im Unterkapitel 9.2 beschrieben. Es sind diese oben beschriebenen, vielfältigen, einfach auszuführenden sowie gut wahrnehmbaren Handlungen, die ich vormache, falls das Kind einen Input braucht, oder die ich vom Kind nachahme, wenn es selbst eine Handlung initiiert. Auch das Veranschaulichen und das Führen helfen dem Kind, die Situation zu verstehen, weil man ihm auf dieser Entwicklungsstufe noch keine sprachlichen Erklärungen geben kann.

Bei Kindern auf diesem Entwicklungsstand ist mir wichtig, Folgendes zusätzlich zu beachten. Das **Tempo** passe ich dem Kind an. Manche brauchen immer wieder neue Handlungsangebote, damit sie fokussiert bleiben. Andere brauchen nach jeder Handlung Zeit, um das Wahrgenommene verarbeiten zu können. Ich finde es stets spannend, wie manche Kinder erst nach einigen Sekunden auf eine Veränderung reagieren und dann doch noch eine eigene Handlung initiieren, wenn ich genügend lange abwarte. Bei diesen Kindern erscheint mir deshalb wichtig, dass ich nicht sofort auf eine Veränderung reagiere, indem ich zum Beispiel erstaunt etwas rufe. Denn damit nehme ich dem Kind die Gelegenheit, die Veränderung von sich aus wahrzunehmen. Zudem versteht das Kind in dieser Situation auch gar nicht, warum ich so reagiere, weil es noch gar nichts Spannendes oder Außergewöhnliches wahrgenommen hat.

➲ **Einen Teig zubereiten:**
Mit Kindern, die die Sprache als Kommunikationsmittel noch wenig nutzen, kann ich den Handlungsprozess über das Vormachen der Handlungen und über nonverbale Gesten strukturieren, die von den Kindern besser verstanden werden.
Ich mache auf dieser Entwicklungsstufe jeweils einen Knetteig, weil die Veränderungen bei diesem Teig besser wahrnehmbar sind als bei einem Rührteig, wo vor allem visuelle Veränderungen geschehen. Zudem ergeben sich beim Zubereiten des Knetteiges vielfältigere Möglichkeiten, mit dem Kind in eine Interaktion zu kommen.
Da es mir auf dieser Entwicklungsstufe vor allem um die Interaktion mit dem Kind und um den gemeinsamen Fokus geht, biete ich die Zutaten an. So kann das Kind auf der Wahrnehmungsebene bleiben. Wenn das Kind auf diesen Handlungsprozess gut anspricht, machen wir über mehrere Lektionen einen Teig. Die grundlegenden Zutaten bleiben sich gleich (siehe Unterkapitel 9.2). Man kann eine zusätzliche Zutat hinzufügen, um eine Variation einzubringen und den Geschmack zu verändern. Manche Kinder sind jedoch wählerisch. Dann bleiben die Zutaten die gleichen und wir verändern die Reihenfolge des Ablaufs oder wiederholen einfach dasselbe. Ich finde es immer wieder spannend, wie viel Neues die Kinder aufnehmen und wahrnehmen, wenn sie dasselbe wiederholen können. **Wenn vieles bereits bekannt ist, haben sie Kapazität für anderes.**

Ich nutze den Prozess des Teigmachens in ähnlicher Weise wie im Unterkapitel 9.2 beschrieben. Anfangs geht es vor allem darum, dass das Kind in die Aktivität kommt, dass es mich nachahmt und dass es erste Spürerfahrungen mit den Zutaten machen kann. Die symbolischen Handlungen oder das „Teigklauen" fallen auf dieser Stufe jedoch noch weg.

Dafür nutze ich die **Behälterspiele** umso mehr sowie das gegenseitige Geben, das Zudecken und wieder Hervorholen von Dingen oder ähnliche einfache Handlungen, um das Interesse des Kindes zu wecken und einen gemeinsamen Fokus aufzubauen. Ganz gezielt und prägnant benenne ich in einzelnen Wörtern das Resultat oder die Tätigkeit, um die Handlung mit der Sprache zu verbinden. Beispielsweise sage ich: „weg", „zu" oder „Tschüss", wenn wir etwas zudecken, und dann wieder „Guck-guck", „Hallo" oder „auf", wenn wir den versteckten Gegenstand wieder hervorholen. Oder ich sage vielleicht: „danke", „ausleeren", „voll", „fertig" oder „stopp", wenn wir uns gegenseitig die Behälter füllen.

Bei manchen Kindern reicht es aber beim ersten Mal aus, einfach mimisch oder mit einer Handlung zu reagieren, weil sie die sprachlichen Äußerungen noch gar nicht aufnehmen können. In den folgenden Therapiestunden achte ich darauf, dass wieder ähnliche Situationen entstehen, die ich sprachlich nutzen kann.

Den fertigen Teig können wir auf vielfältige Weise verändern und formen, wie ich es im Unterkapitel 9.2 beschreibe. Bei manchen Kindern benötigt der Prozess des Teigmachens nur einen Teil der Therapiestunde. Dann nutze ich das gemeinsame Abwaschen für weitere Wahrnehmungs- und Veränderungsmöglichkeiten. Beispielsweise können wir Schaum produzieren und diesen Schaum wieder in verschiedene Behälter schöpfen, unsere Hände damit „einsalben", den Schaum wegblasen oder die Küchenutensilien im Wasser versinken lassen, um sie im Schaumbad wieder zu suchen und hervorzuholen. Oder wir halten verschiedene Gegenstände unter das fließende Wasser und beobachten, wie das Wasser wegspritzt oder wie die Gegenstände untertauchen und seitlich des Wasserstrahls wieder „aufploppen" oder wie sie sich unter dem Wasserstrahl drehen.
Immer wenn das Kind Interesse zeigt, bleibe ich an derselben Handlung und nutze diese Situation, um weitere wahrnehmbare Veränderungen vorzumachen oder dem Kind Zeit zu geben, zufällig entdeckte Veränderungen zu wiederholen. Wenn das Kind darauf nicht reagiert, suche ich nach einer anderen Handlung, mit der ich seine Aufmerksamkeit gewinnen kann. **Während dieses Prozesses ist es wichtig, immer wieder innezuhalten und abzuwarten.** Die Kinder brauchen Zeit, um das Geschehene wahrzunehmen und darauf reagieren zu können. Man darf sie nicht mit zu viel Input und Handlungsangeboten überhäufen bzw. überfordern.

9.4 heos-Therapie bei Kindern mit einer semantisch-lexikalischen Störung

Entwicklungsprozesse, die ich beim Kind auslösen möchte:

- Wortbedeutungen erfahren, mit allen Sinnen erfassen, mit dem eigenen Körper erleben und begreifen
- neugierig werden, sich selbst Fragen stellen und nach Antworten suchen, d. h. etwas wissen wollen
- die Umwelt aktiv entdecken
- eigene Vorstellungen aufbauen und Zusammenhänge verstehen
- nachfragen oder auf andere Weise mitteilen, dass es nicht verstanden hat

Meine Aufgabe als Logopädin und Strategien, die ich verfolge:

- prägnante, dem Entwicklungsstand des Kindes angepasste Sprache anbieten
  → Qualität vor Quantität
  → das Kind nicht mit Sprache überhäufen

- Sprache vor allem *nach* der Handlung anbieten, solange das Sprachverständnis noch eingeschränkt ist
- Bezüge herstellen, Sprachbegriffe vernetzen und wiederholt in ähnlichen Situationen anwenden, z. B. Verben, Adjektive oder Präpositionen
- in Themen über mehrere Lektionen arbeiten, damit Wiederholungen und dadurch Wiedererkennung für das Kind möglich wird und es Sicherheit gewinnt
- durch die Erfahrungen während der Handlungen dem Kind ermöglichen, eigene Vorstellungen aufzubauen, und damit die Entwicklung der symbolischen Kompetenzen unterstützen
- Interesse wecken für Zusammenhänge
- das Monitoring des Sprachverstehens (MSV) aufbauen → das Kind zum Fragenstellen und zum Nachfragen bei Unsicherheiten animieren und dadurch den aktiven Wortschatzerwerb in Gang bringen

Die heos-Therapie eignet sich außerordentlich gut für Kinder, die Schwierigkeiten im Aufbau des Sprachverständnisses und des Wortschatzes beziehungsweise im Wortabruf haben.
Während meiner Studienzeit lernte ich parallel zur heos-Therapie auch die entwicklungspsychologische Sprachtherapie von Dr. Barbara Zollinger in Theorie und Praxis kennen. Beide Ansätze bewähren sich seither für mich, um gezielt und doch spielerisch das Sprachverstehen und den Wortschatz des Kindes aufzubauen und zu differenzieren.
Den Vorteil der heos-Therapie sehe ich darin, dass ich mit Kindern, die noch kein oder nur wenig Symbolverständnis haben, auf der konkreten, über alle Sinne wahrnehmbaren Ebene mit veränderbarem Material gezielt arbeiten kann. Mir persönlich gelingt dies mit Verbrauchsmaterial oder mit Lebensmitteln leichter als mit Spielsachen. Mit dem veränderbaren Material kann ich besser auf der wahrnehmbaren Ebene bleiben, ohne in ein Symbolspiel zu wechseln, welches das Kind noch gar nicht versteht. Das veränderbare Material ermöglicht zudem unzählige konkrete Handlungen mit vielen kleinen Variationen, die mit verschiedenen Sinnen wahrnehmbar sind. Spielsachen wie Fahrzeuge, Puppen oder Bauernhof implizieren gewisse Handlungen und schränken dadurch die sinnvollen Variationsmöglichkeiten für mich ein.

Bei Kindern, die am Anfang des Spracherwerbs stehen, geht es darum, erste Wörter zu verstehen. Sie müssen realisieren, dass die Sprache eine Bedeutung hat. Wie ich mit diesen Kindern arbeite, beschreibe ich im Kapitel 5.3 und im Unterkapitel 9.3. Sobald das Kind die Sprache als Kommunikationsmittel entdeckt hat, geht es um die Erweiterung und Differenzierung des Wortschatzes sowie um das Verstehen der Bezüge innerhalb eines Satzes. **Diese Bezüge kann das Kind im Handeln erleben und verstehen lernen und dadurch eine Vorstellung aufbauen.**

Kinder mit einer semantisch-lexikalischen Störung brauchen ein prägnantes und an ihren Entwicklungsstand angepasstes Sprachangebot. Für sie ist es besonders wichtig, dass wir sie mit Sprache nicht überhäufen. Es geht um die Qualität und nicht um die Quantität. Die Sprache soll vor allem **nach der Handlung** oder – wenn passend – auch ganz gezielt und prägnant während der Handlung angeboten werden, aber nicht vor der Handlung, solange das Sprachverstehen des Kindes stark eingeschränkt ist. **Das Kind muss zuerst greifen und wahrnehmen können, bevor es „be-greift" und eine Vorstellung aufbauen kann. Wenn die Sprache nach der Handlung angeboten wird, ist eher gewährleistet, dass das Kind die gehörte Wortform auf das Richtige bezieht**, d. h., die gemachte Erfahrung mit der passenden Wortform verbindet und dadurch das Wort mit Inhalt füllen kann. Die Wiederholung derselben Wörter in denselben oder ähnlichen Situationen ermöglicht es dem Kind, die Bedeutung des Wortes zu erfassen, von anderen Wörtern abzugrenzen, aber auch ein Netzwerk mit verwandten Begriffen aufzubauen. Ich nutze dazu alle hilfreichen Strategien, die aus der Elaborationstherapie bekannt sind (semantische und phonologische Elaboration).

Die gemeinsam erlebten Situationen ermöglichen immer wieder, eine Missverständnissituation aufzugreifen und dem Kind so direkt zu verdeutlichen, was ich verstanden habe. Beispielsweise gebe ich dem Kind eine Schere oder ein Messer, wenn es sagt, es müsse das Holz schneiden. Wenn es mich erstaunt anschaut und sagt: „Nein, nicht das, das da.", und auf die Säge zeigt, kann ich zum Beispiel antworten: „Aha, du meinst die Säge. Du willst sägen, nicht schneiden."
Wenn wir konkrete Handlungen mit verschiedenen Werkzeugen oder Utensilien und mit unterschiedlichen Materialien umsetzen, ist es **wichtig, die treffenden/ passenden Begriffe zu nutzen und in ihrer Bedeutung voneinander abzugrenzen**. Im Kapitel 4 gehe ich näher auf dieses Thema ein.
Durch das Ausführen der Handlungen erlebt das Kind die Bedeutung der Verben direkt. Sie sind der wichtigste Teil einer Aussage, denn ohne Verb entsteht kein Satz. Sie können schlecht bildlich dargestellt werden, weil ein Bild statisch ist, eine Handlung aber meistens eine Bewegung beinhaltet. Ein Kind kann die Bedeutung eines bildlich dargestellten Verbs erst dann verstehen, wenn es bereits eine Vorstellung davon aufgebaut hat. Deshalb sind das Handeln und das direkte Erleben die Grundlage für das Verständnis – und nicht die Bilder.

Die wahrnehmbaren Veränderungen während des Handelns ermöglichen immer wieder die **Differenzierung der Merkmale, die mit Adjektiven beschrieben werden können**. Im zweiten Teil dieses Unterkapitels führe ich weiter aus, wie solche Kategorisierungen, Vergleiche und Abgrenzungen den **Aufbau des mathematischen Verständnisses** unterstützen.

Zudem ergeben sich auf natürliche Weise vielfältige Möglichkeiten für das Kind, während der Handlungen **die räumlichen und zeitlichen Bezüge**, die für viele Kinder schwierig zu lernen sind, konkret zu erleben und zu verstehen. Wenn ein Kind zum Beispiel Schwierigkeiten hat, die Präpositionen zu verstehen oder richtig anzuwenden, bietet sich die Arbeit an einem dreidimensionalen Projekt an. Wir bauen zum Beispiel aus einer Schachtel ein Haus und nehmen Püppchen oder kleine Tierfiguren dazu. Im Spiel mit den Püppchen oder während des Veränderns der Schachtel ergeben sich auf natürliche Weise etliche Situationen, in denen räumliche Bezüge besprochen, voneinander abgegrenzt und von mir angeboten werden können: Die Spielfiguren gehen beispielsweise *in* das Haus, *auf* das Dach, verstecken sich *hinter* der Türe, stellen ihre Schlafplätze oder Betten *nebeneinander* usw. Mein Püppchen tut dann jeweils genau das, was das Kind sagt, auch wenn es vielleicht etwas anderes meint. So erkennt es, dass ich etwas anderes verstehe, als es eigentlich ausdrücken wollte. Dies gibt einen echten Anlass, dieses Missverständnis zu klären und aufzulösen. Wenn mir das Kind zum Beispiel sagt, mein Püppchen müsse *in* das Dach gehen, kann ich in der Rolle des Püppchens fragen, wie das geht. Ich sehe nicht, wo ich hineingehen könne. Ich gebe diesen Kindern auch viele räumliche Hinweise, ohne dorthin zu schauen, beispielsweise wenn sie im Regal etwas suchen. Weil sie in diesem Moment etwas Konkretes wollen, ist es für sie wichtig, die räumliche Beschreibung zu verstehen. Bei Bedarf können wir gemeinsam den Gegenstand suchen und den räumlichen Bezug nochmals klar versprachlichen. Das Kind soll merken, dass es nicht genügt, wenn man für alle räumlichen Bezüge das Wort „bei" oder „in" benutzt.

Die Beispiele sollen das Prinzip verdeutlichen. Ich lege in der heos-Therapie auf der semantisch-lexikalischen Ebene Schwerpunkte und überlege mir, welche Handlungen dieses Wortmaterial auf natürliche Weise aufgreifen. Es geht mir jeweils um ein Prinzip und nicht um genau diese ausgewählten Begriffe. Denn ich kann in einer Therapiestunde pro Woche keinen Wortschatz aufbauen. Aber ich möchte und kann das Kind für die Sprache sensibilisieren, in seiner Entwicklung etwas auslösen und mit der heos-Therapie **bewirken, dass das Kind seine Spracherwerbsstrategien ändert** und somit auch außerhalb der Therapiestunde in seinem Lebensalltag aktiv wird und aufmerksam zuhört.

Nach meiner Erfahrung sind viele Kinder mit einer Störung im semantisch-lexikalischen Bereich zu wenig aktiv im Spracherwerb. Sie stellen keine oder nur wenige Fragen. Zudem sichern sie ihr Verständnis nicht sinnvoll ab. Beispielsweise nutzen sie die Ja-Sage-Strategie, statt nachzufragen oder mitzuteilen, dass sie es nicht verstanden haben. Sie lenken ab, weichen einer Aufforderung aus oder tun so, als ob sie nicht gehört hätten, was zu ihnen gesagt wurde. Besser wäre, sie würden zum Beispiel „hä" fragen oder die Stirn runzeln oder auf eine andere Weise zeigen, dass sie nicht verstanden haben. Es reicht bei diesen Kindern nicht aus, ihnen einen adäquaten sprachlichen Input zu geben, weil sie diesen oft nur ungenügend aufnehmen. **Zusätzlich zum Input muss intensiv an der Veränderung ihrer Sprachverstehensstrategien (= Monitoring des Sprachverstehens) gearbeitet werden, damit sie ihr Verständnis aktiv zu sichern beginnen.** Die spontan auftretenden Missverständnisse nutze ich wie oben beschrieben, um das Monitoring des Sprachverstehens aufzubauen und dem Kind vorzuzeigen, wie man nachfragen kann. Bei manchen Kindern reichen dieser Input und das Modellieren des Nachfragens jedoch nicht aus. Sie übernehmen diese Strategie nicht. Der gezielte Aufbau des Monitorings des Sprachverstehens während eines Teils der Therapiestunde oder über mehrere Therapielektionen, wie er im Buch von Claudia Hachul und Wilma Schönauer-Schneider beschrieben wird (HACHUL & SCHÖNAUER-SCHNEIDER 2012), hat sich für mich bewährt.

Neben der Unterstützung sinnvoller Spracherwerbs- und Nachfragestrategien nehmen das Wecken der Neugier beim Kind und die daraus resultierende Eigenaktivität eine zentrale Rolle ein. Wenn sich ein Kind für Neues interessiert, wenn es Bezüge wahrnimmt und diesen Zusammenhängen nachgehen will, wird es immer wieder Neues und Unerwartetes entdecken und sich fragen, was da los ist oder warum das passiert ist. Diesen Fragen gehe ich in der heos-Therapie intensiv nach und nehme mir Zeit dafür. Deshalb ist es so wichtig, dass ich als Therapeutin nicht das Produkt im Fokus habe, sondern den Prozess. **Dadurch erkenne ich das Potenzial in spontan auftretenden Situationen,** dem Kind eine neue Entdeckung und das Untersuchen der Zusammenhänge zu ermöglichen. **Um dieses Interesse beim Kind zu wecken, provoziere ich ein Staunen oder ein Erkennen von Neuem, indem ich unkonventionelle Handlungen vormache und initiiere.**

Wenn das Kind schon eigenaktiv ist, lasse ich es unkonventionelle und eigene Lösungsstrategien ausprobieren. Ich bestärke es darin, auch wenn ich denke, dass sein gewählter Weg nicht zum gewünschten Ziel führt. Genau in solchen Situationen muss sich das Kind fragen: „Warum geht das nicht? Was muss ich ändern?" Wenn das Kind zu keiner zufriedenstellenden Lösung kommt, **kann ich mich mit dem Kind solidarisieren und gemeinsam nach weiteren Lösungen suchen.** Falls wir selbst keine Lösung bereit haben, entstehen meistens die besten Lernsituationen.

Beispiel Lars (Ziegelstein)

Ein bleibendes Erlebnis ist für mich eine Therapiestunde aus meiner Praktikumszeit, als ich zusammen mit dem achtjährigen Lars während einer einzigen Therapiestunde drei Handwerkszeuge beschädigte. Wir wussten nicht, wie wir einen Ziegelstein in Stücke teilen konnten. Die Teile wollten wir als Wellenbrecher für seinen gebauten Leuchtturm nutzen. Ich konnte mich mit Lars solidarisieren, weil wir gemeinsam und aktiv nach Lösungen suchten und verschiedene Möglichkeiten ausprobieren mussten. Das gemeinsame Scheitern, ohne aufzugeben, zeigte Lars zudem, dass auch Erwachsene nicht immer alles wissen und dass man sich Hilfe holen kann bzw. zugeben darf, wenn man etwas nicht weiß oder versteht. Diese intensive Zusammenarbeit veränderte unsere Beziehung auf positive und nachhaltige Weise. Die nachfolgende Entwicklung, die mit dieser Stunde ausgelöst werden konnte, wog die Kosten für den Ersatz der Werkzeuge bei Weitem auf. Lars traute sich in den folgenden Therapiestunden viel häufiger, Neues eigenaktiv auszuprobieren. Solche Schlüsselmomente, die aus dem gemeinsamen Suchen und Ausprobieren entstehen, durfte ich in den folgenden Jahren immer wieder mit verschiedenen Kindern erleben.

Das Kind soll seine Grenzen überschreiten und Neues ausprobieren dürfen, damit es über das aktive Entdecken seinen Horizont erweitert und dadurch sein Denken und die Sprache differenziert. Diesem entdeckenden Ausprobieren muss manchmal aber auch eine Grenze entgegengesetzt werden. Ich persönlich lasse nicht zu, dass das Kind vorsätzlich Spielsachen zerstört, und ich breche ein Vorhaben ab, wenn das Kind sich oder mich mit seinen Handlungen gefährdet. Wenn jedoch ein Werkzeug oder ein Gebrauchsgegenstand beim entdeckenden Ausprobieren kaputtgeht, weil das Kind wirklich an den Zusammenhängen interessiert ist, kann ich auch solche Grenzüberschreitungen als Beitrag für eine neugewonnene Erfahrung akzeptieren. Jede Therapeutin muss ihre eigenen Grenzen suchen. Oft ist aber vieles bzw. mehr möglich, als wir spontan in unserem konventionellen Denken uns selbst und dem Kind als Grenze setzen.

Elternberatung:
Die Zusammenarbeit und den Austausch mit den Eltern erachte ich als enorm wichtig. Ich kläre sie darüber auf, was ich mit den Handlungen, insbesondere mit den unkonventionellen, bei ihrem Kind auslösen möchte. Ich ermuntere die Eltern, zu Hause ihre eigenen Grenzen zu setzen, auch wenn bei mir in der Therapie andere Grenzen gelten. Das Kind soll lernen, die unterschiedlichen Situationen zu unterscheiden. Wenn die Eltern jedoch den Sinn des Ausprobierens verstehen, gelingt es vielen leichter, dem Kind diesen Freiraum zu geben und es darin zu unterstützen. Gerade bei eher passiven Kindern, die für die Eltern bisher recht „pflegeleicht" waren, weil sie keine Unordnung produzierten oder sich eher beobachtend verhielten, kann die Veränderung zu mehr Eigenaktivität und zu mehr ausprobierendem Handeln den Alltag zu Hause recht stark verändern. Dies kann für die Eltern bedeuten, dass sie ihr Kind nun plötzlich vor Gefahren schützen und klare Grenzen setzen müssen, womit das Kind sich auseinandersetzen darf und womit nicht. Es kann auch sein, dass das Kind sich jetzt bei vielem nicht mehr

helfen lassen möchte, sondern es allein probieren will und somit viel mehr Zeit in Anspruch nimmt als zuvor. Wenn das Kind Fragen zu stellen beginnt, kann dies für die Eltern ebenfalls eine große Umstellung bedeuten. Dann ist es wichtig und hilfreich für die Entwicklung des Kindes, wenn die Bezugspersonen den Wert solcher Fragen erkennen, sich für diese kindlichen Fragen interessieren und sich auch die Zeit nehmen, sie zu beantworten oder zusammen mit dem Kind nach Antworten zu suchen.
Vielfältige Handlungs- und Spielangebote zu Hause oder draußen in der Natur ermöglichen dem Kind reichhaltige und unterschiedliche Erfahrungen zu machen. Wenn sich die Eltern und andere Bezugspersonen die Zeit nehmen (können), mit dem Kind zu spielen, Neues zu entdecken und sich über das gemeinsame Erlebte auszutauschen, unterstützt dies die gesamte Entwicklung des Kindes, insbesondere auch die Verbesserung seines Sprachverständnisses und die Wortschatzdifferenzierung.

➲ **Teig verändern:**
Das Verändern des Teiges bietet sich an, um Handlungen (z. B. auswellen, flachklopfen, schneiden, formen, verzieren, rollen, einpacken, zudecken, verteilen) oder Merkmale der Größe, der Form sowie der Konsistenz zu beschreiben. Es kann auch das Handlungsresultat versprachlicht werden.
Ich nutze das Verändern eines Teiges sehr gerne bei Kindern, die noch wenig Erfahrungen gemacht haben und über geringe Sprachkompetenzen verfügen (siehe Unterkapitel 9.3). Die vielfältigen und gut wahrnehmbaren Veränderungen am Teig verlangen keine komplexen Handlungskompetenzen. Einerseits hat der Teig für viele Kinder einen großen Aufforderungscharakter, selbstständig damit etwas zu tun, was ich aufnehmen und variieren kann. Andererseits kann ich über das Vormachen oder Führen dem Kind viel Input geben. Ich kann auf diese Weise mit Kindern arbeiten, ohne dass sie Sprache verstehen müssen. Sie lernen zuerst die Situation zu verstehen. Nach und nach biete ich, stark dosiert, die passenden Sprachbegriffe nach der Handlung an, damit sie das Sprachverständnis aufbauen können.
Den Kindern, die schon besser verstehen, kann ich Aufträge erteilen, wie sie den Teig verändern sollen oder nach welchem Merkmal sie etwas im Küchenschrank suchen sollen, z. B. etwas zum Schneiden, zum Flachdrücken, zum Süßen, zum Einpacken usw.

➲ **Einen Teig zubereiten:**
Die Teigzubereitung ermöglicht das **Erfahren der Bedeutung vieler verschiedener Sprachbegriffe.** Je nach Entwicklungsstand des Kindes können wie oben beschrieben Schwerpunkte gesetzt und eine Auswahl getroffen werden. **Es geht nicht darum, alles zu versprachlichen.**

Bei dem einen Kind kann der **Fokus auf die Handlungsresultate** gelenkt werden, die nach der Handlung sprachlich kommentiert werden. Bei einem anderen Kind lege ich den **Schwerpunkt auf die Handlungen**. Die Butter können wir schmelzen, weich kneten, auf dem Tisch verschmieren, Spuren in die verschmierte Butter zeichnen, mit dem Teigschaber wieder zusammenschaben, mit den anderen Zutaten vermischen oder in den Händen verreiben. Die Zutaten können wir abmessen, aus dem Behälter schöpfen, ausleeren, über die Butter streuen, die Butter zudecken. Die Zutaten können wir zusammenkneten, den Teig von den Fingern abschaben, abreiben, ablecken. Den fertigen Teig können wir wie oben beschrieben verändern.

Auch vielfältige **Merkmale können wir gezielt wahrnehmen und besprechen**. Wir können spüren, wie sich die Zutaten in den Händen anfühlen. Die Butter ist zuerst vielleicht hart, dann wird sie weich, flüssig, glitschig, schmierig, fettig. Das Mehl ist trocken, fein und pulverig. Der Zucker ist rau, hart und kratzig, wenn man ihn zwischen den Fingern zerreibt. Die kleinen Zuckerkristalle sind eckig wie kleine Würfel, Licht reflektierend und größer als die Salzkörner, die rund sind. Der Zucker schmeckt süß, das Salz ist salzig. Das Butter-Mehlgemisch wird klebrig, krümelig, weich, eventuell auch glitschig, matschig oder flüssig, wenn wir zu viel Flüssigkeit dazu gemischt haben. Das Wasser bzw. die Milch ist nass, kalt, flüssig, weiß oder durchsichtig. Der fertige Teig ist weich, geschmeidig, flach, geformt, lecker. Die gebackenen Teigstücke sind größer als vorher, gebräunt, knusprig, vielleicht verziert. **Diese Beispiele zeigen, wie groß der Wortschatz ist, der in jeder Handlung verborgen ist, und wie er genutzt werden kann.** Wenn wir gezielt eine Auswahl treffen und in den folgenden Therapiestunden vertiefen, mit veränderten Situationen vergleichen und vernetzen, werden die Begriffe gefestigt. Und wenn wir am Schluss der Stunde gewisse Merkmale zeichnerisch darstellen und die Zusammenhänge, Handlungen und Namen der benutzten Werkzeuge, Utensilien und Materialien versprachlichen oder bei älteren Kindern als Rezept bzw. Handlungsanweisung aufschreiben, werden die Sprachbegriffe nochmals auf eine andere, sinnvolle Weise repetiert und verankert.

Häufig haben Kinder mit einer semantisch-lexikalischen Störung große Schwierigkeiten, die Bedeutung der mathematischen Sprachbegriffe zu verstehen. Mathematisches Lernen und Verstehen hängt zu einem großen Teil vom Verstehen der mathematischen Sprachbegriffe ab. Um zu rechnen, müssen Handlungen in Sprache umgesetzt werden können (die passende Rechnung formulieren) oder umgekehrt die Sprache in eine Handlung umgesetzt werden (mathematische Aufträge ausführen). Zusätzlich muss das Kind fähig sein, Kategorisierungen vorzunehmen, Handlungen zu abstrahieren, eine Vorstellung von etwas aufzubauen, Mengen zu erfassen, Vergleiche zu ziehen und Beziehungen herzustellen. Dies sind zentrale Gründe, warum manche Kinder ab der zweiten oder dritten Primarklasse im Matheunterricht vermehrt scheitern, weil sie die Satzaufgaben oder mathematischen Aufgabenstellungen nicht verstehen und keine verlässliche Vorstellung vom Zahlenraum und der Bedeutung der Grundoperationen aufgebaut haben. **Deshalb sehe ich den Aufbau eines grundlegenden mathematischen Verständnisses und das Verstehen der mathematischen Sprachbegriffe als Teil meiner logopädischen Arbeit.**

Die kognitiven Kompetenzen bzw. das Lernpotenzial, die Arbeits- und Kontrollstrategien, die räumliche Orientierung und die Fähigkeit, die Perspektive zu wechseln, sowie die exekutiven Funktionen beeinflussen die Matheleistungen ebenfalls. **Die Entwicklung der mathematischen Kompetenzen ist deshalb ein sehr komplexer Prozess, der von vielen Fähigkeiten abhängt.**

Im Folgenden möchte ich **aufzeigen**, wie Therapeutinnen mit der heos-Therapie diesen Prozess bereits ab dem Vorschulalter unterstützen können, **wie sie die Grundlagen für das mathematische Denken aufbauen können und wie sich die Mathematik auf vielfältige und natürliche Weise in die heos-Therapie einbeziehen lässt**. Dabei gehe ich von der Arbeit mit Kindern ohne schwere zusätzliche Beeinträchtigungen aus.

Entwicklungsprozesse, die ich beim Kind auslösen möchte:

- die Welt der Mathematik entdecken
- ein positives Verhältnis zur Welt der Zahlen aufbauen und sich mathematische Handlungen zutrauen
- konkrete mathematische Handlungen durchführen können und deren Bedeutung verstehen lernen
  - Mengen und Merkmale vergleichen
  - Gegenstände sortieren, kategorisieren
  - Dinge mit korrekter Eins-zu-eins-Zuordnung abzählen
  - Reihenfolgen bilden
  - Mengen simultan erfassen
  - Wiederholungen durchführen → solche Wiederholungen sind wichtig für das Verständnis der Multiplikation
  - Mengen teilen und verteilen
  - Lebensmittel, Holzstäbe, Schnüre zerteilen
  - Mengen hinzufügen bzw. wegnehmen
  - Gegenstände einander zuordnen (jedem eines, jedem zwei usw.)
- alle Aspekte des Zahlbegriffs „be-greifen“: das Zahlwort, die Zahl als geschriebene Ziffer, die Zahl als Rang, die Zahl als Menge

Meine Aufgabe als Logopädin und Strategien, die ich verfolge:

- Interesse für Zahlen und Mengen wecken
- Verfolgung des Prinzips: vom Konkreten zum Bildlichen und danach zum Abstrakten
- während der Handlungen dem Kind vielfältige Möglichkeiten anbieten, mathematische Zusammenhänge zu erleben, mathematische Aufträge auszuführen und die Bedeutung der mathematischen Sprachbegriffe verstehen zu lernen:
  - die mathematischen Handlungen in Sprache umsetzen und dadurch das Verständnis von mathematischen Sprachbegriffen aufbauen, z. B. Wörter wie: alle, jeder, nochmals, mehr/weniger, gleich viel, größer/kleiner, dazugeben/wegnehmen, halbieren, zerkleinern, kürzen, zuteilen
  - die konkreten Handlungen zeichnerisch darstellen, z. B. beim Versprachlichen am Schluss der Stunde → Bildebene
  - ab dem Schulalter: mathematische Handlungen in eine Rechnung umwandeln und umgekehrt. Die passende Rechnung dazu aufschreiben können → mathematische Symbole (+, -, =, x, :, <, >) und Ziffern festigen
  - mit unterschiedlich strukturiertem Material dieselbe Menge im Hunderterraum darstellen. Dazu nutze ich z. B. folgendes Material:
    - Einerwürfel, Zehnerstäbe und Hunderterplatten
    - Joghurtbecher, die mit je 10 Kieselsteinen bzw. Muggelsteinen gefüllt sind und 10 einzelne Steinen für die Einer
    - eine Hunderterkette
    - ein Zählrahmen oder Abakus
  - Textaufgaben mit Material nachhandeln, um die Bedeutung zu verstehen
  - Rezepte lesen und umsetzen → Maßeinheiten kennenlernen, mathematische Aufträge ausführen

Meine Auffassung, welche Aufgabe mir als Logopädin zukommt, um das mathematische Verständnis des Kindes zu verbessern, basiert auf den Ausführungen von Kurt Hess und Margret Schmassmann. Beide haben eine pädagogische Ausbildung, sind oder waren als Dozenten an den pädagogischen Hochschulen in der Schweiz tätig, sind Autoren oder Mitautoren von Lehrmitteln für den Mathematikunterricht und haben viel eigene Erfahrung in der Begleitung und Unterstützung von Kindern mit Matheschwierigkeiten. Margret Schmassmanns Haltung und Vorgehensweise, den Kindern die Welt der Mathematik näherzubringen, durfte ich während meines Studiums kennenlernen. Dies hat meine eigene therapeutische Arbeit im mathematischen Bereich nachhaltig geprägt. Das Buch von Kurt Hess „Kinder brauchen Strategien. Eine frühe Sicht auf mathematisches Verstehen" (HESS 2022) sowie die Vorträge und verschiedenen Fachartikel in Zeitschriften für Lehrpersonen von Margret Schmassmann zeigen anschaulich und gleichzeitig differenziert auf, worum es im Kern geht. Die Haltung beider AutorInnen passt zur therapeutischen Haltung und den Zielen in der heos-Therapie. Zudem können ihre Prinzipien für die Umsetzung sehr gut in die heos-Therapie übernommen werden. Zur Vertiefung dieses Themas verweise ich deshalb auf sie.

▶ **Elternberatung für die Matheförderung im Alltag:**
Die Eltern sollen dafür sensibilisiert werden, wie sie die Mathematik in den Alltag einbeziehen können. Vieles ist möglich, ohne dass sie dafür extra Zeit aufwenden müssen. **Es geht darum, das Kind in die Alltagshandlungen einzubeziehen und diese Handlungen für die mathematischen Handlungen zu nutzen.** Um den Tisch zu decken, muss sich das Kind beispielsweise folgende Fragen stellen: Wer isst alles mit? Wie viele Teller, Bestecke, Gläser müssen aufgetischt werden? Wie verändert sich diese Anzahl, wenn Besuch kommt?

Das Kind kann nach dem Essen den Nachtisch verteilen und jedem am Tisch zwei Kekse geben. Beim Spazierengehen kann man zusammen mit dem Kind die Anzahl der Zaunpfosten bis zu einer bestimmten Stelle zählen. Oder man kann abschätzen, wie viele Schritte es bis zu einer bestimmten Stelle sind, und danach die Strecke abschreiten und die Schritte zählen. Man könnte im Wald Tannenzapfen sammeln und damit ein Wurfspiel veranstalten: Wer trifft den Baumstamm am meisten? Die höchste Trefferzahl gewinnt. Beim Einkaufen könnte das Kind beispielsweise Gemüse oder 1 kg Äpfel abwiegen, 5 Zwiebeln und 3 Zucchini holen, die passenden Ziffern auf der Waage eintippen, beim Bäcker einkaufen gehen und bezahlen. Man kann mit dem Kind ausrechnen, wie oft es noch schlafen muss, bis es Geburtstag hat oder bis Weihnachten kommt, und die Anzahl mit den Fingern zeigen oder Striche machen usw. Wenn die Kinder die mathematische Welt entdeckt haben und sie daran interessiert sind, ergeben sich jeden Tag unzählige Möglichkeiten. Die Erwachsenen müssen dann eigentlich nur dieses Interesse unterstützen und mit dem Kind mitgehen. Natürlich lernen und üben die Kinder auch durch Regelspiele verschiedene mathematische Kompetenzen wie: zählen, verteilen, Mengen vergleichen, zuordnen, kategorisieren, Strategien entwickeln, mehrere Faktoren gleichzeitig beachten usw.

➲ **Teig verändern:**
Wenn wir beim Verändern und Arbeiten mit dem Teig den Fokus auf den Aufbau des mathematischen Verständnisses legen, können wir den Teig für Folgendes nutzen:

- Merkmale vergleichen: Stücke abreißen, zu Bällen oder Würsten rollen und in der Form, in der Größe oder Länge vergleichen und nach der Größe ordnen.
- Mengen vergleichen: Wer von uns hat wie viele Stücke gemacht? Wer hat mehr/weniger bzw. wer hat wie viele mehr/weniger?

- Zuordnen, aufteilen: Für jedes Familienmitglied machen wir drei Kekse, jeder Keks bekommt eine Nuss oder ein Apfelstück oder eine bestimmte Anzahl Schokoladenwürfel.
- Teilen, zerteilen: Den Teig halbieren, nochmals halbieren, immer wieder abzählen, wie viele Stücke wir haben.
- für die Mengenkonstanz: Haben wir jetzt mehr Teig oder mehr Stücke? Nach einigen Minuten wieder nachfragen: Wie viele Stücke haben wir vorhin gezählt?
- Hinzufügen, das Gleiche wiederholen: ein Löffel Schokoladenpulver in den Teig kneten, nochmals einen Löffel (gleich viel) hineinkneten, gleich viel Zucker wie Schokoladenpulver in den Teig kneten, halb oder doppelt so viele Löffel gemahlene Nüsse darüberstreuen usw.
- für den Perspektivenwechsel und den Bezug zwischen Addition und Subtraktion: Ich gebe dem Kind eine Anzahl von meinen Teigstücken. Was ist jetzt auf unseren beiden Seiten passiert? Diese Frage könnte folgendermaßen beantwortet werden: Ich habe zwei Teigstücke bekommen, du hast mir zwei gegeben. Ich habe jetzt zwei mehr als vorher, du hast zwei weniger. Auf meiner Seite lautet die Rechnung 5+2=7, auf deiner Seite 5-2=3. Vorhin hatten wir gleich viele Teigstücke, jetzt habe ich 4 mehr als du.

➲ **Einen Teig zubereiten:**

- je nach Größe der Butter: die Hälfte oder ein Viertel abschneiden, die Butter halbieren
- eine bestimmte Anzahl Löffel oder Hände voll Mehl aus der Büchse nehmen, z. B. je nach Alter des Kindes: halb so viele Löffel Mehl, wie du alt bist, zwei Löffel weniger, als du alt bist.
- gleich viele Löffel Zucker wie vom Mehl, halb so viel Schokoladenpulver wie vom Zucker
- wenn der Teig noch zu wenig süß schmeckt: noch einen Löffel Zucker dazugeben
- wenn der Teig immer noch zu trocken ist: nochmals gleich viel Wasser oder Milch dazu leeren
- Mengenmaße erlernen, beispielsweise beim Rezept lesen: 1 dl Milch, 100 g Schokolade, ½ Glas Wasser, 1 Teelöffel Backpulver, 1 Prise Salz, 5 Esslöffel Zucker
- bei älteren Kindern: die Mengenangaben des Rezepts verdoppeln oder halbieren
- am Schluss die verwendeten Zutaten zeichnen und die Mengenangaben dazuschreiben. Das Kind kann dasselbe zu Hause nochmals wiederholen.
- Mengen und Flüssigkeiten in verschiedene Gefäße umschütten und schauen, was passiert. Danach das Wahrgenommene miteinander reflektieren, analysieren, Hypothesen bilden und kontrollieren.

9.5 heos-Therapie bei Kindern mit einer morpho-syntaktischen Störung

Entwicklungsprozesse, die ich beim Kind auslösen möchte:

- Wortbezüge zuerst über das Handeln inhaltlich verstehen lernen, um sie danach grammatikalisch ausdrücken zu lernen
- Eigenwahrnehmung und Eigenkontrolle verbessern
- sich trauen, Neues auszuprobieren
- keine Angst vor Fehlern haben
- in Kooperation arbeiten können und gewillt sein, neue Angebote und Ideen vom Kommunikations- bzw. Handlungspartner anzunehmen

Meine Aufgabe als Logopädin und Strategien, die ich verfolge:

- kontextoptimierte Sprache während der heos-Therapie anbieten
- nach dem Prinzip arbeiten: Inhalt kommt vor der Form
- Schwerpunkte festlegen und Voraussetzungen schaffen, bevor an der grammatikalischen Struktur gearbeitet wird, beispielsweise:
  - Schwerpunkt auf die Verben legen, bevor die Hauptsatzstruktur erarbeitet wird
  - Neugier und Wissensdurst wecken, bevor die Fragesatzstruktur ein Thema werden kann
  - Interesse wecken für kausale, finale oder temporale Bezüge und Zusammenhänge, bevor die Nebensatzstruktur erarbeitet werden kann
- bei Bedarf kontextoptimierte Übungen und Spiele während eines Teils der Stunde anbieten, manchmal auch als Hausaufgabe → zur Festigung der grammatikalischen Struktur

Die **wichtigste Voraussetzung** für die gezielte Arbeit an den Satzstrukturen und den morphologischen Bezügen sehe ich darin, **dass das Kind diese inhaltlich versteht**. Ein grammatikalischer Bezug innerhalb des Satzes wäre beispielsweise die Subjekt-Verb-Kongruenz. Bezüge zwischen den Satzteilen braucht es z. B. für die Verwendung der Konjunktionen (temporale, kausale, finale Bezüge). Den Zusammenhang zwischen dem grammatikalischen Geschlecht des Nomens und des Pronomens kann das Kind nur erfassen, wenn es die Aussagen mehrerer Sätze miteinander in Bezug setzen kann. Um das Kasussystem zu erwerben, muss das Kind verstehen, dass sich mittels des Kasus ausdrücken lässt, wer handelt, welches Objekt das Subjekt benötigt und wem diese Handlung zukommt.

Manche Kinder übernehmen eine neue grammatikalische Struktur erst, wenn sie den Sinn dahinter sehen, warum es wichtig ist, diesen Bezug sprachlich korrekt auszudrücken. Über das Handeln und das passende sprachliche Angebot kann das Kind diese Bezüge und Zusammenhänge inhaltlich verstehen lernen. Solange ein Kind auf der semantisch-lexikalischen Ebene Schwierigkeiten zeigt, liegt der Schwerpunkt für mich deshalb auf dieser Ebene.

Bevor ich formal an den grammatikalischen Strukturen arbeite, **sind zusätzlich folgende Voraussetzungen nötig.** Das Kind muss einerseits **bereit dafür sein, etwas Neues oder Ungewohntes von mir anzunehmen.** Dazu gehört, dass es in Kooperation mit mir arbeiten kann und neue Spielideen bzw. Handlungsabläufe akzeptiert. Andererseits muss es **sich trauen, Neues auszuprobieren und seine eigenen Strategien und Strukturen zu verändern.** Es darf keine Angst vor Fehlern haben, weil beim Lernen immer Fehler passieren können. **Kinder, die nichts falsch machen wollen, hemmen sich in der Entwicklung.** Sie verharren in den bekannten Handlungen und Spielen, verweigern Neues oder gehen Neuem aus dem Weg. Sie schützen sich dadurch vor Anforderungen, die sie sich nicht zutrauen.

Diese Kinder brauchen viel Unterstützung und Sicherheit, müssen aber auch herausgefordert werden. Ich lebe dem Kind einerseits das Ausprobieren und den lockeren Umgang mit Herausforderungen vor. Andererseits versuche ich über neue Handlungen, die ich vormache, oder durch unkonventionelle Gegenstände oder Werkzeuge, die ich dem Kind für eine bestimmte Handlung anbiete, sein Interesse zu wecken und es zu neuen Entdeckungen zu animieren. **Wichtig dabei scheint mir die innere Haltung, die ich in solchen Situationen dem Kind gegenüber einnehme.** Ich biete ihm diese verschiedenen neuen Handlungen und Varianten als weitere Möglichkeiten an, erwarte aber nicht, dass es sie nachahmen oder übernehmen soll. Zu fordernde innere Erwartungen hemmen das Kind in der Entwicklung.

Immer wenn das Kind eine Eigeninitiative zeigt und von sich aus etwas ausprobieren will, ermuntere ich es dazu, außer wenn es für das Kind gefährlich werden könnte. **Unabhängig davon, was das Kind macht, zeige ich ihm mein Interesse.** Es geht darum, zu schauen, was passiert, und nicht, ob wir zum gewünschten Ziel kommen oder ob das Kind den Gegenstand korrekt verwendet. Manchmal entstehen durch solche unkonventionellen Verwendungen der Gegenstände neue Entdeckungen, die beim Kind Neugierde und Freude auslösen und zu weiteren Handlungen führen.

Wenn ein Kind die oben genannten Voraussetzungen erworben hat, kommen auch sprachliche Prozesse in Gang. Ich kann immer wieder beobachten, dass sich dann die grammatikalischen Fähigkeiten des Kindes weiterentwickeln, ohne dass spezifische Übungen dazu gemacht werden müssen. Mein kontextoptimiertes Sprachangebot während des Handelns reicht für diese Kinder aus, um die Prinzipien zu verstehen. Ich nutze dazu alle hilfreichen Strategien, die ich aus der kontextoptimierten Sprachtherapie von Hans-Joachim Motsch kenne (Motsch 2004). Das gemeinsame Handeln und Spielen in der Eins-zu-eins-Situation ermöglicht diese Kontextoptimierung auf vielfältige und natürliche Weise. Ich biete die im Fokus stehenden grammatikalischen Strukturen häufig an, damit das Kind diese aufnehmen, im Prinzip verstehen und übernehmen kann.

Einige Beispiele dazu:
Für den Erwerb der Hauptsatzstruktur mit Verbzweitstellung kann ich während des Handelns und im Gespräch mit dem Kind die Hauptsätze mit Fragesätzen kontrastieren: „Ich hole den Hammer. Was holst du? Du suchst die Nägel. Wir brauchen auch eine Zange. Wo ist sie? Sie ist in der mittleren Schachtel."
Für die Subjekt-Verb-Kongruenz kann ich kurze, aber vollständige Hauptsätze in der Ich- oder Du-Form kontrastieren. Wenn wir Tierfiguren oder Püppchen dazunehmen, können wir auch die dritte Person Einzahl miteinbeziehen. Und wenn wir beide etwas tun, kommt die erste Person Mehrzahl zum Zug.
Das Kind baut zum Beispiel ein Auto. Jeder von uns hat ein kleines Püppchen, das wir für das Symbolspiel nutzen können und mit dem ich die nächsten Schritte veranschaulichen kann. Beispielsweise kann ich in der Rolle meines Püppchens zum Kind und zu dessen Figur sagen: „Ich sitze am Steuer und fahre. Du sitzt neben mir. Du fährst nachher zurück. Ich steige schon mal ein. Steigst du bitte auch ein? Dann können wir fahren. Worauf wartest du? Ich warte nicht mehr lange. So, jetzt fahren wir los. Haben wir jemanden vergessen? Wer kommt auch mit? Kommt der Hund mit? Hallo Hund, kommst du mit?"
Während eines Handlungsprozesses mit mehreren Handlungsschritten kann ich die kausalen, finalen und temporalen Bezüge nutzen, um die Aufmerksamkeit des Kindes einerseits inhaltlich darauf zu lenken, aber auch um die grammatikalische Struktur dem Kind immer wieder anzubieten: „Was brauchen wir, **damit** die Oberfläche der Holzplatte fein wird?", „Warum passt der Holzdübel nicht ins Loch? Er passt nicht, **weil** das Loch zu klein ist.", „Was kannst du tun, **damit** das Loch größer wird?", „**Bevor** wir aufräumen, bauen wir die zwei Seiten zusammen.", „**Nachdem** du diesen Nagel eingeschlagen hast, müssen wir aufräumen.", „Du versorgst alle Werkzeuge, **während** ich das Sägemehl mit dem Besen wegkehre."

So ergeben sich während einer Therapiestunde unzählige Möglichkeiten – in einem natürlichen Rahmen, ohne dass die Kommunikation gekünstelt wirkt –, dem Kind eine grammatikalische Struktur kontextoptimiert und prägnant immer wieder anzubieten. Ich lege dabei Schwerpunkte und biete nicht alle Strukturen gleichzeitig an.

Die Aussagen des Kindes erweitere ich und gebe ihm korrektive Feedbacks. Bei Kindern, die schon über metasprachliche Fähigkeiten verfügen, kann ich das Kind durch die Gegenüberstellung von beiden Varianten auf den Unterschied von seiner und meiner Version aufmerksam machen. Kinder, deren Fremd- und Eigenwahrnehmung sowie deren Eigenkontrolle genügend gut entwickelt sind, nehmen diese korrektiven Feedbacks auf und übernehmen sie oftmals recht bald in die Spontansprache. Solange die Eigenkontrolle und die Flexibilität des Denkens beim Kind noch zu wenig entwickelt sind, übernehmen sie die korrektiven Feedbacks oftmals zwar direkt für diese Situation, aber sie verändern ihre Spontansprache dadurch noch nicht. So sehe ich jeweils, an welcher Voraussetzung wir in der heos-Therapie noch weiterarbeiten müssen.

Falls einem Kind mein Modellieren und meine korrektiven Feedbacks nicht ausreichen, um ein grammatikalisches Prinzip zu verstehen und seine Grammatik zu verändern, **kombiniere ich das kontextoptimierte Sprachangebot während des Handelns mit spezifischen Übungen.** Dazu nutze ich visuelle Hilfen, konkrete Gegenstände, Bilder oder geeignete Therapiematerialien, um dem Kind das Prinzip veranschaulichen zu können. Je nach Unterstützung im Elternhaus – und auch nur, wenn ein Kind bei Hausaufgaben zu Hause mitmacht – gebe ich solche Spiele oder Übungen zum Repetieren während der Woche mit. Dadurch kann die zu lernende Struktur gefestigt werden. Wenn die Hausaufgaben aber eine Belastung für die Familie bedeuten, wenn das Kind das Üben mit den Eltern nicht akzeptiert oder die Eltern zu viel Druck auf das Kind ausüben, lasse ich die Hausaufgaben lieber weg.
Damit der **Transfer** der erlernten grammatikalischen Strukturen in die Spontansprache gelingen kann, sind eine **genügend gute Eigenwahrnehmung und Selbstkontrolle des Kindes als weitere Voraussetzungen nötig.** Die Verbesserung der Eigenwahrnehmung wird durch die korrektiven Feedbacks unterstützt. Die Selbstkontrolle fordere ich während der Handlungsprozesse immer wieder ein. Es braucht ein Innehalten, Kontrollieren und Reflektieren, ob mit der durchgeführten Handlung wirklich das Ziel erreicht wurde, das erreicht werden sollte. Wenn das Kind die Selbstkontrolle auf der Handlungsebene entwickelt hat, gelingt ihm die Selbstkorrektur seiner sprachlichen Äußerungen leichter.

➲ **Teig verändern:**
Das gemeinsame Handeln eignet sich, die passende grammatikalische Struktur prägnant und möglichst häufig, aber doch auf natürliche Weise anzubieten. Das Kind und ich sind in diesem Moment in einer echten Kommunikation. Der Fokus liegt nicht nur auf der Sprache, sondern auch auf der Handlung. Für das Kind steht die Veränderung des Teiges im Vordergrund.

Falls dem Kind Voraussetzungen in der Entwicklung fehlen, um mein kontextoptimiertes Sprachangebot aufzunehmen und seine eigenen Strukturen zu verändern, kann ich **das Verändern des Teiges nutzen, um diese Voraussetzungen aufzubauen**. Im Folgenden gebe ich einige Beispiele dazu.

Etwas Neues, Unbekanntes von einer anderen Person aufnehmen und akzeptieren:

- Wir arbeiten parallel, beide mit einem eigenen Stück Teig. Das Kind bringt seine Ideen ein, ich meine. Das Kind kann den Teig auf seine Weise verändern, ich auf meine. Oft beginnen die Kinder mit der Zeit, mich nachzuahmen und meine Ideen oder Utensilien auszuprobieren. Wenn das Kind eine neue Idee einbringt, ahme ich es ebenfalls nach.
- Ich biete dem Kind unkonventionelle Utensilien an, um den Teig zu verändern, oder mache die Handlungen vor. Beispielsweise können wir Teigstücke mit einer Käsereibe zerkleinern, mit einem Teigschaber oder mit der Schere in Stücke schneiden, mit dem Ellbogen, mit den Fäusten oder mit einem Fleischhammer flachklopfen, anstatt ihn mit dem Nudelholz auszurollen. Wir können Muster mit dem Kartoffelstampfer in den Teig drücken oder mit den Fingern Löcher in den Teig bohren, diese langsam auseinanderziehen und beobachten, ab wann und wie der Teig reißt.
- Wir können eigene Formen, Tiere, Männchen oder Fantasiegebilde aus dem Teig formen, statt den Teig mit Förmchen auszustechen, usw.

In Kooperation arbeiten:

- Wir helfen einander, z. B. beim Belegen eines Blechs mit Teigstücken, bis das Blech abgedeckt ist. Oder wir packen etwas in die Teigstücke ein und kontrollieren gegenseitig, ob diese Pakete gut verschlossen sind.
- Wir kooperieren beim Betätigen der Käsereibe. Ich drücke die Klappe zu, das Kind dreht. Grundsätzlich eignen sich alle Handlungen, die viel Kraft benötigen oder feinmotorisch knifflig sind, um in die Kooperation zu kommen. Diese Situation hilft vielen Kindern, die sich nicht helfen lassen wollen. Sie erfahren, dass „Hilfe annehmen" nichts Negatives sein muss. Es muss nicht bedeuten, dass man nicht fähig ist, etwas zu tun, sondern dass es mit vier Händen oder mit gemeinsamer Kraft besser geht oder dass die Kooperation für die Umsetzung der Handlung Voraussetzung ist.

Angst vor Fehlern verlieren, Neues ausprobieren, flexibel werden im Handeln und im Denken:

- Auch für diese Entwicklung bieten sich unkonventionelle Handlungen an, die ich vormache oder die ich über meine Angebote provoziere. Da bei mir die Küchenutensilien im Schrank für das Kind offen zugänglich sind, nehme ich bei manchen Kindern gewisse Gegenstände im Voraus aus dem Schrank und räume sie an einen anderen Ort, zu dem das Kind keinen Zugang hat. Manche Kinder, die sich nur schwer auf Neues einlassen können und nur das tun, was ihnen bekannt ist, müssen „zu ihrem Glück gezwungen“ werden. Wenn die bekannten Gegenstände wie Messer oder Nudelholz fehlen, müssen sie etwas anderes nehmen. Damit sie sich nicht hilflos fühlen und verunsichert werden, zeige ich ihnen etwas vor, das sie nachahmen können. Danach suchen wir weitere Gegenstände und versuchen, dieselbe Handlung damit zu machen. Beispielsweise probieren wir aus, mit welchen Utensilien wir den Teig zerkleinern oder teilen können oder womit wir ihn flach drücken können. Wichtig in dieser Phase ist es, dass ich das Kind dazu ermuntere, seine Ideen auszuprobieren, unabhängig davon, welchen Gegenstand es aus dem Schrank nimmt. Die einzige Grenze setze ich dort, wo die Handlung für das Kind gefährlich sein kann.

➲ **Einen Teig zubereiten:**

Die Zubereitung eines Teiges verlangt verschiedene Handlungsschritte, die nacheinander durchgeführt werden müssen. Die Abfolge kann aber auch variiert werden. Deshalb geben solche Handlungsabläufe immer wieder einen Anlass, mit dem Kind abzumachen, was wir der Reihe nach umsetzen oder was wir im Gegensatz zum letzten Mal ändern wollen. Beispielsweise können wir die trockenen Zutaten mischen, bevor wir die Butter mit dem Gemisch verreiben. Oder wir streuen die trockenen Zutaten über die Butter, nachdem wir sie weich geknetet haben. Wir können abmachen, wer von uns welche Zutaten bereitstellt und dadurch die Ich- und Du-Sätze kontrastieren. Wir können die Veränderung der Konsistenz und der Spürinformationen, die wir beim Berühren des Teiggemischs erhalten, vergleichen und uns fragen, warum sich der Teig so verändert hat, um kausale Bezüge in den Vordergrund zu stellen. Ich kann Küchenutensilien an ungewohnten Orten verstauen und dem Kind räumliche Suchanweisungen geben, die es verstehen muss. Wenn es den Gegenstand gefunden hat, kann es mir mitteilen, wo er fälschlicherweise aufbewahrt war, um die korrekte Verwendung der Präpositionen zu festigen. Mit ein bisschen Fantasie lässt sich der Handlungsprozess für viele verschiedene grammatikalische Strukturen und Bezüge nutzen, die bei der anschließenden Versprachlichung nochmals repetiert und gesichert werden können.

9.6 heos-Therapie bei Kindern mit einer phonologischen Störung

Entwicklungsprozesse, die ich beim Kind auslösen möchte:

- Neues ausprobieren wollen
- eigene Strukturen und Lösungsstrategien verändern
- Angst vor Fehlern verlieren und locker mit eigenen Schwierigkeiten umgehen lernen (Störungsbewusstsein abbauen)
- mehr Selbstvertrauen gewinnen
- Eigenwahrnehmung und Eigenkontrolle verbessern

Meine Aufgabe als Logopädin und Strategien, die ich verfolge:

- Voraussetzungen für die spezifische phonologische Arbeit aufbauen
  - vertrauensvolle Beziehung aufbauen
  - für den auditiven Kanal sensibilisieren
  - Interesse wecken für alle Arten von Geräuschen, Klängen und deren feine Unterschiede
- korrekte Laute in die Spontansprache integrieren
  - korrektive Feedbacks geben
  - spontan auftretende Missverständnisse aufnehmen, wenn die Bedeutung durch den Ersatzlaut verändert wird (Minimalpaare)
  - bei Bedarf: Unterstützung der Produktion und des Transfers mithilfe von gezielten Sprachübungen und Spielen, teils als Hausaufgabe
- Beratung des Umfeldes

Die heos-Therapie eignet sich sehr gut, um alle Voraussetzungen für die konkrete phonologische Arbeit mit dem Kind vorzubereiten. Speziell bei Kindern, die bereits ein Störungsbewusstsein aufweisen, kann nicht von Anfang an linguistisch gearbeitet werden. Der Aufbau einer vertrauensvollen Beziehung ist bei Kindern mit einer phonologischen Störung sehr wichtig. Sie sollen sich wohlfühlen und sich trauen, ihre Bedürfnisse und Wünsche einzubringen. Ich lasse mich stark von ihnen leiten. Das heißt, sie dürfen das Material und die Inhalte wählen, sofern sie dies können. Ansonsten gebe ich ihnen eine Auswahl, für die sie sich entscheiden können oder die als Ausgangslage für eine eigene Idee dienen kann. Mir ist wichtig, diese Kinder immer wieder zur Eigenaktivität zu ermuntern und sie im Ausprobieren zu unterstützen. Sie sollen lernen, locker mit Schwierigkeiten, neuen Herausforderungen und Unsicherheiten umgehen zu können. Ich versuche, ihnen über mein Modellverhalten und meine Reaktion auf ihre Ideen und Handlungsstrategien mein Lernmotto zu vermitteln: „Ich kann probieren, ich muss nicht wissen."

Während der Arbeit mit konkret veränderbarem Material ergeben sich spontan immer wieder Situationen, in denen Geräusche entstehen. Auf diese können wir einen Fokus legen.

Einige Beispiele:
Ich kann das Kind darauf aufmerksam machen, wie sich das Geräusch beim Durchsägen eines Holzbrettes oder eines Holzstabes verändert, je weiter wir uns dem Ende des abzusägenden Teils mit der Säge nähern. Ich kann auch während des Sägens das Holzbrett mit einer Hand festhalten und immer wieder loslassen, was eine große Geräuschveränderung bewirkt. Beim Schleifen der Kanten können wir vergleichen, wie sich das Geräusch verändert, je nachdem, in welche Richtung oder an welcher Kante wir schleifen. Beim Hämmern können wir vergleichen, wie der Knall klingt, je nachdem, auf welche Unterlagen wir schlagen. Beim Arbeiten mit Papier können wir das Rascheln verschiedener Papiersorten wahrnehmen oder das Geräusch unterscheiden, das entsteht, wenn wir ein Papier langsam oder schnell zerreißen, zerschneiden oder durchbohren.

Es gibt unzählige Möglichkeiten, diese spontan entstehenden Geräusche oder Klänge wahrzunehmen und Vergleiche zu ziehen. Wenn ich als Therapeutin dem Kind ein echtes Interesse dafür vorlebe, kann diese Faszination sich auch auf das Kind übertragen. Bei manchen Kindern sind es jeweils kurze Sequenzen und Momente, die daraus entstehen. Bei anderen Kindern können diese Exkurse auch einen großen Teil der Stunde einnehmen, wenn ihr Interesse geweckt wurde. Mir ist klar, dass diese Arbeit die Differenzierungsfähigkeit der Laute nicht direkt verbessert. Aber nach meiner Erfahrung passiert auch auf der lautsprachlichen Ebene bei den Kindern eine Veränderung, sobald sie sich verstärkt für die auditiven Informationen öffnen. Von den Geräuschen kann zu den Lautmalereien und Klängen übergegangen werden. Ich mache während der Handlung die Geräusche dem Kind vor. Manche Kinder übernehmen sie spontan und realisieren gar nicht, dass sie einen speziellen Laut produzieren, den sie in der Spontansprache ersetzen. Sobald dieser Schritt erreicht ist, kann ich immer wieder die auditive Differenzierung der Laute mit den Ersatzlauten in die Handlungen einbauen oder während eines Teils der Stunde mit Bildmaterial diesen Prozess unterstützen. Für diesen Zweck hat sich für mich die Psycholinguistisch orientierte Phonologie-Therapie P.O.P.T. von A. Fox-Boyer bewährt (FOX-BOYER 2023 und 2022). Speziell für Kinder mit Plosivierungen ist die gezielte linguistische Arbeit zur Ermöglichung der Koartikulation zusätzlich zur handlungs- und entwicklungsorientierten Arbeit effizient. Wenn das Kind das Spielen und Üben zu Hause mit den Eltern akzeptiert, gebe ich ihm angepasstes Material nach Hause mit. Viele Eltern sind froh, wenn sie ihren Beitrag zur Verbesserung der Verständlichkeit ihres Kindes leisten können. Solange das konkrete Üben an der Aussprache noch verfrüht ist, weil das Kind ein Störungsbewusstsein zeigt oder die Voraussetzungen noch nicht hat, erkläre ich den Eltern genau, warum ich noch nicht konkret an der Aussprache arbeite und welche Ziele ich mit der heos-Therapie verfolge, um diese Arbeit vorzubereiten. Wenn die Eltern den Sinn dahinter verstehen, besteht weniger die Gefahr, dass sie das Kind zu Hause korrigieren oder es Wörter nachsprechen lassen. Mir ist bewusst, dass mein Vorgehen von den Eltern Geduld verlangt und sie mir Vertrauen schenken müssen, dass sich die Aussprache ihres Kindes schon noch verändert. Wenn ich ihnen anhand der konkreten Situationen, die während der Therapiestunde entstanden sind, erklären kann, warum diese für die Entwicklung ihres Kindes hilfreich sind, und wenn sie diese Prozesse mitverfolgen können, nehmen sie diese positiven Veränderungen ihres Kindes besser wahr und warten nicht nur auf die Verbesserung der Aussprache.

Sobald sich das Kind traut und die Unterschiede zwischen dem Ziel- und seinem Ersatzlaut auditiv differenzieren kann, nutze ich die heos-Therapie für die Produktion des Ziellautes und den Transfer in die Spontansprache. Immer wieder kann ich während der Handlungen dem Kind korrektive Feedbacks anbieten und spontan auftretende Missverständnissituationen dazu nutzen, dem Kind zu veranschaulichen, dass die Anwendung des Ziellautes für das gegenseitige Verstehen nötig ist. Ich habe schon oft erlebt, dass dieses in die heos-Therapie integrierte, lustvolle Ausprobieren und Nachahmen von Lautmalereien und Lauten und die immer wieder in die Handlungen eingestreuten korrektiven Feedbacks für das Kind ausreichen, die Ziellaute schrittweise, manchmal auch sofort und häufig in ihre Spontansprache einzubauen, ohne dass ich dem Kind Hausaufgaben zur Einübung mitgeben musste.
Die Eigenkontrolle des Kindes können wir immer wieder einfordern, wenn sich die Situation anbietet. Wenn die Therapeutin ihren Fokus darauflegt, wird sie spontan immer wieder Situationen entdecken, in denen sie das Kind zum Kontrollieren auffordern kann.

➲ **Teig verändern oder einen Teig zubereiten:**
Liegt der Fokus auf der auditiven Sensibilisierung während der Arbeit mit Teig, müssen die bisher beschriebenen Handlungen erweitert werden. Beispielsweise kann ich dem Kind Würfelzucker, ganze Nüsse, Schokoladentafeln oder Karotten anbieten, die wir gemeinsam raspeln. Wir benutzen dazu eine handbetriebene Trommelreibe. Wenn wir danach auch noch die Butter, das Mehl und die Milch in die Reibe geben, kann das Kind die Geräuschunterschiede klar wahrnehmen. Zusätzlich kann ich beim Kind Interesse für feine Unterschiede im taktilen und visuellen Bereich wecken, indem ich es auf solche Nuancen aufmerksam mache, um so

das Interesse und die Aufmerksamkeit für seine Umwelt zu stärken. Ich gebe ihm bei der Veränderung und der Zubereitung des Teiges so viel Handlungskompetenz wie möglich. Die vielen kleinen Erfolgserlebnisse, wenn es selbstständig eine Lösung für eine konkrete Problemstellung gefunden hat und sein Produkt dann auch noch schmeckt, stärken sein Selbstvertrauen.

Die Handlungsprozesse können dazu genutzt werden, Lautmalereien vorzumachen und dadurch die Ziellaute auf Laut- und Silbenebene auf natürliche und sinnvolle Weise zu produzieren. Dies macht vor allem bei jüngeren Kindern Sinn, wenn wir in die Handlungen ein Symbol- und Rollenspiel mit den Zutaten und den Küchenutensilien integrieren, wie ich es im Kapitel 5.6 beschreibe.

9.7 heos-Therapie bei Kindern mit einer phonetischen Störung

Entwicklungsprozesse, die ich beim Kind auslösen möchte:

- Neues ausprobieren wollen
- Freude am spielerischen Umgang mit den Sprechwerkzeugen haben
- Angst vor Fehlern verlieren, locker mit eigenen Schwierigkeiten umgehen können, Störungsbewusstsein abbauen
- mehr Selbstvertrauen gewinnen
- Eigenwahrnehmung und Eigenkontrolle verbessern

Meine Aufgabe als Logopädin und Strategien, die ich verfolge:

- myofunktionelle Voraussetzungen für die Artikulation schaffen
- bei Interdentalität **und** inkorrektem Schluckmuster: zuerst die Nasenatmung mit Mundschluss und korrekter Zungenruhelage sowie das korrekte Schluckmuster anbahnen und festigen, erst dann an der Artikulation arbeiten
- korrekte Lautbildung anbahnen
- korrektive Feedbacks geben, sobald der Laut gebildet werden kann
- psychologische Einflussfaktoren beachten und wenn möglich in Zusammenarbeit mit den Eltern angehen und verändern: z. B. Rolle in der Familie, Selbstvertrauen

Die Arbeit auf phonetischer Ebene erfolgt bei mir immer erst gegen Ende einer Therapie, wenn keine anderen Sprachebenen mehr stark auffällig sind. Das Kind wird trotz der Lautfehlbildungen (Interdentalität, Lateralität) verstanden, womit die Kommunikation gesichert ist. Erfahrungsgemäß erweisen sich bei vielen Kindern die Anbahnung der korrekten Laute und der Transfer in die Spontansprache als kurze Sache, wenn das Kind von der Entwicklung her alle Voraussetzungen dazu hat.

Die Eltern erwarten oft, dass als Erstes an der Verbesserung der Aussprache gearbeitet wird, weil man diese Auffälligkeit gut hört. Deshalb ist mir wichtig, ihnen zu erklären, warum ich zuerst an den Voraussetzungen dafür arbeite und welche Voraussetzungen dies für ihr Kind sind.

In diesem Unterkapitel und den nachfolgenden Beispielen spreche ich von Kindern, die neben den Lautfehlbildungen noch andere Sprachauffälligkeiten haben oder hatten. Denn **Kinder, die ausschließlich auf der phonetischen Ebene Auffälligkeiten zeigen, ansonsten aber sprachlich altersgemäß entwickelt sind, nehme ich nicht in die regelmäßige Therapie.** Ich betreue sie über regelmäßige Kontrollen alle paar Wochen und gebe ihnen Übungen und Spiele mit, damit sie die Bildung und Integrierung der korrekten Laute auf Silben-, Wort- und Satzebene und zum Schluss in der Spontansprache üben und festigen können.
Wenn neben der phonetischen Störung auch noch myofunktionelle Auffälligkeiten (z. B. Mundatmung, schlaffe Gesichtsmuskulatur, falsches Schluckmuster) vorhanden sind, baue ich diese falschen Gewohnheiten mittels myofunktioneller Therapie ab, bevor ich die Lautfehlbildung angehe.

Sobald das Kind beginnt, Neues auszuprobieren und locker mit eigenen Schwierigkeiten umgehen kann, baue ich die Arbeit an der Mundmotorik und den spielerischen Umgang mit der Zunge, den Lippen und dem Mund in die Handlungen ein. Dies ist auf natürliche und einfache Weise während des Veränderns von Lebensmitteln möglich. Die Kinder können z. B. Krümel mit dem Mund oder mit einem Trinkhalm an- bzw. aufsaugen, beim Abwaschen Schaum blasen, die Finger, Handflächen und Küchenutensilien auf verschiedene Arten ablecken. Sie können auch verschiedene Geräusche mit dem Mund nachahmen. Insbesondere bei jüngeren Kindern habe ich gute Erfahrungen mit diesem spielerischen Anbieten der Laute gemacht. In dieser positiven Stimmung nehmen sie mein Modell und meine korrektiven Feedbacks oft gut auf und versuchen mich nachzuahmen. Sobald das Kind den Laut korrekt bilden kann, geht es darum, seine Fremd- und Eigenwahrnehmung zu stärken, damit es möglichst bald sich selbst zu korrigieren beginnt. Bei den lateralen Lauten benötigen die Kinder für den Transferprozess meistens mehr Zeit als bei den interdental gebildeten Lauten.

➲ **Einen Teig verändern:**
Das Verändern eines Teiges bietet weniger Möglichkeiten, die Mundmotorik gezielt einzubeziehen, außer wir legen den flachen Teig auf ein Blech und bedecken ihn mit saftigen Früchten bzw. Beeren oder machen einen Guss, den wir darüber geben. Deshalb beschreibe ich das Zubereiten des Teiges ausführlicher.

➲ **Einen Teig zubereiten:**
Die Zubereitung eines Teiges ergibt viele verschiedene Möglichkeiten, die Mundmotorik zu integrieren: z. B. durch das Ablecken der Lippen, der Finger, der Handflächen und der Küchenuntensilien, durch das Aufsaugen kleiner Krümel mit den Lippen oder dem Trinkhalm, durch das Blasen von Mehlstaub von der Handfläche oder von Schaum beim Abwaschen usw. Dabei ist mir immer wichtig, dass ich diese mundmotorischen Übungen selbst vormache. Ich kann nicht mit sauberen Händen neben dem Kind stehen und es auffordern, seine Finger abzuschlecken. Bei einem Teig, der danach bei hoher Temperatur im Ofen gebacken wird, habe ich persönlich wenig Bedenken bezüglich Krankheitsübertragungen. Wenn wir mit Lebensmitteln arbeiten, die nicht gekocht oder gebacken werden, achte ich darauf, dass wir dies mit separaten Gegenständen tun und nach dem Schlecken die Hände und Küchenutensilien sauber waschen. Ich denke, dass jede Therapeutin ihre diesbezügliche Grenze selbst finden muss. Es ist mir auch wichtig, die Grenzen des Kindes zu akzeptieren.

Bei Kindern mit lateraler Lautbildung ist mir wichtig, dass sie besser wahrnehmen können, wo sich die Zungenspitze und die Seitenränder der Zunge im Mund befinden. Wir können Teigkrümel mit der Zungenspitze an verschiedene Orte im Mund drücken, mit der Zungenspitze verschiedene Stellen im Mund berühren oder kleine Schoko- oder Mandelstücke an verschiedenen Orten im Mund verstecken. Dies können kurze Sequenzen innerhalb des Handlungsprozesses sein. Oft entstehen durch meinen Input weitere Ideen, die das Kind und ich uns gegenseitig vormachen, falls das Kind darauf einsteigt. Bei Kindern mit einer lateralen Lautbildung haben sich auch kraftvolle, beidhändige Tätigkeiten bewährt, um den Tonus in der Wangenregion zu erhöhen. Beispielsweise können wir einen Teigklumpen beidhändig und kraftvoll auf die Tischplatte schleudern, so wie man es bei einem Hefeteig macht. Oder wir können mit den zwei Fäusten abwechselnd den Teig flachklopfen oder Walnüsse zu knacken versuchen.

Sobald die Eigenwahrnehmung und Steuerung der Zunge genügend gut entwickelt sind, baue ich die Anbahnung des korrekten Lautmusters in den Handlungsprozess ein. Wenn dem Kind die korrekte Lautbildung nicht gelingt, versuchen wir es in einer anderen Stunde wieder. So bleibt die Lautanbahnung ein Nebenthema während der Veränderungsprozesse in der Küche, das wir immer wieder in kurzen Momenten, wenn es gerade passt, angehen und probieren. Bei manchen Kindern gebe ich zusätzliche Spiele und Übungen mit nach Hause. Wenn ich der Meinung bin, dass gewisse Zungenbewegungen und mundmotorische Übungen für das Kind besonders geeignet sind, bespreche ich mit den Eltern, in welchem Rahmen sie diese in ihren Alltag einbauen könnten.

9.8 heos-Therapie bei Kindern mit einer Redeflussstörung

Zu den Redeflussstörungen gehören das Stottern und das Poltern. Da ich bisher mit relativ wenigen Kindern arbeitete, die eine polternde Sprechweise zeigten, lege ich den Schwerpunkt dieses Kapitels auf den Bereich des Stotterns. Für Kinder mit einer Poltersymptomatik gebe ich nur ein paar grundsätzliche Hinweise, die mir für ihre Entwicklung und Veränderung des Redeflusses wichtig erscheinen und die sich in die heos-Therapie integrieren lassen.

Entwicklungsprozesse, die ich beim stotternden Kind auslösen möchte:

- über das Stottern sprechen können und das Störungsbewusstsein abbauen
- das Selbstvertrauen über viele kleine Erfolgserlebnisse in der heos-Therapie stärken und die Selbstwirksamkeit wahrnehmen
- Neues ausprobieren wollen und die Angst vor Fehlern verlieren
- verschiedene Stotterarten kennenlernen und selbst produzieren
- Ausweichverhalten und hemmende Sekundärsymptomatik durch geeignete Strategien ersetzen
- während der Handlungen spontan auftretendes Stottern in flüssiges Stottern umwandeln lernen
- erlernte Strategien in der Spontansprache im Alltag anwenden

Meine Aufgabe als Logopädin und Strategien, die ich verfolge:

- eine vertrauensvolle Beziehung aufbauen
- das Thema Stottern enttabuisieren und in die (Spiel-)Handlungen einbeziehen
- gezielte Übungen und Spiele anbieten, damit sich das Kind aktiv mit dem Thema Stottern auseinandersetzen und neue Strategien erwerben kann
- den Transferprozess begleiten und mit In-vivo-Übungen unterstützen

Bei Kindern mit einer Stottersymptomatik kombiniere ich die handlungs- und entwicklungsorientierte Arbeit mit dem Non-Avoidance-Therapieansatz (= Nicht-Vermeidens-Ansatz), der auf Charles van Riper und Carl Dell zurückgeht (DELL 1999). In den Büchern von Wolfgang Wendlandt (WENDLANDT 1984) sowie von Patricia Sandrieser und Peter Schneider (SANDRIESER & SCHNEIDER 2015) finden sich viele Informationen, wie sich dieser Therapieansatz konkret mit Kindern umsetzen lässt. Auch der Schweizer Logopäde José Amrein (praxis-amrein.ch) hat verschiedene Bücher zu diesem Thema geschrieben und Therapiematerial dazu entwickelt.

Im Kern geht es beim Non-Avoidance-Ansatz darum, dass das Kind einen lockeren, offenen Zugang zu seinem Stottern findet. Es geht nicht darum, das Stottern zu vermeiden, sondern darum, die verschiedenen Stotterarten genau kennenzuler-

nen und sie bewusst zu produzieren. Das Kind soll spüren, was im Körper je nach Stotterart passiert und wie sich das anfühlt und anhört. **Es soll dadurch einerseits die Angst vor dem Stottern verlieren und andererseits wahrnehmen und erfahren, dass man das Stottern verändern kann.**
Zudem geht es um die **Enttabuisierung des Stotterns**, indem man mit dem Kind über das Stottern spricht. Mithilfe verschiedener gezielter Spiele und Übungen nähert man sich mit dem Kind spielerisch dem Thema Stottern an. Gerade, wenn es um das Produzieren des Pseudostotterns geht, soll das gemeinsame Lachen und der Spaß am Stottern seinen Platz finden. Wenn das Kind das Pseudostottern „beherrscht", kommt das spontane, nicht extra produzierte Stottern des Kindes in den Fokus. Schrittweise werden die Eigenwahrnehmung und **das Umwandeln einer starken Stottersymptomatik in ein flüssiges Stottern geübt**. Um den Transfer in den Alltag zu festigen, werden auch sogenannte **In-vivo-Übungen** eingebaut. Das heißt, das Kind lernt in echten Kommunikationssituationen die eingeübten Strategien außerhalb des Therapiezimmers anzuwenden. Diese In-vivo-Übungen beinhalten zum Beispiel vorbereitete Telefonate, gemeinsames Einkaufen, einen zu haltenden Vortrag vor der Klasse sowie eine telefonische oder Live-Bestellung usw.

Je nach Alter des stotternden Kindes müssen die Inhalte der gezielten Stottertherapie angepasst werden. Bei Kindern, die einen lockeren Zugang zu ihrem Stottern haben, arbeite ich von Anfang an während eines Teils der Therapiestunde direkt am Stottern und zu einem anderen Teil über die heos-Therapie. Während der Handlungen können wir in echten kommunikativen Situationen das Gelernte immer wieder anwenden und in den Transfer bringen. Bei Kindern, die ein starkes Störungsbewusstsein zeigen, spreche ich das Thema Stottern zwar an, beginne mit der direkten Arbeit am Stottern aber erst, wenn ich über die heos-Therapie die nötigen Voraussetzungen dazu aufbauen konnte.

Der Beziehungsaufbau zum Kind hat am Anfang Priorität. Das Kind soll sich wohl und verstanden fühlen. Ich habe gute Erfahrungen damit gemacht, ein stotterndes Kind so früh wie möglich auf das Thema Stottern anzusprechen oder das Stottern in das Spiel oder in die Handlungen einzubeziehen, damit es von Anfang an kein Tabuthema zwischen uns ist. Das Kind merkt, dass wir darüber sprechen können, so wie über anderes auch. Bei jüngeren Kindern nutze ich dazu Handpuppen und Rollenspiele, in denen ich das Stottern in der Rolle der Handpuppe oder Spielfigur vormache. Bei älteren Kindern spreche ich das Thema Stottern direkt an.
Sobald unsere Beziehung stark genug ist, das Kind Neues von mir annimmt, auf der Handlungsebene locker mit neuen Herausforderungen umgehen kann und gewillt ist, Neues auszuprobieren, beginne ich mit der schrittweisen Arbeit am Stottern nach dem Non-Avoidance-Ansatz. Während dieser Phase nutze ich die

heos-Therapie, um die gelernten Strategien in einer natürlichen Kommunikationssituation zu festigen und dadurch den Transfer zu ermöglichen.

➲ **Einen Teig verändern oder zubereiten:**
Bei stotternden Kindern bieten sich dieselben konkreten Veränderungsmöglichkeiten eines fertigen Teiges oder dieselben Prozesse beim Teigmachen an, die ich bereits für die anderen Kapitel beschrieben habe. Zusätzlich zu diesen wahrnehmbaren Veränderungen und Handlungen nutze ich die Situationen konkret für verschiedene Stufen der direkten Arbeit am Stottern.

Für die Sensibilisierung:
Ich verabrede mit dem Kind, dass wir beide während des Handelns beim Sprechen immer wieder extra stottern. Wenn der andere dies wahrnimmt und bemerkt, erhält er/sie einen Punkt. Wenn nicht, erhält diejenige Person den Punkt, die gestottert hat.

Für das Üben der verschiedenen Stotterarten:
Wir geben einander Aufträge, oder wir ziehen Karten, um eine bestimmte Stotterart während einiger Minuten möglichst oft zu produzieren. Manche Kinder finden es auch lustig, wenn wir sagen können, wie oft die andere Person das Wort stottern muss oder wie viele Sekunden die Stotterblockade dauern soll.

Für den Alltagseinbezug:
Während des Handelns kann mit einem Kindergarten- oder Schulkind, das sich sprachlich-inhaltlich gut ausdrücken kann, über Situationen aus der Schule oder von zu Hause gesprochen werden. Das können beispielsweise Gespräche sein über das Ausgelacht-werden, wie sich das Kind bei Freizeitaktivitäten in der Gruppe fühlt, welche Situationen für das Kind schwierig sind und wie es darauf reagiert oder reagieren könnte. Dabei geht es nicht darum, dem Kind Ratschläge zu erteilen, sondern darum, gemeinsam zu überlegen, was ihm helfen könnte. Daraus könnte dann zum Beispiel eine Hausaufgabe entstehen, bei der das Kind diese Strategie mehrmals pro Woche anzuwenden versucht und mir danach mitteilt, ob es ihm geholfen hat oder nicht.

Ich machte die Erfahrung, dass den Kindern das Sprechen über schwierige Situationen einfacher fällt, wenn sie sich dabei mit etwas handelnd beschäftigen können, als wenn es nur ein Gespräch zwischen uns ist. Oft geht es darum, den richtigen Zeitpunkt zu finden, in dem sich das Kind auf solche Gespräche einlassen kann.

Grundsätzliche Gedanken zur heos-Therapie bei Kindern, die poltern
Kinder, die poltern, haben Schwierigkeiten, ihre Gedanken zu strukturieren, sie in einer sinnvollen Reihenfolge mitzuteilen und ihr Sprechtempo an die jeweiligen sprachlichen Anforderungen anzupassen. Sie sprechen zu schnell und verhaspeln sich oder „verschlucken" Wortendungen, manchmal auch ganze Satzteile. Ihnen fällt es schwer, ein Erlebnis strukturiert und mit den nötigen Informationen zu erzählen, sodass der Zuhörer nicht verstehen kann, was geschehen ist. Häufig beginnen sie einen Satz und formulieren ihn mehrmals um, was die Verständlichkeit der Aussagen zusätzlich erschwert.

Dieses hektische und impulsive Verhalten zeigt sich auch im Handeln. Immer wieder passieren diesen Kindern ungewollte Handlungsresultate, weil sie im Voraus nicht alle Faktoren beachten können. Sie kontrollieren zudem ihre Handlungen zu wenig, z. B., ob das Klebeband auch wirklich hält und gut angepresst ist oder ob die Länge eines abgesägten Stabes passt. Sie wirken unorganisiert und chaotisch und haben Mühe, ihre Ideen umzusetzen.

Kinder, die poltern, brauchen deshalb neben der gezielten Unterstützung auf sprachlicher Ebene vielfältige Strukturhilfen auf der Handlungsebene und das Einüben sinnvoller Arbeits-, Lern- und Kontrollstrategien. Sie müssen in all ihren exekutiven Funktionen gestärkt werden.
Die Therapieziele sehe ich bei diesen Kindern für die heos-Therapie deshalb in folgenden Bereichen:
- Verbesserung der Eigenwahrnehmung und Eigenkontrolle
- Verbesserung der Handlungsplanung sowie der Arbeitsplatz- und Handlungsorganisation → Strukturieren und Aufgliedern einer Idee in die einzelnen Handlungsschritte des Handlungsprozesses
- Versprachlichung der Handlungen in der korrekten Reihenfolge
- Einübung von Strategien, wie das Kind seine Gedanken besser ordnen und mitteilen kann → Verbesserung der Erzählfähigkeit
- Stärkung aller exekutiven Funktionen, insbesondere der Impulskontrolle

Wenn es gelingt, das Kind in diesen Entwicklungsbereichen zu unterstützen und sein Arbeitsverhalten zu verändern, hilft es ihm bei allen schulischen Anforderungen, insbesondere beim selbstständigen Erledigen von Arbeitsaufträgen und Aufgaben. Aber auch sprachlich wird es sich besser und verständlicher mitteilen können, wenn es sich mehr Struktur geben und sich besser kontrollieren kann. Neben der handlungs- und entwicklungsorientierten Arbeit wird es bei manchen Kindern sinnvoll und nötig sein, auch gezielt an ihren sprachlichen Fähigkeiten, insbesondere an der Eigenkontrolle ihres Sprechtempos sowie an ihrer Erzählfähigkeit zu arbeiten.

9.9 heos-Therapie bei Kindern mit einer Spracherwerbsstörung in ihrer Erstsprache und Deutsch als Zweitsprache (DaZ)

Bei Kindern mit DaZ verfolge ich dieselben Ziele wie bei Kindern mit Deutsch als Erstsprache, um die Sprachkompetenzen zu verbessern. Auch bei ihnen geht es um die Arbeit an den verschiedenen Entwicklungsbereichen und übergeordneten Kompetenzen, da alle vom Kind gesprochenen Sprachen betroffen sind.
Es geht nicht um eine vordergründige Korrektur von Fehlern. Je nachdem, wie lange ein Kind bereits Deutsch spricht und wie viel Kontakt es mit Deutsch hat, können die Kompetenzunterschiede zwischen den Sprachen groß sein. Deshalb gibt es zusätzliche Ziele, die mir bei Kindern mit DaZ besonders wichtig sind.

Entwicklungsprozesse, die ich beim Kind auslösen möchte:

- Hemmungen ablegen, Deutsch zu sprechen → die Kommunikation ist wichtiger als das Bilden korrekter deutscher Sätze
- Selbstvertrauen in die eigenen sprachlichen Fähigkeiten aufbauen
- bei Wortlücken Kompensationsstrategien anwenden → umschreiben, zeigen, Mimik und Gestik benutzen
- Erwerb und Anwendung sinnvoller Nachfragestrategien bei Missverständnissen und bei neuen, unbekannten Wörtern zur Verbesserung des Sprachverstehens und die Differenzierung des Wortschatzes

Meine Aufgabe als Logopädin und Strategien, die ich verfolge:

- dem Kind vermitteln, dass die Zwei- oder Mehrsprachigkeit eine Bereicherung und kein Mangel ist
- Interesse zeigen für seine Erstsprache und für die kulturellen Hintergründe des Kindes
- Metasprachliche Fähigkeiten unterstützen, Vergleiche ziehen zwischen den Sprachen → je nach Entwicklungs- und Lebensalter ist dies mehr oder weniger gut möglich
- Beratung und Aufklärung des Umfeldes

An einem meiner Arbeitsorte arbeite ich häufig mit Kindern, die Deutsch als Zweitsprache lernen und in ihrer Erstsprache eine Spracherwerbsstörung aufweisen. Ein Teil dieser Kinder kommt aus bildungsfernen Familien. Diese Kinder bekommen häufig wenig Anregungen im frühkindlichen Alter. Ihnen fehlen viele grundlegende Alltagserfahrungen und Handlungskompetenzen. Einige von ihnen konsumieren während mehrerer Stunden am Tag digitale Medien.
Neben der Aufklärung und Beratung der Eltern, was sich je nach Wohnumgebung, Arbeitsbelastung und Bildungsstand der Eltern als herausfordernd gestalten kann, setze ich auf die Arbeit mit dem Kind. Wenn das Kind das Bedürfnis entwickelt,

aktiv zu sein, neugierig wird und sich mit dem Angebot auseinandersetzt, das es zur Verfügung hat, dann passen sich die Eltern oft an.
Da ich keine dieser Familiensprachen spreche, muss ich mit dem Kind Deutsch reden. Als Schweizer Logopädin muss ich mich zudem entscheiden, ob ich besser Schweizerdeutsch oder Hochdeutsch mit dem Kind spreche. Das Entwicklungsalter des Kindes, sein Lebensalter und die Sprachen, mit denen das Kind im Alltag Kontakt hat, beeinflussen diesen Entscheid. Im Kindergarten meiner Schulgemeinde wird hauptsächlich Schweizerdeutsch gesprochen. Ab dem Schuleintritt wechselt die Unterrichtssprache auf Hochdeutsch. Für ein Kind, das noch einen großen Teil der Kindergartenzeit vor sich hat, macht es Sinn, den schweizerdeutschen Dialekt zu lernen. Bei einem Kind, das bald in die Schule wechselt, verwende ich die hochdeutsche Sprache. Es kommt auch vor, dass ich meine anfängliche Entscheidung andere, wenn ich merke, dass das Kind auf die andere Sprache besser reagiert und neue Wörter bzw. die Sprachstrukturen rascher aufnimmt. Das Artikelsystem und die Fallbildung sind z. B. in der hochdeutschen Sprache einfacher zu lernen als auf Schweizerdeutsch.

Bei Vorschulkindern, die auch in ihrer Erstsprache noch sehr wenig verstehen oder sprechen, verläuft die heos-Therapie gleich wie bei Kindern mit Deutsch als Erstsprache. Die Handlungen werden genutzt, um einen gemeinsamen Fokus zu haben, um in Interaktion zu treten und die Sprache gezielt und prägnant anzubieten (siehe Abschnitt 9.3). Der Entwicklungsverlauf ist vergleichbar. Meiner Erfahrung nach zeigen sich die Fortschritte immer in beiden Sprachen, wobei viele Kinder in ihrer Erstsprache raschere Fortschritte erzielen, da sie mehr Kontakt mit dieser Sprache haben. Das zeigt einmal mehr, dass es nicht darum geht, dem Kind Wörter beizubringen, sondern darum, dass ein Kind das Prinzip der Sprache als Kommunikationsmittel entdeckt und die Bedeutung der Sprachbegriffe sowie der Sprachstrukturen versteht. Dann kann es diese Erfahrungen auf ein anderes Sprachsystem übertragen.

Auch **bei älteren Kindern**, deren Kompetenzen in der Erstsprache besser sind als auf Deutsch, bewährt sich die heos-Therapie, weil wir uns über das gemeinsam Erlebte konkret verständigen können und die Situation das Verständnis unterstützt. Zudem kann sich das Kind über Gestik und Mimik oder Zeigegesten mit mir verständigen, obwohl ihm die Wörter fehlen. Ich mache immer wieder die Erfahrung, dass die Kinder neue Wörter, die sie während des Handlungsprozesses aufnehmen und in ihrer Bedeutung verstehen konnten, rascher und nachhaltiger in ihren aktiven Wortschatz aufnehmen als Wörter, denen sie in Situationen begegnen, in denen sie weniger eigenaktiv beteiligt sind.

Bei Kindern, die Deutsch als Zweitsprache lernen und denen bewusst ist, dass sie in der Erstsprache bessere Sprachkompetenzen haben, ist mir wichtig, **dass sie sich so rasch wie möglich trauen, Deutsch zu sprechen**. Sie sollen merken, dass es um das gegenseitige Verstehen und nicht um das korrekte Bilden von deutschen Sätzen geht. Da während der heos-Therapie für die Kinder die Handlung im Vordergrund steht, fällt es ihnen oft leichter, diese Zurückhaltung gegenüber der deutschen Sprache zu überwinden, vor allem, wenn sie sich wohlfühlen und emotional positiv an den Handlungen beteiligt sind.

Als weiteres zentrales Therapieziel bei Kindern mit Deutsch als Zweitsprache erachte ich das Monitoring des Sprachverstehens (MSV). Nur diejenigen Kinder, die bei Missverständnissen oder neuen, unbekannten Wörtern nachfragen und deren Bedeutung wissen wollen, sind wirklich aktiv im Deutscherwerb. Sie machen raschere Fortschritte als diejenigen Kinder, die solche Missverständnisse zu vertuschen versuchen, indem sie so tun, als ob sie mich nicht gehört hätten oder auf irgendeine Weise ablenken oder einfach mit „Ja" antworten. Bei manchen Kindern reicht bereits die Ermunterung zum Nachfragen aus, sobald sie Vertrauen zu mir haben und an den Handlungen interessiert sind. Bei anderen hat sich für mich der gezielte Aufbau von sinnvollen Nachfragestrategien bewährt. Das Buch „Sprachverstehen bei Kindern" von Claudia Hachul und Wilma Schönauer-Schneider zeigt differenziert auf, wie man dies in der Therapie umsetzen kann (vgl. HACHUL & SCHÖNAUER-SCHNEIDER 2012).

Nach meiner Erfahrung lohnt es sich deshalb, in einer ersten Therapiephase das Kind intensiv in seiner Persönlichkeitsentwicklung, in seinem Selbstvertrauen und in der Eigenaktivität zu unterstützen. Wenn sich das Kind traut, ohne Angst vor Fehlern, neue Herausforderungen anzunehmen, wird es auch sprachlich raschere Fortschritte machen, und zwar in allen Sprachen, nicht nur in Deutsch. Dies bestätigen mir die Eltern immer wieder.

Elternberatung:
Mir ist wichtig, den Eltern gegenüber Wertschätzung und Interesse an ihrer Sprache sowie an ihrer Kultur zu zeigen. Zudem interessiere ich mich für ihre Alltagsorganisation. So kann ich ihre Lebensumstände und die sprachliche Situation des Kindes besser verstehen. Je nach Bedarf bespreche ich die unten aufgelisteten Themen mit den Eltern und versuche zusammen mit ihnen zu überlegen, wie das Umfeld ihr Kind im Erwerb aller Sprachen unterstützen kann, die für das Kind relevant sind. Ich finde es wichtig, die Eltern für den Spracherwerb zu sensibilisieren. Ich möchte ihnen bewusst machen, wie viel sie ihrem Kind für den Aufbau eines vielfältigen Weltwissens sowie für die Entwicklung der Handlungs- und Sprachkompetenzen im Alltag mitgeben können. Sie müssen wissen, dass unser Schul-

system dieses Weltwissen sowie viele grundlegende Handlungskompetenzen und Erfahrungen mit unterschiedlichen Materialien voraussetzt und darauf aufbaut. Diese Vorkenntnisse und Erfahrungen sind deshalb nicht nur für die Entwicklung allgemein und als Grundlage für den Deutscherwerb wichtig, sondern auch für die Schulbildung ihres Kindes zentral.

Diese Aufklärungsarbeit und das Motivieren der Eltern, ihr Kind auf sinnvolle und entwicklungsfördernde Weise zu unterstützen, ist ein schrittweiser Prozess. Je nach Familiensituation ist mehr oder weniger möglich. Nur wenn die Eltern den Sinn darin einsehen, werden sie diesen Mehraufwand betreiben. Kommt hinzu, dass die Lebensumstände und die Rolle der Eltern, wie sie sie aus ihrer Kultur gewöhnt sind, hier bei uns vielleicht anders sind. Oftmals fehlen die gewohnten Familienstrukturen, z. B. die Großeltern oder die weitere Verwandtschaft, die in ihrer Kultur wichtige Aufgaben in der Erziehung und in der Unterstützung der kindlichen Entwicklung übernehmen. Die Eltern müssen deshalb ihre Rolle und ihre Aufgaben an die Lebensumstände und an das hiesige Bildungssystem anpassen. Uns muss bewusst sein, dass wir von den Eltern viel verlangen und dies kein einfacher Prozess ist, zumal sie verschiedene Kulturen miteinander verbinden und in Einklang bringen müssen. Dies hat viel mit der eigenen Identität zu tun. Eltern, die freiwillig in unseren Kulturkreis ziehen oder die bereits einen Teil oder die ganze Kindheit hier verbracht haben, fällt es wahrscheinlich leichter, beide Kulturen in Einklang zu bringen, als Eltern, deren Migration aufgrund von unhaltbaren Lebensumständen im Heimatland zustande kam. Ich gehe jedoch grundsätzlich davon aus, dass die Eltern ihr Kind unterstützen und ihm eine gute Zukunft bieten wollen. Je nach Wertevorstellung sehen sie andere Wege und Notwendigkeiten als ich. Mein Ziel ist es, den Eltern das nötige Wissen zu vermitteln und das Verstehen der Zusammenhänge zu ermöglichen, damit sie ihre Entscheidungen darauf aufbauend treffen können.

Bereits im Anamnesegespräch und auch während des Therapieverlaufs bespreche ich folgende Themen zur sprachlichen Situation des Kindes mit den Eltern und suche mit ihnen bei Bedarf nach Möglichkeiten, die Situation zu verbessern:
Wer kann/soll mit dem Kind in welcher Sprache sprechen? Oft zeichne ich dies in einem Mindmap auf, damit die Eltern sehen, wer das Kind je nach Sprache unterstützen kann.
Ich bestärke die Eltern, **die Familiensprache(n) und die eigene Kultur zu pflegen**. Dies ist ein wichtiger Teil für die Identifikation des Kindes in einem multikulturellen Umfeld. Idealerweise kann es eine positive Beziehung zu beiden bzw. allen Kulturen und Sprachen aufbauen, mit denen es sich in seinem Alltag auseinandersetzen muss. Zwischen den Sprachen sollte keine Konkurrenz entstehen. Im Idealfall bereichern sie sich gegenseitig.

Da das Kind in der Schweiz aufwächst und somit die Schulbildung in der deutschen Sprache absolviert, ist es für das Kind **von Vorteil, wenn es so früh wie möglich mit der deutschen Sprache in Kontakt kommt** und Gelegenheit hat, mit deutschsprachigen Kindern zu spielen. Ich mache die Eltern deshalb auf die verschiedenen Angebote für Kinder im Vorschulalter aufmerksam, die sie nutzen können.

Ich ermuntere die Eltern, das Kind nicht zu korrigieren oder die Wörter korrekt nachsprechen zu lassen, sondern über das Wiederholen der Aussage oder über das Nachfragen die Verständigung zu sichern (gilt für alle Sprachen). Es ist für die Sprachentwicklung viel wichtiger, dass sich das Kind trotz vieler Fehler mitzuteilen traut, statt zu schweigen, aus Angst, etwas falsch zu sagen.
Die **verschiedenen Sprachen** sollten, **wenn möglich, nicht vermischt werden.** Vielmehr sollte je nach Kontext oder Kommunikationspartner mit dem Kind in einer Sprache gesprochen werden. Das ist für manche Familien schwierig, weil sie es gewohnt sind, die Sprachen im Gespräch zu mischen. Wenn sie aber verstehen, warum ich ihnen dies rate, wird es ihnen vielleicht besser gelingen, die Sprachen zu trennen.

Ich ermuntere die Eltern, sich **Zeit zu nehmen für sprachfördernde, gemeinsame Erlebnisse.** Falls dies für die Eltern zeitlich schwierig ist, weil beide Eltern arbeiten, gibt es vielleicht Möglichkeiten für eine außerfamiliäre Betreuung. In diesem Bereich wird auf Gemeindeebene das Angebot fortlaufend ausgebaut. Viele Eltern kennen dieses Angebot jedoch nicht und müssen über die Möglichkeiten und eventuellen Kosten aufgeklärt werden.

Das **Thema digitale Medien** muss in manchen Familien ebenfalls klar angesprochen werden. Vielen Eltern ist nicht bewusst, welche negativen Auswirkungen übermäßiger Medienkonsum auf die Entwicklung ihres Kindes hat. Deshalb versuche ich, sie darüber aufzuklären. Viele Eltern denken, dass der Medienkonsum ihrem Kind hilft, Sprache zu lernen, weil in den Comics oder in den Games gesprochen wird. Ich sehe in meinem Arbeitsumfeld immer wieder Kinder, die mehr englische als deutsche Wörter aktiv benutzen, obwohl die Familiensprache nicht Englisch ist. Oftmals sind es Floskeln aus den Medien, die sie auf Englisch konsumieren. Über gezielte Fragen motiviere ich die Eltern, sich ihre eigenen Gedanken zum Medienkonsum ihres Kindes zu machen und einen bewussteren Umgang mit den Medien zu finden. Wenn Eltern offen für eine Veränderung sind und sich dafür interessieren, was sie tun können, gebe ich ihnen klare Hinweise, was das Kind im Moment braucht und wie sie den Alltag gestalten können. Dazu nachfolgend ein sehr eindrückliches Erlebnis mit der Familie eines 3;5-jährigen Mädchens, das ich vor einigen Monaten logopädisch abklärte.

Beispiel Lina (übermäßiger Medienkonsum)

Lina (3;5 Jahre) wurde mir vom Kinderarzt zur logopädischen Abklärung zugewiesen, weil sich die Eltern langsam Sorgen um den Spracherwerb ihres Kindes machten. In der Anmeldung stand, dass das Mädchen oft in einer eigenen Fantasiesprache spreche, die niemand verstehe. Die Muttersprache Serbisch beherrsche sie besser als die Vatersprache Deutsch, wobei sie in beiden Sprachen noch keine korrekten Hauptsätze bilde und erst einen eher kleinen aktiven Wortschatz erworben habe. Das Sprachverständnis sei auf Serbisch viel besser als auf Deutsch. Beide Eltern begleiteten ihr Kind zur Abklärung und schauten zu. Sehr auffällig erschien mir, wie Lina unseren Warteraum betrat. Ich war zu diesem Zeitpunkt in meinem Therapiezimmer, konnte aber durch die leicht geöffnete Türe zum Warteraum horen, was sich draußen abspielte. Die Tür ging auf und ich hörte, wie jemand in den Warteraum stampfte. In einer hohen Kinderstimme sprach jemand wie eine Comicfigur. Auf die Aufforderung der Mutter ging das Kind anscheinend nicht ein, da die Mutter immer wieder dasselbe wiederholte. Die Anwesenheit einer anderen Mutter, die mit dem Geschwister eines Therapiekindes meiner Arbeitskollegin ebenfalls wartete, schien Lina nicht zu stören. Sie lief im Warteraum umher und plapperte vor sich hin.

Ich begrüßte Lina und ihre Eltern zusammen mit meiner kleinen Nilpferd-Handpuppe Nili. Sofort leuchteten Linas Augen. Sie kam auf mich zu und wollte mir Nili aus der Hand nehmen. Nili versteckte sich erschreckt hinter meinem Rücken, was Lina kurz zu irritieren schien. Sie entdeckte aber hinter meinem Rücken die Spielsachen in meinem Zimmer. Sofort zwängte sie sich an mir vorbei ins Therapiezimmer und steuerte schnurstracks auf das Regal mit den Spielsachen zu.

Im Voraus hatte ich bereits Spielknete und eine Schüssel mit verschiedenen Utensilien für die Veränderung der Knete bereitgestellt. Ich lenkte Lina zu ihrem Stuhl und zeigte ihr die Knete, die sie interessiert entgegennahm. Sie ließ sich von mir helfen, die Knetedose zu öffnen. Den Eltern wies ich ihre Sitzplätze zu, setzte mich um die Ecke an den Tisch und beobachtete, was Lina mit der Knete machte.

Spontan zeigte Lina ein funktionales Spiel. Sie hämmerte mit den Fäusten auf die Knete, riss Stücke ab, knetete sie wieder zusammen und begann von vorne. Sie war für sich allein beschäftigt und bezog mich in ihre Handlung nicht mit ein. Ich stellte fest, dass sie von sich aus keine weiteren Handlungsmöglichkeiten ausprobierte. Ihr Handeln wirkte eher hektisch, aber ihr schien die Knete zu gefallen. Um zu verhindern, dass ihr dieselben Wiederholungen langweilig werden und sie weglaufen könnte, begann ich ebenfalls, meine Knete zu verändern. Ich drückte sie flach, rollte sie mit einem Spielnudelholz aus und stach mit kleinen Förmchen Kekse aus. Lina beobachtete mich und ahmte sofort alles nach.

Sobald wir einige Förmchen ausgestochen hatten, nahm ich Nili wieder zur Hand, öffnete seinen Mund und rief in der Rolle des Nili: „Hunger! Ich will essen!“ Dies verstand Lina sofort und legte Nili einen Knetekeks in den Mund. Dieser aß ihn genüsslich, mit vielen Schmatzgeräuschen. Freudig und wie mir schien erstaunt beobachtete Lina dieses Prozedere. Nachdem ich Nili die Knete unauffällig wieder aus dem Mund geholt hatte, sperrte ich seinen Mund wieder auf und rief: „Noch mehr, bitte!“ Sofort gab Lina ihm ein zweites Stück zu essen und beobachtete ihn wieder mit freudigem Gesichtsausdruck. Immer wieder schaute sie zu den Eltern, die ebenfalls alles beobachteten und ihr zunickten. Nach einigen Wiederholungen initiierte ich weitere Handlungen, z. B. dass der Nili Durst hatte, etwas malen und ein Buch anschauen wollte, Zähne putzen musste usw.

Ich nutzte diese Handlungen aus dem Abklärungsverfahren von Dr. Barbara Zollinger, um mir ein Bild von Linas Entwicklungsstand auf den verschiedenen Entwicklungsebenen machen zu können. Dabei fiel mir im Verlauf der Abklärung auf, dass Lina mit nur wenig Input und Struktur von meiner Seite ihr anfänglich hektisches, funktionales Spiel in ein gemeinsames Symbolspiel wandeln konnte. Wenn sie aktiv am Verändern war, wurde sie ruhig. Ihr Blick war fokussiert auf das aktuelle Geschehen und wanderte nicht mehr im Raum herum. Sie beobachtete mich ganz genau und konnte sofort alles nachahmen. Sogar das einhändige Schneiden mit der Schere gelang ihr nach einmaligem Vorzeigen. Das Klebeband konnte sie selbstständig abreißen, nachdem ich sie einmal geführt hatte. Und die Zeichnung konnte sie aufhängen, nachdem sie den ersten Kleber mitten aufs Blatt geklebt hatte. Sie beobachtete mich, wie ich den Klebstreifen auf die Nahtstelle klebte, und übernahm dies danach selbstständig. Für das Bilderbuch zeigte sie nur kurz Interesse, obwohl es ein Aufklappbuch war. Wenn sie mich auf Deutsch nicht verstand, übersetzte die Mutter meine Aussage ins Serbische. Oftmals konnte sie darauf die Handlung ausführen, was mir zeigte, dass ihre serbischen Sprachkompetenzen weiter entwickelt waren. Im Dialog mit der Mutter konnte ich feststellen, dass sie nicht nur Einzelwörter sprach. Die Mutter bestätigte mir, dass Lina Mehrwortsätze bilde, auf Deutsch jedoch nur einzelne Wörter sage. Einige Male konnte die Mutter aber ebenfalls gar nichts verstehen, wenn Lina handlungsbegleitend vor sich hin plapperte.

Während des Spiels mit Lina beobachtete ich, dass sich die Eltern immer wieder erstaunt und sichtlich erfreut anschauten. Auf meine Frage, wie sie die Situation beurteilen, antwortete die Mutter, dass sie sehr erstaunt sei, wie lange ihr Kind sich mit der Knete beschäftigen könne und wie sie mit der Schere und Klebeband hantiere, obwohl sie dies noch nie in ihrem Leben machen durfte!

Aus all diesen Beobachtungen wurde mir schnell klar, dass bei diesem Kind wahrscheinlich keine eigentliche Spracherwerbsstörung vorlag, sondern ein anderer Grund für dieses auffällige Verhalten vorhanden sein musste. Das Kind zeigte keinerlei motorische Schwierigkeiten. Im Gegenteil, Lina war feinmotorisch sehr geschickt. Zudem konnte sie alle von mir gemachten Handlungen sofort übernehmen, hatte ein gutes Situations- und Symbolverständnis und konnte lange und fokussiert dranbleiben, solange sie die Situation verstand und sich aktiv am Geschehen beteiligen konnte.

Mir kam deshalb ein Verdacht und ich fragte die Eltern direkt, wie viele Stunden Medien ihr Kind pro Tag konsumiere und welche Medien dies seien. Die Eltern schauten sich an und antworteten dann einstimmig, dass ihr Kind mehrere Stunden am Tag YouTube-Filme konsumiere (vor allem Tanzvideos) und gleichzeitig dazu tanze. Der Fernseher sei während des ganzen Tages eingeschaltet. Zusätzlich konsumiere Lina verschiedene Comics auf dem Handy der Eltern. Diese schaue sie gerne und lange.

Darauf folgte ein langes Gespräch mit der Mutter, während der Vater mit Lina weiterspielte.

Ich teilte ihr mit, welche Beobachtungen ich machte und welche Rückschlüsse ich daraus ziehe. Die Mutter hatte diese Situationen miterlebt und konnte somit verstehen, worauf ich meine Beobachtungen beziehe. Wichtig dabei war mir, aufzuzeigen, wie sich Lina anfangs verhielt und wie enorm sich ihr Verhalten änderte, sobald sie die Spielsituationen verstand und selbstständig die Knete verändern konnte. Ich erklärte der Mutter, dass ich Linas Auffassungsvermögen, ihre Aufmerksamkeitsspanne und ihre Lernfähigkeit als sehr gut beurteile. Wenn Lina eine echte Spracherwerbsstörung hätte, wären solche enormen Veränderungen im Spiel- und Aufmerksamkeitsverhalten während einer Abklärungsstunde nicht möglich. Zudem beschrieb ich der Mutter, dass Lina zu Beginn der Abklärung wie eine Comicfigur auf mich wirkte, die in der Welt herumrast und unverständlich plappert. Sie scheine Sprache oftmals als solch sinnloses Geplapper wahrzunehmen. Ich erklärte der Mutter, was ihr Kind jetzt braucht, um in der Sprache Fortschritte zu machen.

Die Mutter hörte mir sehr interessiert und aufmerksam zu und bestätigte meine Beobachtungen. Sie sagte mehrmals, sie hätte nie gedacht, welch großen Einfluss der hohe Medienkonsum auf die Entwicklung eines Kindes haben könne. Aber sie verstehe, was ich meine, und sie werde meine Empfehlungen umsetzen. Ihr sei die Entwicklung ihres Kindes wichtig. Aktuell sei sie im Krankenstand wegen einer Handverletzung und habe mehr Zeit für ihr Kind. Bis vor Kurzem arbeiteten beide Eltern zu 100 % und wechselten sich gegenseitig und mit der Großmutter mütterlicherseits in der Betreuung von Lina ab.

Wir vereinbarten, dass ich mehrere Kontrollen beantrage, um den Entwicklungsverlauf beobachten und meine Hypothesen verifizieren zu können. Den Termin für die erste Kontrolle im Abstand von drei Monaten machten wir gleich fest.

Drei Monate später kam Lina mit ihrer Mutter zur Kontrolle und ich erkannte dieses Kind nicht wieder. Beide kamen leise in den Warteraum. Meine Türe stand wieder einen Spalt offen. Ich konnte hören, dass die Mutter auf Serbisch Lina etwas sagte und diese die Aufträge anscheinend auch ausführte, weil ich immer wieder

einen bestätigenden Tonfall der Mutter feststellen konnte. Ich hörte, dass die beiden ein Gespräch miteinander führten, das ich jedoch nicht verstand.
Als ich die Türe zum Warteraum öffnete, saß Lina auf den Knien der Mutter. Gemeinsam schauten sie ein Bilderbuch an. Als Lina mich sah, hüpfte sie freudig vom Schoß der Mutter und stellte sich erwartungsvoll vor mich hin. Ich kniete mich zu ihr nieder und begrüßte sie zusammen mit Nili. Ihre Augen strahlten. Sie kam mit mir ins Therapiezimmer, setzte sich sofort an den Tisch und begann die bereitgestellte Knetedose zu öffnen und die Knete zu verändern. Die Mutter teilte mir mit, dass Lina noch genau wusste, wohin sie gehen würden, und sie sich auf das Spiel mit mir und mit Nili freute.
Im Verlauf der Kontrolle konnte ich erfreut feststellen, dass Lina alles, was sie während der Abklärung mit mir erlebt hatte, von sich aus im Spiel initiierte. Sie hatte anscheinend die Situationen verstanden. Sie war ruhig, fokussiert und leitete das Spiel. Sie sprach auf Deutsch bereits in Mehrwortsätzen und verstand meine Aufforderungen und Fragen. Es war ein richtiger Dialog mit ihr möglich. In ihrem ganzen Verhalten und in ihrer Ausstrahlung wirkte sie auf mich zufrieden und geerdet.
Nach einigen Minuten gemeinsamen Spiels schaute ich die Mutter verwundert an und teilte ihr mit, dass ich fast nicht glauben könne, welch große Fortschritte Lina in so kurzer Zeit gemacht hatte. Ich fragte sie, wie das möglich wurde.
Die Mutter nickte mit strahlendem Gesicht und antwortete mir: „Ja, wir haben alles gemacht, was Sie gesagt haben. Und es hat funktioniert. Ich hätte nie geglaubt, dass dies möglich ist."
Sie erzählte mir, dass sie noch am selben Tag den Fernseher ausgesteckt und im Kellerabteil verstaut hätten. Lina bekam von den Eltern absolutes Medienverbot. Sie versteckten das Tablet und ihre Handys, sodass Lina keinen Zugang mehr zu ihnen hatte und beides auch nicht mehr sehen konnte. Sie seien am nächsten Tag Knete kaufen gegangen, hätten im Brockenhaus[1] eine Puppenstube gefunden und hätten ihr auch Bastelmaterial gekauft. Die Mutter habe tagsüber viel mit Lina gespielt und gebastelt. Die Eltern bezogen Lina beim Kochen, beim Einkaufen und bei anderen Alltagshandlungen mit ein. Wenn sie zu Fuß unterwegs waren, sprachen sie mit Lina und machten sie auf Dinge aufmerksam, nahmen sich aber auch Zeit für Linas Beobachtungen. Beide Eltern freuten sich enorm über die Fortschritte und die Verhaltensänderung ihres Kindes und sahen, dass es sich lohnt, die Zeit mit ihrem Kind sinnvoll zu nutzen. Das motivierte sie zu mehr.
Die ersten zwei Wochen waren nach Aussagen der Mutter sehr schwierig. Lina habe oft geweint und geschrien, weil sie Comics schauen wollte. Das sei sehr anstrengend gewesen, aber die Mutter wollte es unbedingt durchziehen. Dass sie ei-

1 Mit „Brockenhaus" bezeichnet man in der Schweiz Gebrauchtwarenläden, in denen sich gebrauchte Alltagsgegenstände preiswert erwerben lassen.

nen so radikalen Schnitt vollzogen, geschah nicht aufgrund meiner Beratung. Dies war der Weg, den die Eltern wählten. Aus den Schilderungen der Mutter scheint mir, dass Lina einen regelrechten Entzug durchlebte. Danach brauchte sie die Medien nicht mehr, weil sie Alternativen kennengelernt hatte. In der Zwischenzeit darf sie nach Angaben der Mutter manchmal wieder einen Comic schauen. Aber sie habe gar nicht mehr so stark das Bedürfnis danach. Ihr mache es viel mehr Spaß, mit den Eltern oder mit der Großmutter zu spielen oder nach draußen zu gehen.

Dieses Beispiel ist zugegebenermaßen ein absoluter Idealfall, den ich in diesem Ausmaß bisher noch nie erlebt hatte. Trotzdem entschied ich mich, dieses Beispiel zu beschreiben. Es führt vor Augen, was möglich ist, wenn man die Eltern ins Boot holen kann, wenn sie die Zusammenhänge verstehen und wenn sie die Zeitressourcen und Energie haben, ihr eigenes Verhalten zu ändern.

Speziell bei fremdsprachigen Eltern, die aus einer anderen Kultur stammen und deren Schulsystem im Heimatland sich stark von unserem unterscheidet, ist mir wichtig, ein weiteres Thema zu besprechen. Ich erkläre den Eltern, warum ich ihnen die Logopädietherapie für ihr Kind empfehle. Sie müssen verstehen, dass es um die Unterstützung aller Sprachen des Kindes geht und kein Deutschunterricht ist. Manchmal sehen sie eine Gefahr für die zukünftige Beschulung ihres Kindes, wenn es bereits vor dem Kindergarteneintritt oder während des Kindergartens eine Therapie braucht. **Sie müssen aufgeklärt werden, dass diese Maßnahme die Entwicklungs- und Schulchancen ihres Kindes unterstützt und nicht die Schullaufbahn in einer Sonderschule vorbestimmt.**
Zudem erkläre ich den Eltern, warum ich mit ihrem Kind handeln werde und welche Ziele ich dabei verfolge. Sie haben oft keine oder andere Vorstellungen, was eine Logopädietherapie beinhaltet. Bisher waren die Eltern offen für die heos-Therapie, wenn sie den Sinn und Nutzen für ihr Kind einsahen und miterlebten, wie sich ihr Kind auf die Therapiestunden freute.

➲ **Einen Teig verändern oder zubereiten:**
Ich nutze diese Situationen bei Kindern mit Deutsch als Zweitsprache auf die gleiche Weise, wie ich es in den Unterkapiteln 9.2, 9.3 und 9.4 beschreibe. Ich füge deshalb kein neues, konkretes Beispiel an, möchte aber einige Aspekte aufgreifen, die mir bei Kindern mit DaZ besonders wichtig sind.

Je nach Entwicklungsstand in der Erstsprache und in der deutschen Sprache und je nach allgemeinem Entwicklungsstand und Alter des Kindes treten die einen oder anderen Therapieziele in den Vordergrund. Bei wenig Deutschkenntnissen ist der reduzierte, prägnante Sprachinput enorm wichtig. Das Kind soll vor allem die Situationen und die Bezüge verstehen und von Mal zu Mal neue Begriffe aufnehmen können, die häufig wiederholt werden. Mit der Zeit werden dadurch die semantischen Felder aufgebaut.

Viele Kinder aus anderen Kulturen haben wenig eigene Erfahrungen im Verändern von Lebensmitteln, weil sie zu Hause in solche Handlungen nicht eingebunden werden. Dies gilt für Jungen noch mehr als für Mädchen. Deshalb arbeite ich am Anfang mit diesen Kindern vor allem über Angebote, bei Bedarf über das Führen und über das Vormachen und Nachahmen, wenn sie die Handlungskompetenzen und den Umgang mit den Küchenutensilien erst lernen müssen. Sie sollen sich so rasch wie möglich sicher fühlen, einfach mal aufnehmen können und sich als selbstwirksam erleben. Gerade wenn das Verändern von Lebensmitteln für das Kind neu ist, lohnt es sich, über mehrere Stunden mit demselben Material ähnliche Handlungen und Abläufe zu machen. So ist ihnen von Mal zu Mal ein größerer Teil der Stunde bekannt und sie haben Kapazität, Neues aufzunehmen. Der ritualisierte Stundenverlauf (Schürze anziehen, Hände waschen, das mitgebrachte Lebensmittel verändern, andere Zutaten hinzufügen, eventuell kochen oder backen, in ein Gefäß füllen bzw. für zu Hause einpacken, aufräumen, wenn noch Zeit vorhanden ist, die erlebten Handlungen versprachlichen) hilft ihnen zusätzlich, sich zu orientieren.

Je nach kulturellem Hintergrund braucht es eine kurze Aufklärung der Eltern über meine Ziele und Gründe, insbesondere wenn ich mit ihrem Jungen in der Küche arbeiten möchte. Wenn ich spüre, dass sie es nicht gerne sehen, wenn ihr Junge „kocht“ und „backt“, spreche ich sie darauf an und frage nach, was für sie komisch oder unangenehm ist. Einmal berichtete mir ein albanischer Vater im Elterngespräch, dass es für ihn kein Problem sei, wenn ich mit seinem Jungen mit Früchten oder Gemüsen arbeite. Er möge es aber nicht, wenn ich mit seinem Sohn backe. Auf meine Frage, was ihn daran störe, sagte er, er wolle nicht auch noch backen lernen. Nachdem seine Frau ihm versicherte, dass dies nichts mit ihm zu tun habe und niemand von ihm erwarte, dass er backen lerne, war das Thema für ihn erledigt. Dieses Beispiel machte mir eindrücklich bewusst, dass es sich lohnt, Interesse für die Bedürfnisse der Eltern zu zeigen und das Gespräch zu suchen, insbesondere wenn ich das Gefühl habe, dass die Eltern einen Widerstand gegenüber den Therapieinhalten haben. Ich möchte nicht, dass das Kind in einen Loyalitätskonflikt zwischen mir und den Eltern gerät.

10 heos-Therapie bei Kindern mit einer Spracherwerbsstörung in Kombination mit zusätzlichen Beeinträchtigungen

Im Kapitel 9 beschreibe ich, wie die heos-Therapie bei verschiedenen Störungsbildern genutzt werden kann. Dabei gehe ich von Kindern aus, die neben der Spracherwerbsstörung keine schweren Beeinträchtigungen aufweisen und deshalb die Regelschule besuchen können.

Es gibt aber viele Kinder, die eine Mehrfachbeeinträchtigung haben. Diese kann schwerpunktmäßig im kognitiven, im motorischen, im pragmatisch-kommunikativen oder im emotional-psychischen Bereich, in der Sinnesaufnahme oder in der Wahrnehmungsverarbeitung liegen. Der Schweregrad der Beeinträchtigung ist bei jedem Kind anders und unterschiedliche Kombinationen der beeinträchtigten Entwicklungsbereiche sind möglich.

Mehrfachbeeinträchtigungen haben meist einen erschwerten Spracherwerb zur Folge. Deshalb müssen wir Logopädinnen diese Kinder besonders im Fokus haben. Es geht jeweils darum, zu überlegen, welche Maßnahme und therapeutische Unterstützung zum aktuellen Zeitpunkt in der Lebensgeschichte des Kindes hilfreich sein kann. Die Aufgaben der verschiedenen Fachpersonen müssen in der interdisziplinären Zusammenarbeit geklärt werden. Zudem nimmt die Zusammenarbeit mit den Eltern und ihre Beratung bei diesen Kindern einen enorm wichtigen Platz ein.

Es ist schwierig, allgemeingültige Aussagen zu machen. Die Therapieziele und Schwerpunkte müssen bei Kindern mit Mehrfachbeeinträchtigungen sehr genau an den jeweiligen Entwicklungsstand und an ihr Entwicklungspotenzial angepasst werden, damit sie nicht überfordert sind.

Ich persönlich habe wenig Erfahrung mit Kindern, die eine schwere Mehrfachbeeinträchtigung aufweisen. Einzig im Vorschulbereich waren mehrere Kinder, die später die Diagnose Autismus-Spektrums-Störung erhielten, und lediglich zwei Kinder mit Downsyndrom bei mir in Therapie. Ab ihrem schulpflichtigen Alter, d. h. mit ca. 4 Jahren, wurden sie in den heilpädagogischen Kindergarten der Region eingeschult und von einer anderen Logopädin weiterbetreut. Deshalb tauschte ich mich mit Kolleginnen aus, die im Sonderschulbereich arbeiten und viel Erfahrung mit mehrfachbeeinträchtigten Kindern haben. Sie alle nutzen die heos-Therapie mit diesen Kindern. **Meine folgenden Ausführungen sind eine Zusammenfassung dieses Fachaustausches.** Dabei geht es mir um Grundsätzliches und um Prinzipien, die für die logopädische Arbeit im Sinne der heos-Therapie zu bedenken sind. Zur Arbeit mit Kindern mit einer kognitiven Einschränkung, zum Thema der Autismus-

Spektrums-Störung und zu motorischen Beeinträchtigungen ergänze ich weitere Aspekte, die hilfreich sein können.

▶ Grundsätzliche Überlegungen

Logopädinnen können mit ihrem logopädischen Angebot einen wichtigen, ergänzenden Teil zur Entwicklung der Kinder beitragen, sind jedoch auf die Zusammenarbeit und Absprachen mit allen Beteiligten angewiesen, um das Kind ganzheitlich zu begleiten.

Der logopädische Auftrag kann variieren, je nach Entwicklungsstand und beeinträchtigten Entwicklungsbereichen. Bei allen Kindern gilt jedoch als erstes Ziel, ihre kommunikativen Fähigkeiten zu verbessern. Für jeden Menschen ist zentral, sich auf irgendeine Weise mitteilen zu können und das Geschehen um sich herum so gut wie möglich zu verstehen. Die verwendeten Kommunikationsmittel und -strategien sind individuell anzupassen. Wichtig dabei ist jedoch, dass alle Beteiligten dieselben Kommunikationsmittel anwenden und deshalb in den Prozess des Suchens nach einem gemeinsamen Weg miteinbezogen werden. Somit sind die logopädischen Maßnahmen nicht nur dem Auffassungsvermögen des Kindes, sondern auch den Gegebenheiten und den Möglichkeiten des Umfeldes anzupassen.

Der Erfolg der logopädischen Interventionen misst sich an der Beantwortung der beiden folgenden Fragen:

- Inwieweit kann das Kind die in der Logopädie erworbenen Fähigkeiten im Alltag umsetzen und dort selbstständig anwenden?
- Inwieweit verändert sich das Kommunikationsverhalten des Umfeldes im Umgang mit dem Kind hin zu einem adäquateren und verständnissichernden Verhalten?

Die Schwerpunkte der Logopädietherapie können in unterschiedlichen Bereichen liegen. Erste Priorität haben, wie bereits erwähnt, die pragmatisch-kommunikativen Fähigkeiten, das Sprachverstehen und der Aufbau eines Wortschatzes. Wenn das Kind lautsprachlich kommunizieren kann, können weitere Schwerpunkte in der Stimmgebung, in der Verbesserung der Aussprache oder in der Satzbildung liegen. Die Logopädin kann mit ihrem Fachwissen einen wichtigen Beitrag zur Verbesserung der Sprachfähigkeit auf allen Ebenen leisten.
Die Prinzipien der heos-Therapie sind auch bei Kindern mit einer Mehrfachbeeinträchtigung anwendbar. Sie können jedoch nicht eins-zu-eins übernommen werden. Einerseits kann nicht das Gleiche erwartet werden, weil die Entwicklungsprozesse oft kleinschrittiger sind. Umso wichtiger sind das Wahrnehmen kleiner Veränderungen und die Wertschätzung solcher Fortschritte. Andererseits ist der

Unterschied zwischen dem Lebens- und Entwicklungsalter meistens viel größer als bei einem Kind mit einer Spracherwerbsstörung ohne weitere schwere Beeinträchtigungen. Diese Lebenserfahrungen müssen berücksichtigt und das Handlungs- und Materialangebot daran angepasst werden. Das sechsstufige Entwicklungsraster aus Kapitel 5 und das heos-Modell aus Kapitel 7 können somit nur als Orientierungshilfe herangezogen werden.

Die heos-Therapie eignet sich sehr gut, um diagnostische Informationen in den verschiedenen Entwicklungsbereichen zu erhalten. Insbesondere für Kinder, bei denen die Durchführung von normierten Testverfahren schwierig ist, ist die handlungs- und entwicklungsorientierte Arbeit mit dem Kind ein möglicher Weg, um diagnostische Aussagen machen zu können. **Die richtige Einschätzung des bereits erreichten Entwicklungsstandes sowie des Entwicklungspotenzials ist ausschlaggebend für die Lernfortschritte in einer Therapie.** Im Verlauf der Handlungsprozesse und im Verlauf von mehreren Therapiestunden kann nicht nur der aktuelle Entwicklungsstand erfasst werden. Die Beobachtungen, wie das Kind konkrete Erfahrungen aufnehmen, nachahmen und verinnerlichen kann, zeigen das Auffassungsvermögen des Kindes. In der Fähigkeit, diese Erfahrungen und Kompetenzen kreativ auf neue Situationen anzupassen, zeigt sich das Entwicklungspotenzial. Wir müssen wissen, wie viele Informationen (taktil, visuell, auditiv, intermodal), in welcher Qualität und auf welchem Entwicklungslevel das Kind braucht, um von unserem therapeutischen Angebot so viel wie möglich profitieren zu können.

Ein Zitat von Martin Buber verdeutlicht sehr treffend, von welchem Grundsatz sich Logopädinnen während ihrer therapeutischen Interventionen leiten lassen sollen: „Die Grundlage menschlichen Zusammenlebens ist eine zweifache und doch eine einzige – der Wunsch eines jeden Menschen als das bestätigt zu werden, was er ist oder sogar als das, was er werden kann."

▶ **Prinzipien für die logopädische Arbeit**

- Auch Kinder mit einer Mehrfachbeeinträchtigung lernen auf Basis der Interaktion und Kommunikation.
- Das Handlungsangebot und der Sprachinput müssen sehr genau an den aktuellen Entwicklungsstand und an das Entwicklungspotenzial angepasst werden, um einerseits einer Über- oder Unterforderung vorzubeugen und andererseits dem Kind zu ermöglichen, die aufgenommenen Informationen mit seinen bisherigen Erfahrungen zu vernetzen, zu integrieren und kreativ weiterzuverarbeiten. Deshalb sind eine differenzierte Nachbereitung und Reflexion über das Geschehen und die Entwicklungsprozesse zentral, um das therapeutische Verhalten und Angebot stetig und gezielt anpassen zu können.

- Das Handeln mit konkretem Material und mit seinen Veränderungsmöglichkeiten hilft dem Kind, eigene Erfahrungen zu sammeln und die Kompetenzen in allen Entwicklungsbereichen zu erweitern.
- Je nach Entwicklungspotenzial benötigt das Kind viele Wiederholungen, um die jeweilige Situation und Handlung zu verstehen und seine Handlungskompetenzen zu erweitern. Das Kind soll das Prinzip erfassen können, das hinter einer Handlung steckt. Damit dies gelingen kann und das Kind sein Verhalten adaptiert und nicht bloß etwas Antrainiertes reproduziert, sind kleinste Variationen nötig.
- Das Tempo muss der Wahrnehmungsverarbeitung des Kindes angepasst werden.
- Die Aufmerksamkeitsspanne des Kindes muss genau beobachtet und berücksichtigt werden. Das Kind muss wach sein, um das, was es im Moment erlebt, wahrnehmen und verarbeiten zu können. Wenn es ermüdet, kann darauf mit einem Wechsel der Handlung oder mit einer Pause reagiert werden.

10.1 heos-Therapie zur Unterstützung von Kindern mit einer kognitiven Einschränkung

Alle Kinder mit einer kognitiven Einschränkung zeigen Schwierigkeiten im Aufbau von Vorstellungen und somit im semantisch-lexikalischen Bereich. Ihre Abstraktionsfähigkeit, das logische Denken und die kognitive Flexibilität sind eingeschränkt. Damit einhergehend sind auch ihre mathematischen Fähigkeiten sowie die Entwicklung kreativer, eigener Strategien und Lösungswege bei neuen Problemstellungen begrenzt.

Es geht deshalb darum, ihr Potenzial voll auszuschöpfen und Einschränkungen, wo es möglich ist, zu kompensieren. Mit der heos-Therapie können diese Entwicklungsprozesse unterstützt werden.

Entwicklungsprozesse, die ich beim Kind auslösen möchte:

- nonverbale Kommunikationsmöglichkeiten erweitern
- Sprache als Kommunikationsmittel entdecken
- Erfahrungen mit Materialien erweitern, Explorationsvarianten kennenlernen → Handlungskompetenzen erlernen
- ins Denken kommen → weg vom Nachahmen und Reproduzieren hin zum eigenaktiven Handeln

Meine Aufgabe als Logopädin und Strategien, die ich verfolge:

- einfache Handlungen mit großen Veränderungen anbieten, die mit verschiedenen Sinnen gut wahrnehmbar sind, damit sich das Kind als selbstwirksam erfahren kann:

  - Neugierde wecken, Staunen lernen
  - Bedürfnis wecken, eigenaktiv zu sein
  - Situationsverständnis aufbauen, wenn möglich Bezüge herstellen können
  - vom Greifen zum Begreifen kommen
  - alle Sinne einbeziehen
- ganzheitliches, lustbetontes Lernen ermöglichen
- Wiederholungen mit kleinsten Variationen anbieten
- konkrete Situationen als Kommunikationsanlass nutzen
- nonverbale Kommunikation ausbauen
- gezielten, der Entwicklung angepassten Sprachinput geben. Sprache erst dazunehmen, wenn die Handlungssituation bereits etwas vertraut ist. Erst dann hat das Kind Kapazität, den Sprachinput aufzunehmen.
- bei Bedarf das Kind in der Ausführung der Handlungen durch das Führen unterstützen und dadurch einen neuen Input ermöglichen
- bei Bedarf Einbezug von und Suche nach geeigneten Kompensations- und Strukturmöglichkeiten (z. B. sprachbegleitende Gebärden, Systeme für die unterstützte Kommunikation, Bilder, Fotos, Piktogramme usw.)
- enge Zusammenarbeit mit allen Fachpersonen und den Bezugspersonen des Kindes

Die heos-Therapie bietet über die konkreten Handlungen den Vorteil, dass die häufigen Wiederholungen auf vielfältige Weise leicht variiert werden können, beispielsweise indem das Material oder die Veränderungsutensilien bzw. Werkzeuge gewechselt werden (gleiche Handlung mit unterschiedlichem Material oder leicht variierte Handlungen mit demselben Material). Dadurch wird es dem Kind nicht langweilig und seine Aufmerksamkeit kann immer wieder geholt werden. Aber auch für uns Therapeutinnen bleibt diese Auseinandersetzung dann interessant, obwohl wir dem Kind immer wieder Ähnliches anbieten. Während der Handlungsprozesse kann Unvorhergesehenes oder Spannendes entstehen. Dies hilft dem Kind und der Therapeutin, über einen längeren Zeitraum am selben Thema dranzubleiben. Das Angebot ähnlicher Handlungen und Materialien über mehr als eine Therapielektion hat darüber hinaus zum Ziel, dem Kind die Wiederholung derselben Inhalte zu ermöglichen. Wenn es zu dieser verzögerten Nachahmung mit Variationen fähig ist, zeigt es, dass es die Situation verstanden hat und die gemachten Erfahrungen adaptieren kann. Über den gemeinsamen Fokus und das gemeinsam Erlebte mit dem Kind kann eine Interaktion und Kommunikation entstehen und aufgebaut werden. Zudem kann das Kind im Rahmen seiner Möglichkeiten seine Handlungskompetenzen erweitern und einen größtmöglichen Grad an Selbstständigkeit erlangen.

10.2 heos-Therapie zur Unterstützung von Kindern mit einer Autismus-Spektrums-Störung (ASS)

Alle Kinder mit ASS zeigen eine Störung in der Kommunikation, in der Pragmatik und in der Wahrnehmung. Deshalb liegt die Aufgabe der Logopädin vor allem in diesen Bereichen. Je nach kognitivem Potenzial des Kindes und je nachdem, ob es noch weitere Einschränkungen in anderen Entwicklungsbereichen hat, müssen die nachfolgenden Therapieziele angepasst werden. Wenn sich im Verlauf der Therapie zeigt, dass ein Entwicklungsschritt für das Kind (im Moment) nicht möglich ist, muss nach Kompensationsmöglichkeiten gesucht werden, wie es trotzdem gelingen kann, die Verständigungsmöglichkeiten des Kindes zu erweitern.

Entwicklungsprozesse, die ich beim Kind auslösen möchte:

- gegenseitige Nachahmung
- mit der Handlung etwas verändern, das Handlungsresultat wahrnehmen und sich dadurch als selbstwirksam erleben können
- nicht nur nehmen, sondern auch einen Gegenstand geben oder tauschen können
- neugierig werden für Neues (neue Situationen, neue Handlungen, neue Strategien)
- nonverbale und verbale Kommunikationsmöglichkeiten entdecken und anwenden
- das Bedürfnis entwickeln, sich mitteilen zu wollen
- klare Grenzen bzw. ein Nein akzeptieren können

Meine Aufgabe als Logopädin und Strategien, die ich verfolge:

- eine Beziehung aufbauen
- feinfühlig versuchen, in Interaktion mit dem Kind zu treten und einen gemeinsamen Fokus zu finden
- wenn möglich, den triangulären Blickkontakt immer wieder provozieren und aufzubauen versuchen
- nonverbale Kommunikation über Gestik und Mimik aufbauen, wenn möglich auch sprachliche Kommunikation aufbauen
- eventuelle stereotype Handlungsabläufe übernehmen und leicht variieren → Handlungen des Kindes spiegeln, damit es sein eigenes Handeln und Verhalten besser erkennen kann
- Angebot neuer, veränderbarer Materialien, mit denen das Kind bisher wenig Erfahrungen sammelte (z. B. Sand, Schachteln, Röhren, Papier, Lebensmittel) und die keine gewohnten Handlungsmuster beim Kind hervorrufen. Wenn sich das Kind auf die Arbeit mit diesen Materialien einlässt, können neue Angebote und Veränderungsmöglichkeiten das Interesse des Kindes wecken.

- intensiven Austausch mit den Bezugspersonen und anderen Fachpersonen pflegen, die mit dem Kind arbeiten, um einen gemeinsamen Weg zu finden, wie mit dem Kind interagiert und kommuniziert werden kann

Das gezielte und schrittweise Vorgehen, wie ich es im Kapitel 5 für die verschiedenen Entwicklungsstufen beschreibe, bewährte sich auch bei meinen bisherigen Therapiekindern mit ASS. Sie alle hatten jedoch ein gutes kognitives Entwicklungspotenzial und zeigten keine motorischen Schwierigkeiten. **Dies muss bei meinen folgenden Ausführungen immer mitberücksichtigt werden.**

Die Kontaktaufnahme über das veränderbare Material ermöglichte uns einen gemeinsamen Fokus. Bei einigen Kindern dauerte es mehrere Wochen, bis ich das geeignete Material fand, auf welches das Kind ansprach und sich darauf einließ. Es gab immer wieder Angebote von mir, die ins Leere liefen und von den Kindern abgelehnt wurden. Ich stellte aber bei allen Kindern mit ASS fest, dass der Aufbau eines gemeinsamen Fokus und einer Interaktion einfacher möglich war, wenn ich den Kindern ein anderes Material anbot, als sie selbstständig gewählt hätten. Sobald sie sich mit ihren bekannten Spielsachen beschäftigten, war es für mich kaum möglich, mich in die Handlung einzubringen, weil sie festgelegte Rituale hatten, die nicht verändert werden durften. Sie empfanden dies anscheinend als Einmischung oder Störung und lehnten meine Handlungen und Variationen ab. Eines der Kinder wechselte anfangs jeweils sofort das Spielzeug oder lief weg, sobald ich mich ihm nur näherte.

Bei allen gelang der Schritt in die Interaktion über ein Material, das bei ihnen nicht schon vorgefertigte Handlungsabläufe wachrief. Die einen ließen sich beim Spiel mit Sand (Behälterspiele, wie in Kapitel 5 beschrieben) erstmals auf eine echte Interaktion mit mir ein und begannen, meine Handlungen zu beobachten und mich mit der Zeit nachzuahmen. Bei anderen gelang dies durch das Verändern von Teig, einer Frucht oder beim Spiel mit Wasser, Schachteln oder langen Kartonröhren.

Ein Erlebnis mit einem Vorschulkind mit ASS schildere ich ausführlicher, um einen Einblick in die konkrete Umsetzung zu geben. Das Beispiel zeigt, wie ich mit dem Kind in eine Interaktion trat und wie der Junge auf mich reagierte. Zudem verdeutlicht es, wie dieselbe Situation immer wieder leicht variiert werden kann, wenn und solange das Interesse des Kindes vorhanden ist. Es wird aber auch klar, dass ein genügend gutes kognitives Potenzial vorhanden sein muss, damit das Kind diese Veränderungen wahrnehmen und erweitern kann.

Beispiel Beat (Kartonröhren und Holzleisten)
Der dreijährige Beat entdeckte in der Ecke unseres Werkraums lange Kartonröhren und Holzleisten und begann, diese ineinander zu stellen oder die Leisten durch eine senkrecht aufgestellte Kartonröhre auf den Boden fallen zu lassen.
Da der Aufprall der Holzleisten auf dem Boden sehr laut war, reagierte ich sofort darauf. Ich hielt mir die Ohren zu, verzog meine Gesichtszüge zu einer Unmut äußernden Grimasse und rief laut: „Aua". Diese Situation fand Beat anscheinend interessant. Er wiederholte dieselbe Handlung mehrmals. Ich durfte ihm helfen, auf den Schemel zu klettern, damit er groß genug war, und er ließ zu, dass ich die Kartonröhre hielt, während er die Holzleiste oben in die Öffnung steckte. Dadurch entstand eine Interaktion zwischen uns. Gleichzeitig zeigte Beat in dieser Handlungssituation erstmals den triangulären Blickkontakt. Er schaute mich jeweils mit einem erwartungsvollen Gesichtsausdruck kurz an, bevor er die Holzleiste losließ. Sofort hielt ich wieder meine Ohren zu, verzog meine Gesichtszüge und rief: „Nein, bitte nicht!" Freudig ließ er dann die Leiste los, die durch die Röhre auf dem Boden aufprallte, und musste laut lachen, wenn ich wieder „Aua" rief. Dieser mehrmalige Wechsel zwischen der Handlung und dem kurzen Blickkontakt ermöglichte zum ersten Mal eine echte Kommunikation zwischen uns. Beat variierte die Kombinationen der Röhren und Leisten von sich aus (kurze Leiste durch breite Röhre, lange Leiste durch kurze oder lange Röhre, schmale Kartonröhre durch breite Kartonröhre usw.), nahm aber auch Variationen von mir auf. Immer wieder musste er lachen, wenn ich auf den Lärm reagierte. Aber er schaute mich auch an, als sich ein anderes Handlungsresultat ergab. Beispielsweise war das Geräusch des Aufpralls einer schmalen Kartonröhre, die er durch eine breite Kartonröhre fallen ließ, leiser und ganz anders als bei den Holzleisten. Ich schaute ihn erstaunt an, schüttelte leicht den Kopf und sagte: „Nicht Aua!" Oder er schaute mich an und beobachtete, wie ich reagiere, als eine Holzleiste so stark auf dem Boden aufprallte, dass sie zurückschnellte und kurz über dem oberen Rand der Kartonröhre sichtbar war, bevor sie ein zweites Mal auf den Boden traf. Nachdem dies ein erstes Mal passiert war, versuchte er dieses Handlungsresultat mehrmals zu wiederholen. Wenn die Holzleiste wieder über den oberen Rand der Kartonröhre emporschnellte, schaute er mich kurz mit freudigem Blick an. Wenn sie nicht sichtbar wurde, war sein Blick anders. Ich reagierte auf seinen Blick jeweils mit einem erstaunten oder freudigen Blick und nickte oder schüttelte meinen Kopf, je nachdem, welches Handlungsresultat seine Handlung erzeugte.
So waren wir über den gemeinsamen Fokus und über die variierenden Handlungsresultate, die Beat wahrnahm, für eine halbe Stunde in einer intensiven Interaktion und Kommunikation. Am Schluss der Therapiestunde war er nass geschwitzt. Nach Angaben der Mutter schlief er bereits auf dem Nachhauseweg ein und erwachte erst am Abend wieder. In den folgenden Therapiestunden ergaben sich

immer wieder kurze Momente, in denen wir über einen gemeinsamen Fokus in Interaktion und Kommunikation treten konnten. Diese Sequenzen waren jedoch oft kürzer als im beschriebenen Beispiel. Dennoch konnte er über die vielen Wiederholungen und immer wieder auftretenden Momente, in denen wir einen gemeinsamen Fokus hatten, die Bedeutung einiger Sprachbegriffe verstehen lernen. Er begann diese zu wiederholen. Einige Monate später hatte er die kommunikative Funktion der Sprache entdeckt und nutzte seine sprachlichen Fähigkeiten, sich mitzuteilen. Rückblickend bin ich überzeugt, dass dieses intensive gemeinsame Erlebnis mit den Kartonröhren die Initialzündung für den weiteren positiven Entwicklungsverlauf war.

Eine solche Situation kann man nicht planen. Sie kann aber entstehen, wenn wir dem Kind Material anbieten, das vielfältige und einfache Veränderungen zulässt, oder wenn wir ihm einfache, gut wahrnehmbare Handlungen vormachen. Wichtig ist, dass ich als Therapeutin sehr genau die Reaktionen des Kindes beobachte und wahrzunehmen versuche, wofür es sich interessiert. Das nehme ich auf und gebe dem Kind Raum für Wiederholungen. Ich zeige ihm mein Interesse, meine Freude, mein Erstaunen oder – wie im erwähnten Beispiel – mein Unbehagen in übertriebenem Ausmaß, sodass eher die Chance besteht, dass das Kind mich wahrnimmt. Ich helfe ihm bei der Umsetzung der Handlungen als „Hilfs-ich", indem ich etwas für das Kind halte oder das Kind führe, wenn es dies akzeptiert. Oder ich beteilige mich an der Umsetzung der Handlung, indem ich die Gegenstände oder den Körper des Kindes stabilisiere, damit es die Handlung ausführen kann. Bei einigen der Kinder mit ASS konnte ich genau über diese Situation, als sie meinen Körper oder meine Hände als Unterstützung für ihre Handlung nutzten, in Interaktion treten und einen gemeinsamen Fokus aufbauen.

Der Aufbau eines gemeinsamen Fokus war bei allen meinen Therapiekindern mit ASS die Initialzündung für die weiteren Entwicklungsschritte. Auch wenn über mehrere Wochen jeweils nur wenige kurze Momente in einer echten Interaktion mit gemeinsamem Fokus stattfanden, stellte ich fest, dass genau diese kurzen Momente wertvoll waren und eine Entwicklung und Veränderung ermöglichten. Den weitaus größeren Teil der Therapielektionen handelten wir parallel nebeneinander mit demselben Material. Eines meiner Therapiekinder ahmte mich während mehrerer Wochen nie direkt nach. Er beobachtete mich aber und wiederholte dieselbe Handlung oft eine oder zwei Wochen später. Er entschied jeweils, wann der Zeitpunkt gekommen war, etwas Gesehenes selbst auszuprobieren. Dies ist ein weiterer Grund, warum sich die Wiederholungen und das mehrmalige Anbieten von Handlungsmöglichkeiten lohnen. **Wenn ein Kind etwas nicht aufnimmt oder**

nicht darauf reagiert, heißt dies noch lange nicht, dass es sich nicht dafür interessiert.

Neben der Fähigkeit, Handlungen von mir nachzuahmen, war bei meinen bisherigen Therapiekindern mit ASS ein **weiterer Entwicklungsschritt von zentraler Bedeutung, um die Sprache zu entdecken**. Ich konnte bei allen beobachten, dass sie erst dann in eine echte Interaktion mit mir traten, wenn sie fähig waren, **einen Gegenstand mit mir zu teilen**. Alle konnten mir von Anfang an Gegenstände aus der Hand nehmen und sich im Zimmer selbstständig mit Spielzeugen oder Material bedienen, das sie in dem Moment interessant fanden. Alle brauchten aber mehrere Monate wöchentlicher Therapie, bis sie fähig waren, mir einen Gegenstand zu geben oder ihn mit mir zu teilen bzw. abwechselnd damit zu handeln. Bevor dies nicht möglich war, benutzten sie ihre sprachlichen Äußerungen nicht kommunikativ, um damit etwas zu erreichen, sondern ahmten Wörter echolalisch nach.

Dieses Teilen oder abwechselnde Handeln mit demselben Gegenstand initiierte ich immer wieder vorsichtig und in gemäßigtem Rahmen. Solche Initiativen meinerseits lösten beim Kind manchmal echte Krisen mit Weinen, Schreien und Toben aus. Dann sprach ich in einem ruhigen Tonfall und auch tröstend mit dem Kind und machte das Angebot, den Gegenstand mit einem anderen gleichartigen oder ähnlichen Gegenstand zu tauschen. Wenn sich das Kind nicht beruhigen ließ, durfte es den Gegenstand behalten. Mit der Zeit waren jedoch alle bereit, auf einen solchen Tauschhandel einzugehen, ohne dass es eine Krise bei ihnen auslöste.
Ich bin überzeugt, dass solche Krisen bei einem Kind mit ASS hilfreich sind, um ihm bewusst werden zu lassen, dass sein Gegenüber auch ein Mensch mit Bedürfnissen ist, die jedoch nicht immer mit seinen eigenen Bedürfnissen übereinstimmen. Natürlich ist es wichtig, das Kind nicht zu überfordern und ihm mit der eigenen Ausstrahlung und Haltung die Sicherheit zu geben, dass man es in seinem Frust verstehen kann. Ich versuche ihm über meine Stimme und mein Verhalten zu vermitteln, dass ich es mag, auch wenn es schreit oder tobt. So gut wie möglich versuche ich, das Kind zu trösten und Alternativen anzubieten, um die Situation zu entschärfen. Dies hat zumindest bei meinen bisherigen Therapiekindern funktioniert. Sie kamen nach Aussage der Eltern gerne in die Therapie und sie akzeptierten mich als Spielpartnerin, auch wenn wir manchmal solche Krisen und Kämpfe miteinander ausfochten. Wichtig ist mir jedoch, darauf hinzuweisen, dass ich mit dem Kind erst dann an diese Grenzen gehe, wenn ich es bereits gut kenne und wir eine Beziehung zueinander aufgebaut haben.

10.3 heos-Therapie zur Unterstützung der motorischen Fähigkeiten und des Tonus

Wenn ein Kind motorische Schwierigkeiten zeigt, können mit der heos-Therapie während der Handlungen gezielte Hilfestellungen angeboten werden, die die Entwicklungsprozesse unterstützen. Diese Hilfestellungen ersetzen jedoch keine gezielte Physio-, Ergo- oder Psychomotoriktherapie. **Meine Ausführungen beziehen sich auf Kinder mit leichten bis mittelschweren motorischen Auffälligkeiten** und nicht auf Kinder mit einer schweren motorischen Einschränkung oder Behinderung.

Speichelt ein Kind und/oder zeigt es wenig Körpertonus, **arbeite ich mit Material, das Widerstand bietet**, um den Tonus zu erhöhen. Wenn wir uns mit Spielsachen beschäftigen, sitzen wir auf dem Boden, weil dies mehr Tonus verlangt, als auf dem Stuhl zu sitzen. Zudem müssen wir uns im Spiel auf dem Boden mehr bewegen und die Position immer wieder ändern und anpassen, wodurch verschiedene Muskelpartien angeregt werden.

Am Werktisch oder an der Küchenzeile arbeite ich im Stehen. Damit die Tischplatte auf der idealen Höhe zum Handeln ist, steht das Kind bei Bedarf auf einem Schemel. Wenn es etwas holen will, muss es immer wieder hinunter- und hinaufklettern. Dadurch übt es wiederum seine motorischen Fähigkeiten, aber auch die Tonusregulation. Wenn wir stehend arbeiten, achte ich darauf, dass das Kind **auf beiden Füßen steht und das Becken sowie die Wirbelsäule mittig sind**. Kann ein Kind noch keine ganze Stunde im Stehen arbeiten, darf es für manche Handlungen auch auf dem Tisch oder auf dem Schemel sitzen. Da die Kinder während der Lektion immer wieder in Bewegung sind, um z. B. ein weiteres Werkzeug oder Küchenutensil zu holen, können die meisten meiner Therapiekinder die stehende Position jedoch beibehalten.

In der Werkstatt sitze ich auf einem Hocker mit Rädern. So bin ich mobil und auf einer ähnlichen Augenhöhe wie das Kind. Ich erkläre dem Kind, warum ich sitze und nicht stehe. Das akzeptieren sie meistens problemlos.

Während der Arbeit mit Lebensmitteln beziehe ich die Mundmotorik intensiv in die Arbeit mit ein. Küchengeräte, Finger oder ein verschmierter Mund können auf verschiedene Weise abgeleckt werden. Kleine Brösel, Teigreste oder Flüssigkeiten können wir von der Tischplatte mit einem Trinkhalm aufsaugen. Nach dem Abwasch kann viel Schaum produziert werden, wenn wir durch einen Trinkhalm ins Seifenwasser blasen. So machen diese mundmotorischen Übungen Sinn und können auf natürliche Weise in den Handlungsprozess eingebaut werden.

Bei allen motorischen Tätigkeiten, wie schneiden, sägen, feilen, schleifen, raspeln, kneten, hämmern, schrauben usw., achte ich darauf, dass das Kind den Mundschluss beibehält und **beide Hände benutzt**. Zudem soll es nach Möglichkeit lernen, nur die Finger oder Arme zu bewegen und nicht den ganzen Körper. Diesen Prozess kann ich unterstützen, indem ich dem Kind z. B. während des Sägens meinen Körper zum Anlehnen bzw. als Widerstand zur Verfügung stelle oder seine Schulter fixiere und das Kind immer wieder führe. Falls das Sprachverständnis ausreichend ist, kann ich das Kind sprachlich auffordern, nur den Arm zu bewegen, anstatt mit dem ganzen Körper mitzugehen.

Kindern mit wenig Tonus hilft es, wenn sie sich während einer Bewegung, wie z. B. schleifen, sägen, schneiden, an etwas festhalten können, z. B. an einem Holzbrett, am Schraubstock oder am Tisch.

Kindern, denen es schwerfällt, den Mund geschlossen zu halten oder die Zungenmitbewegungen zu unterbinden, kann ich z. B. einen Zahnstocher quer zwischen die Lippen legen oder etwas anderes, was das Kind akzeptiert. So erhält es eine taktile Information und kann den Mundschluss besser beibehalten.

Ich finde es immer wieder erfreulich, zu sehen, wie viele motorische Fortschritte die Kinder durch die heos-Therapie erzielen können und wie sich der Tonus sowie die Kraftdosierung verbessern und sich der jeweiligen Situation anpassen. So kann ich mit meiner Arbeit die spezifischen Therapien im motorischen Bereich sinnvoll unterstützen.

11 Hinweise zur Raumgestaltung und Materialwahl

Nachfolgend gebe ich einige Denkanstöße und Tipps, die nach meiner Erfahrung für eine erfolgreiche Umsetzung der heos-Therapie hilfreich sind. Das Buch von MONIKA BÜRKI GARAVALDI „Handlungs-Spiel-Räume und Sprache" enthält weitere praktische Hinweise für die therapeutische Arbeit mit der heos-Therapie (BÜRKI GARAVALDI 2005, 79-88).

- **Raumgestaltung**

Neben dem üblichen Spiel- und Therapiematerial eines Logopädiezimmers braucht es für die handlungs- und entwicklungsorientierte Arbeit einen **Arbeitstisch**, an dem man mit veränderbarem Material arbeiten kann und der Spuren bekommen darf. Dafür haben sich ein altes Schulpult oder ein alter Holztisch als geeignet erwiesen, an den man einen Schraubstock befestigen kann. Eine teure Werkbank ist nicht nötig. Falls das Zimmer Platz für zwei Tische bietet, kann in einer Ecke die Werkstatt eingerichtet werden und der zweite Tisch für „konventionelles" Arbeiten am Tisch (z. B. für Tischspiele, zum Zeichnen oder Schreiben und für die Arbeit mit Bildmaterial) sowie für das Verändern von Lebensmitteln benutzt werden.

Ideal ist natürlich, wenn im Zimmer **fließend kaltes und warmes Wasser zur Verfügung steht**, mit einem genügend großen und tiefen Spülbecken. So können die Kinder selbstständig abwaschen oder Gegenstände schwimmen lassen, ohne dass jedes Mal die Gefahr einer Überschwemmung besteht. Ansonsten darf vielleicht eine Abwaschgelegenheit in einem nahe gelegenen Zimmer mitbenutzt werden. Der Boden sollte leicht zu reinigen sein. Falls im Zimmer ein Teppichboden liegt, sollte man unter den Arbeitstisch einen abwaschbaren Teppichschutz legen.

Ein **Grundstock an Verbrauchsmaterialien** muss vorhanden sein, um spontan auf verschiedene Situationen reagieren zu können. Die Kinder sollten eine Auswahl haben. Wichtig finde ich, dass das Material für das Kind **sichtbar und zugänglich** ist, damit es auf eigene Ideen und Lösungen kommen kann. Falls das Material aus unterschiedlichen Gründen in verschlossenen Kisten oder Schachteln aufbewahrt werden muss, könnten aufgeklebte Bilder den Inhalt zeigen. Die Anordnung soll möglichst beibehalten werden, damit die Kinder sich rasch orientieren können.
Selbst in einem kleinen Zimmer ist vieles möglich, wenn man den Raum sinnvoll einrichtet. Dies weiß ich aus eigener Erfahrung, weil ich einen Tag pro Woche in einem kleinen Raum im Schulhaus arbeite. Zum Beispiel können die **Wände für Aufhängevorrichtungen benutzt werden**, um die Werkzeuge oder Küchenutensilien sichtbar aufzuhängen. Bevor ich einen kleinen Campingkochherd mit Backofen anschaffen konnte, benutzte ich zwei einzelne Kochplatten und gab die Backwaren den Eltern mit nach Hause zum Backen. Mit ein wenig Fantasie und wenn das

Verhältnis zu den Lehrpersonen sowie zum Hausmeisterpersonal stimmt, lässt sich vieles umsetzen, ohne dass alles aufwendig oder kompliziert wird.

▶ Vorlieben der Logopädin

Die Vorlieben und Bedürfnisse jeder einzelnen Logopädin sind unterschiedlich, so wie bei den Kindern auch. **Deshalb sollte mit Material gearbeitet werden, das man selbst mag und gerne anfassen möchte.** Nur so kann die Freude am Verändern und am Ausprobieren des Materials auf das Kind übertragen werden.

Weiterhin hat es sich für den Einstieg in die heos-Therapie bewährt, **mit Material zu beginnen, mit dem die Logopädin selbst schon viele Erfahrungen gesammelt hat.** Als Einsteigerin ist es zudem einfacher, mit Kindern handlungs- und entwicklungsorientiert zu arbeiten, die bereits Eigenaktivität zeigen und eigene Ideen haben. Mit der Zeit kann man mit immer anspruchsvolleren Kindern diese Arbeit ausprobieren.

Jede Logopädin, die handlungs- und entwicklungsorientiert arbeiten will, muss **sich selbst Fehler zugestehen und gerne aktiv ausprobieren.** Die Therapeutin muss eigentlich denselben Entwicklungsprozess durchlaufen wie die Kinder. Im Unterschied zu ihnen muss die Therapeutin ihr Tun jedoch von Anfang an reflektieren und immer wieder anpassen.

▶ Materialwahl

Eine **sinnvolle Materialwahl kann den Handlungsprozess positiv unterstützen oder überhaupt ermöglichen**, damit das Kind auf eine Handlung einsteigt, ohne überfordert zu sein.
Für Kinder, die z. B. aggressiv oder hektisch sind oder die noch wenig Kooperation zulassen, eignet sich die Arbeit mit Materialien, die Widerstand bieten (z. B. Holzbretter, dicke Holzleisten, Holzklötze und Stecken, dicke Kartonröhren oder Schachteln, hartes Gemüse und Früchte). Einerseits kann das Kind Aggressionen und Wut während der Arbeit kanalisiert herauslassen, weil es den Widerstand überwinden und Kraft anwenden muss. Dieser Widerstand hilft auch, fokussiert zu bleiben. Andererseits ermöglicht er der Therapeutin, sich mit dem Kind gegen das Material zu solidarisieren und gemeinsam die Bearbeitung zu schaffen. Die Notwendigkeit, dass alle vier Hände und die Kraft von beiden gebraucht werden, um zum Ziel zu kommen, ermöglicht es dem Kind eher, diese Kooperation zuzulassen. Es macht dadurch eine positive Erfahrung, wenn es sich helfen lässt. **Für viele Kinder bedeutet „Helfen" etwas Negatives** im Sinne von „Ich kann das nicht allein." oder „Ich weiß nicht, wie das geht." Diese Kinder geben lieber auf, statt um Hilfe zu bitten oder Hilfe anzunehmen.

Beim **Bearbeiten der Lebensmittel** achte ich auf die taktile Wahrnehmung des Kindes. Wenn ein Kind **keine** taktile Scheu zeigt, kann ich von Anfang an aus dem Vollen schöpfen. Bei Kindern jedoch, die in diesem Bereich eine Überempfindlichkeit zeigen und deswegen z. B. nasse, klebrige oder schmierige Dinge nicht gerne berühren, taste ich mich langsam an solche Situationen heran, damit das Kind nicht überfordert wird. Denn eine taktile Überforderung kann in Ekel kippen und dazu führen, dass das Kind nicht mehr in der Küche oder in der Werkstatt arbeiten will. **Für den Werkstattbereich bedeutet dies**, dass ich mit dem Kind zuerst mit trockenen Materialien arbeite. Wenn wir Flüssigleim oder flüssige Farben benutzen, darf es diese mit einem Gegenstand (Leimdeckel, Pinsel, Holzstäbchen) verstreichen. Falls trotzdem Leim oder Farbe auf die Haut gerät, darf es die Hände waschen. Mit der Zeit kann dem Kind vorgemacht werden, wie Leim an den Händen verrieben werden kann, damit er sich von der Haut wieder ablöst, oder man kann die flüssige Farbe mit den Fingern verteilen. Wenn ich mit den Kindern mit Sand arbeite, befeuchten wir den Sand erst, wenn das Kind den trockenen Sand mit den Händen berühren mag. Auch dann macht es Sinn, erst einmal nur einen kleinen Teil des Sandes vorsichtig zu befeuchten. Eine große taktile Herausforderung stellt die Arbeit mit Kleister oder nassem Ton dar. Diese Materialien verwende ich erst, wenn ich weiß, dass ich sie dem Kind zumuten kann und es dadurch zwar vielleicht noch taktil herausgefordert, aber nicht überfordert ist.

In der Küche wird zuerst mit harten, trockenen oder nur leicht feuchten und nicht klebrigen Lebensmitteln gearbeitet (z. B. Nüsse, Schokoladenpulver, Zucker, Kartoffeln, Karotten, Äpfel). Von Mal zu Mal kann die taktile Anforderung langsam gesteigert werden (andere Früchte, Gurke, Fertig-Kuchenteig). Erst wenn das Kind keine Abwehr gegenüber nassen und klebrigen Zutaten zeigt, mache ich mit ihm einen Knetteig oder presse Orangensaft von Hand aus usw.
Dieser Prozess kann mehrere Wochen oder Monate dauern. Nach meiner Erfahrung hat es sich bei Kindern mit taktiler Überempfindlichkeit bewährt, über einen längeren Zeitraum mit ähnlichen Lebensmitteln oder mit ähnlichem Material zu arbeiten, damit das Kind mit diesen Berührungsqualitäten vertraut werden und Sicherheit aufbauen kann. Das Kind darf Werkzeuge benutzen. Ich mache die Handlung, wenn möglich, immer wieder mit den Händen vor. Zum Beispiel darf das Kind den Sand mit der Schaufel in den Eimer füllen, ich benutze dazu die Hände. Oder es darf das Mehl, den Zucker oder andere Zutaten mit dem Löffel aus dem Behälter schöpfen und ich benutze dazu die Hände. Oder es darf den Teig mit dem Fleischklopfer oder einem anderen Gegenstand flach drücken und ich mache dasselbe mit der Faust oder mit der Handfläche. Oft ahmen mich die Kinder dann spontan nach. Wichtig dabei ist aber die innere Haltung, dass man es vom Kind nicht verlangt und/oder Druck ausübt. **Die Kinder sind sehr sensibel und spüren auch unausgesprochene Erwartungen, die sie blockieren können.**

Im Werkstattbereich kann ich das Gelingen eines Projektes ebenfalls wesentlich mit der Materialwahl beeinflussen. Dabei spielen der Entwicklungsstand, die Handlungskompetenzen, die Ausdauer und die feinmotorischen Fähigkeiten des Kindes eine Rolle. Wenn das Kind zum Beispiel ein Haus, ein Schiff, ein Auto oder ein Flugzeug bauen will, kann ich ihm eine Schachtel, eine Büchse, eine Schale oder eine Röhre anbieten, damit der Raum bereits definiert ist. Das Aufbauen des dreidimensionalen Raums aus Holzplatten verlangt viel Ausdauer und räumliche Kompetenz. Dies macht erst Sinn, wenn das Kind die 4. Entwicklungsstufe meines Rasters aus Kapitel 5 erreicht hat.

▶ Geeignete Materialien

Grundsätzlich eignen sich alle Materialien, die sich verändern lassen (siehe dazu auch BÜRKI GARAVALDI 2005, 80-85). Mit jedem Material lassen sich andere Erfahrungen sammeln. Von daher hilft ein breites Materialangebot, die individuellen Bedürfnisse der verschiedenen Kinder abzudecken oder einen bestimmten Entwicklungsschritt mit der Materialwahl zu unterstützen. Bereits mit nur wenigem alltäglichen Material lässt sich jedoch schon viel auf allen Entwicklungsstufen verändern. Zum Beispiel mit Papier, Karton, Schachteln, Röhren, Klebeband, Leim, Schnur, Draht und wenigen Werkzeugen.

▶ Werkstatt

Mit der Zeit wird sich das Angebot erweitern. Die Logopädin wird im Alltag **viele Wegwerfmaterialien** entdecken, die sie nicht mehr wegwirft, sondern für die heos-Arbeit sammelt. Dazu zähle ich zum Beispiel Korkzapfen, Sektflaschenverschlüsse, Büchsen mit Deckel, Joghurtbecher, Toilettenpapierrollen, Haushaltspapierrollen, diverse Verpackungen oder Verpackungsinnenteile, wie z. B. goldene Kunststoffformen zur Abtrennung einzelner Pralinen, Netzverpackungen oder Plastikschalen von Früchten, große und kleine Schachteln. Auch Naturmaterialien wie Tannenzapfen, Eicheln, Steine und Stecken eignen sich. Je nach Projekt kann die Hausaufgabe für das Kind darin bestehen, solches Material zu sammeln und mitzubringen. Der nicht verwendete Rest geht in die Sammlung, falls noch Bedarf vorhanden ist. Ein Grundstock an Nägeln, Schrauben, Scharnieren, Perlen, Glitzersteinen und Bastelmaterialien muss wahrscheinlich gekauft werden oder ist bereits vorhanden. Vielleicht kennt man eine Person im Umfeld, die näht und schöne Stoffreste, Leder oder Fleece zur Verfügung stellen kann. Ich tausche auch immer wieder Material mit den Kindergartenlehrpersonen aus, vor allem wenn mir Eltern gesammeltes Material zur Verfügung stellen und ich keinen Platz für alles finde.

Es lohnt sich, einen guten **Schraubstock**, den man am Tisch befestigen und wieder entfernen kann, anzuschaffen. Auch bei den **Werkzeugen** hat es sich bewährt, eine gute Qualität zu kaufen. Vor allem die Laubsägen dürfen sich nicht leicht verzie-

hen und müssen einfach einzuspannen sein. Wenn das Sägeblatt dauernd reißt und ersetzt werden muss, ist das nicht nur für das Kind nervig, sondern auch für die Logopädin. Für die Bearbeitung von 4-8 mm dickem Laubsägeholz haben sich die Laubsägeblätter Nr. 3 bewährt. Neben Laubsägen habe ich auch eine kleinere Säge mit einem Sägeblatt für die Dekupiersäge. Sie eignet sich für dicke Leisten oder Klötze. Neben den Sägen braucht es eine **Grundausrüstung mit üblichem Handwerkszeug** wie Schraubenzieher, Ahlen, Feilen, Cutter, Schleifpapier, verschiedene Zangen und Scheren. Ein Handbohrer mit unterschiedlichen Bohreinsätzen leistet in vielen Situationen gute Dienste.
Es lohnt sich, vor der Anschaffung der teilweise teuren Werkzeuge im privaten Umfeld oder bei der Handarbeitslehrkraft der Schule nachzufragen, ob sie überzählige Werkzeuge zur Verfügung stellen können.

▶ **Küchenbereich**

Die meisten Logopädinnen werden keine Küche zur Verfügung haben. Dies ist aber auch nicht nötig. Wenn ein Arbeitstisch, den man gut reinigen kann, und Wasser zur Verfügung steht, lassen sich ganz viele Lebensmittel verändern.

Zu meinem Grundstock an Küchenutensilien gehören: Besteck, Küchenmesser, Sparschäler, Fleisch-Holzhammer, Kerngehäuseausstecher, Käsereibe und weitere Küchenreiben, Schneebesen, Kartoffelstampfer, Siebe und Trichter, Holzkellen, ein Kochtopf mit Deckel und eine Bratpfanne, Metallschüsseln, Messbecher, eventuell eine kleine Küchenwaage, Teller, Tassen und Becher.

Damit die Kinder die **fertigen Produkte nach Hause mitnehmen können**, habe ich immer verschiedene Backformen (auch Einwegaluformen) und Muffins-Papierförmchen, recycelte Kunststoffbehälter mit Deckel, PET-Flaschen, Plastik- und Papiertüten auf Vorrat. Auch hier lohnt es sich für Logopädinnen mit einem kleinen Materialbudget, zuerst den eigenen Haushalt auf überzählige Küchenutensilien zu durchsuchen oder im Brockenhaus gut erhaltene Geräte zu kaufen.

Zu meinem Grundstock an Lebensmitteln gehören: Mehl, Zucker, Vanillezucker, Backpulver, evtl. Trockenhefe, Salz, Bouillonwürfel, verschiedene Nüsse (ganz oder gemahlen), Rosinen, evtl. Streusel zum Verzieren, Schokolade. Da mir an beiden Arbeitsstellen ein Kühlschrank zur Verfügung steht, gehören auch Butter, ein bis zwei Eier sowie Milch und Joghurt zu meinem Vorrat.

Alle weiteren Zutaten, die ich für die Arbeit mit Lebensmitteln benötige, z. B. Früchte, Gemüse, Kartoffeln, Käse, Würstchen oder Fertigteig, **müssen die Kinder selbst mitbringen**. Dies bedingt natürlich, dass ich bereits am Ende der Therapiestunde mit dem Kind bespreche, womit wir das nächste Mal arbeiten. Wir machen ab, wer was mitbringt.

Dieses Vorgehen hat sich bewährt und hat folgende Vorteile:

- **Das Kind und die Eltern übernehmen einen Teil der Verantwortung.** Sie müssen sich organisieren und der Therapie genügend Wichtigkeit beimessen, damit sie an das Mitbringen der abgemachten Zutat denken. Bei manchen Eltern und Kindern braucht es eine Eingewöhnungszeit, in der ich ihnen entgegenkomme. Wir schauen dann, ob wir unseren Plan anpassen können oder das Kind von meinem Grundstock die Zutaten nutzen kann, wenn sie das abgemachte Lebensmittel vergessen. Wir besprechen miteinander, was sie tun können, damit sie daran denken.
- Es kommt für mich auf den Grund des Vergessens an, ob ich entgegenkomme oder ob wir die Arbeit in der Küche auf die nächste Stunde verschieben und ein Back-up-Programm während dieser Lektion durchführen. Gerade ältere Kinder müssen bei mir die Verantwortung dafür übernehmen, sich einen Zettel zu schreiben oder den von mir geschriebenen Zettel der Mutter abzugeben. Dies wird im Vorfeld mit den Eltern besprochen. Wenn der Grund bei der Mutter liegt, die organisatorisch mit dieser Aufgabe überfordert ist, hat es sich bewährt, z. B. eine ganze Butter mitbringen zu lassen oder eine ganze Schokolade, die wir anschließend über mehrere Therapielektionen nutzen können.
- **Ich arbeite nur mit Lebensmitteln, die das Kind gerne mag.** Wenn wir gemeinsam besprechen, womit wir arbeiten, kann mir das Kind mitteilen, wenn es eine von mir vorgeschlagene Zutat nicht essen mag. Es kann auch eigene Wünsche anbringen. Sehr oft passen die Vorschläge der Kinder perfekt für die Umsetzung meiner aktuellen Therapieziele.
- Bei Familien aus anderen Kulturen informiere ich mich, ob sie gewisse Nahrungsmittel nicht essen dürfen oder wollen. Zudem ist mir auch wichtig zu wissen, ob das Therapiekind oder andere Familienmitglieder Unverträglichkeiten oder Allergien aufweisen. Dann gilt es, diese Zutaten zu vermeiden.
- **Das Kind ist auf die Stunde vorbereitet.** Es weiß, dass wir mit diesem Lebensmittel arbeiten werden. Oft wissen wir beide noch nicht, was genau daraus entsteht. Aber die meisten Kinder sind gespannt darauf und freuen sich auf die Arbeit in der Küche. Nach dem Händewaschen können wir direkt in den Prozess einsteigen, weil beiden klar ist, dass wir uns jetzt mit diesem Lebensmittel beschäftigen.
- **Das Endprodukt wird zu Hause eher gegessen, wenn die Familie einen Teil dazu beitragen muss.** Es gibt Familien, die sich jedes Mal auf das Mitgebrachte freuen, bei anderen Familien werden die „Desserts“ oder Backwaren unter den Kindern verteilt oder das Therapiekind will alles allein essen. Wenn mir ein Kind erzählt, dass sie das Endprodukt weggeworfen haben, bespreche ich mit ihm und den Eltern, was der Grund dafür war. Selten gibt es Familien, die den Sinn dahinter nicht verstehen und dem selbst gemachten Produkt ihres

Kindes nicht die notwendige Wertschätzung entgegenbringen. Wenn dies mehrmals der Fall ist, wechsle ich in einen anderen Arbeitsbereich. Das Kind soll nicht die Erfahrung machen, dass das, was es macht, nicht genügt.

- **Die Logopädin kann sich Kosten und Zeit sparen.** Alle paar Wochen den Grundstock mit Lebensmitteln zu füllen, die nicht rasch verderben, bedeutet für mich keinen Aufwand. Ich kann sie bei meinem eigenen Einkauf mit einkaufen. Ich habe aber keine Zeit und keine Lust, vor jedem Arbeitstag an spezielle Zutaten denken zu müssen und diese extra einkaufen zu gehen. Zudem würde dies unser Materialbudget sprengen, wenn wir alle Zutaten für die Kinder einkaufen müssten.

Ein weiterer Trick, um Kosten und Zutaten zu sparen, besteht darin, die Rezepte **auf eine kleinere Portion zu reduzieren.** Ich schreibe z. B. die Kuchenrezepte um, damit wir nur ein Ei benötigen. Bei einem Knetteig, den wir ohne Rezept machen, gehe ich jeweils von 50 g Butter aus. Dadurch entsteht eine genügend große Teigmenge, die sich in einer Lektion bearbeiten lässt. Diese kleine Menge Kekse, Muffins oder Kuchen ist bald vertilgt und wird eher frisch gegessen. Zudem haben alle Kekse auf einem Blech oder in einer kleinen Backform Platz und können bis zum Ende der Lektion fertig gebacken werden. Wenn die Zeit zum Backen nicht reichen sollte, gebe ich den Teig nach Hause mit. Mit der Zeit weiß ich, bei welchen Eltern was möglich ist. Dementsprechend passe ich mich an. Einen Knetteig kann man z. B. auch einfrieren. In der folgenden Stunde geht es dann darum, herauszufinden, wie man ihn wieder weich bekommt, und diese Veränderungen wahrzunehmen. Anschließend kann er geformt und gebacken werden.

Ich hoffe, mit meinen Ausführungen zur Theorie und Praxis der heos-Therapie und den Beispielen aus meinem Therapiealltag Lust auf das Ausprobieren dieses Therapieansatzes geweckt zu haben. Wenn mein Buch hilft, die Prinzipien der heos-Therapie zu verstehen, sich in diese Arbeit zu vertiefen und die eigenen Erfahrungen zu reflektieren, habe ich mein Ziel erreicht.

Die heos-Therapie – Überblick über die Entwicklungsstufen und die therapeutische Umsetzung

<table>
<tr><th>Entwicklungsstufe</th><th>Entwicklungsziele und therapeutisches Verhalten</th></tr>
<tr><td>Passives Verhalten
Das Kind zeigt vor allem abwartendes, passives Verhalten, ist Zuschauer
→ kommt in einer unauffälligen Entwicklung nicht vor.</td><td>Entwicklungsziele:
▪ das Kind in die Aktivität bringen durch Neugier wecken, Verwunderung auslösen
▪ Aufmerksamkeit wecken
▪ direkte Nachahmung anregen
▪ direkten Blickkontakt (ICH – DU) und Auseinandersetzung mit der Umwelt (ICH – Gegenstand) anregen

Therapeutisches Verhalten:
▪ durch verschiedene Angebote herausfinden → suchen, worauf das Kind anspricht, was es interessiert → Detektivarbeit! Das heißt: Die Therapeutin ist einerseits Animateurin, indem sie spannende Angebote macht, die für das Kind verständlich sind, die eine rasche und überraschende Veränderung zulassen und mit allen Sinnen wahrnehmbar sind; andererseits beobachtet die Therapeutin dessen Reaktionen ganz genau und reagiert darauf.
▪ das Tempo muss dem Kind angepasst sein
▪ Wichtig: Vertrauen schaffen. Das Kind nicht überfordern. Das Kind muss nicht handeln, es darf, wenn es will.
▪ Wiederholungen zulassen (gibt Sicherheit, erfüllt die Erwartungen des Kindes)
▪ neue Angebote machen, aber nur kleine Veränderungen → gemäßigt neu</td></tr>
<tr><td>Sprachlicher Entwicklungsstand:
▪ wenig Reaktion auf Sprache
▪ meist noch kein Sprechen
▪ oft nur geringes situatives Sprachverständnis
▪ große Unterschiede zwischen den Kindern, die Bandbreite der sprachlichen Fähigkeiten kann stark variieren</td><td>Sprachliches Verhalten der Therapeutin:
▪ Therapeutin spricht wenig und nur prägnante, einzelne Wörter
▪ melodische Stimmführung (Motherese)
▪ sich interessant machen</td></tr>
</table>

1. Entwicklungsstufe	Entwicklungsziele und therapeutisches Verhalten
Manipulation der Gegenstände Das Kind zeigt Tätigkeiten, wie schlagen, werfen, fallen lassen, die mit der eigentlichen Funktion des Gegenstandes nichts zu tun haben. ▪ keine Beachtung des Handlungsresultats ▪ repetitive Handlungen ▪ wenig Veränderungen	**Entwicklungsziele:** ▪ gemeinsamen Fokus aufbauen über die Handlung ▪ triangulären (bzw. referenziellen) Blickkontakt aufbauen ▪ funktionale Handlungen nachahmen ▪ Funktion der Gegenstände entdecken **Therapeutisches Verhalten:** ▪ Handlung vom Kind aufnehmen und ▪ leichte Variationen derselben Handlung vormachen ▪ bewusst Neuerungen einbringen und Angebote machen, die nahe an der Handlung des Kindes sind → durch diese Art von Angeboten und Variationen wird das Kind bestenfalls neugierig und beginnt, die Veränderung zu beachten → die repetitiven Handlungen können dadurch unterbrochen werden ▪ neue Handlungsschemata anbieten ▪ das Tempo dem Kind anpassen, d. h. die Aufmerksamkeitsspanne des Kindes beachten ▪ falls es abgelenkt ist oder ausweicht → neues Angebot machen, damit die Aufmerksamkeit wiedergewonnen wird
Sprachlicher Entwicklungsstand: ▪ praktisch keine oder wenige einzelne Wörter oder Lautmalereien ▪ sprachliche Repetitionen oder Echolalien ▪ nur situatives Sprachverständnis	**Sprachliches Verhalten der Therapeutin:** ▪ wenig, gezielte Sprache *nach* der Handlung, das Kind soll die Bedeutung der Wörter mit der Handlung in Verbindung bringen können ▪ deshalb nur wenig verschiedene Wörter, aber viele Wiederholungen ▪ **auf keinen Fall alles kommentieren!** ▪ vor allem einzelne Wörter, Lautmalereien (Motherese) ▪ bei triangulärem Blickkontakt immer sprachliche Reaktion der Therapeutin ▪ prägnante Ein- bis Zweiwortsätze anbieten

2. Entwicklungsstufe	Entwicklungsziele und therapeutisches Verhalten
Funktionales Handeln *ohne* Beachtung des Handlungsresultats Der Gegenstand ruft die Handlung hervor.	**Entwicklungsziele:** ▪ das Kind soll das Handlungsresultat wahrnehmen und sich als Person wahrnehmen, die etwas verändern und bewirken kann → Selbstwirksamkeit erfahren ▪ Nachahmung, auch verzögerte Nachahmung **Therapeutisches Verhalten:** ▪ neues Material anbieten, bei dem das Kind innerhalb kurzer Zeit deutliche Veränderungen und somit das Handlungsresultat wahrnehmen kann: z. B. Holzstäbe zersägen und Stücke auf den Boden fallen lassen oder große Löcher in ein Holzbrett bohren oder Teig verändern usw. → Verwunderung auslösen, Neugierde wecken → Lust nach mehr! ▪ gemäßigt neues Angebot, d. h. bisherige Erfahrungen einbeziehen, kleine Schritte ▪ Emotionen spiegeln: z. B. Freude, Frust, Verwunderung, auch mimisch, stimmlich ▪ Wiederholungen mit leichten Variationen vormachen ▪ Gegenstände anbieten, die Widerstand bieten → Veränderung ist besser wahrnehmbar ▪ das Kind bei Bedarf führen ▪ das Tempo dem Kind anpassen, d. h. die Aufmerksamkeitsspanne des Kindes beachten ▪ falls es abgelenkt ist oder ausweicht → neues Angebot machen, damit die Aufmerksamkeit wiedergewonnen wird
Sprachlicher Entwicklungsstand: ▪ Gegenstände oder Handlungen lösen beim Kind Wörter, Lautmalereien oder Gestik aus, um sie zu benennen, v. a. handlungsbegleitende Äußerungen ▪ noch wenig kommunikative Verwendung der Sprache, d. h., das Kind nutzt Sprache noch wenig, um etwas zu bewirken ▪ vor allem situatives Sprachverständnis	**Sprachliches Verhalten der Therapeutin:** ▪ immer noch wenig, aber prägnant sprechen! → wenn Sprache, dann erst *nach* der Handlung ▪ vor allem „resultative Wörter" nutzen, z. B.: weg, zu, unten, bumm, d. h. Wörter, die nahe am wahrnehmbaren Geschehen sind und das Handlungsresultat beschreiben ▪ Lautmalereien anbieten ▪ bei triangulärem Blickkontakt immer sprachliche Reaktion der Therapeutin ▪ einzelne Wörter oder ganz kurze Satzteile

3. Entwicklungsstufe	Entwicklungsziele und therapeutisches Verhalten
Ausprobieren *mit* Beachtung des Handlungsresultats ▪ Ausprobieren auf Gegenstandsebene, jedoch noch ohne Ziel ▪ Einzelhandlungen ▪ Ausgangspunkt sind die funktionalen Handlungen ▪ das Resultat der Handlung wird spannend und löst weitere Handlungen aus	**Entwicklungsziele:** ▪ neue Veränderungen wahrnehmen und neue Veränderungen auslösen wollen ▪ Bedürfnis entwickeln, durch Wiederholung dieselbe Wirkung nochmals zu erreichen ▪ Merkmale erkennen ▪ Erfahrungen zu Ursache und Wirkung machen und dadurch Zusammenhänge verstehen lernen ▪ dranbleiben können (= Konstanz), aufmerksam sein ▪ innehalten **Therapeutisches Verhalten:** ▪ unkonventionelle Angebote machen → neue Gegenstände und Materialien kennenlernen ▪ viele Wiederholungen zulassen und in Themen arbeiten → Wahrnehmung nicht überfordern, Vertiefung bzw. Verinnerlichung und Wiedererkennung ermöglichen ▪ das Kind mit verschiedenen Materialien dieselbe Handlung ausprobieren lassen (z. B. schneiden von Papier, Karton, Schnur, Klebeband, Holz) und dasselbe Material verschiedenartig verändern (z. B. Papier reißen, schneiden, in die Luft blasen, zerknüllen, Löcher bohren usw.) ▪ dem Kind Gelegenheit geben, die Merkmale der Gegenstände durch eigenaktives Tun selbst zu entdecken → warten können, bis das Kind darauf reagiert ▪ nicht alles sprachlich kommentieren ▪ führen bei Bedarf und solange nötig ▪ vormachen, nachahmen lassen ▪ Emotionen dem Kind zurückgeben, z. B. Freude, wenn es etwas entdeckt hat
Sprachlicher Entwicklungsstand: Die Bandbreite der sprachlichen Fähigkeiten kann stark variieren. Kinder auf dieser Stufe verwenden immer mehr Wörter, die das Handlungsresultat, räumliche Bezüge und Bedürfnisse beschreiben (z. B. hinunter, drin, weg, kaputt, mehr, nochmals, nicht/nein)	**Sprachliches Verhalten der Therapeutin:** ▪ Sprache des Kindes aufnehmen und erweitern ▪ immer noch Sprache *vor allem nach* der Handlung anbieten, die sich auf das Wahrnehmbare und auf die Merkmale bezieht ▪ Satzteile oder kurze Sätze anbieten ▪ alle Wortarten verwenden ▪ das Sprachangebot bezieht sich auf das aktuelle Geschehen ▪ erste Fragen stellen: z. B. Wo? Was?

4. Entwicklungsstufe	Entwicklungsziele und therapeutisches Verhalten
Ausprobieren *mit* Ziel innerhalb einer einzelnen, konkreten Situation Ausprobieren eines neuen Angebots oder eines neuen, selbst gewählten Gegenstands in Bezug auf ein konkretes Ziel oder einen konkreten Auftrag Das Kind wird weniger durch äußere Reize abgelenkt und kann auf das konkrete, momentane Handlungsziel fokussiert bleiben → z. B. gezielt im Schrank nach einem geeigneten Werkzeug oder Material suchen, ohne alle anderen interessanten Sachen anschauen zu müssen	**Entwicklungsziele:** ▪ das Kind probiert den Gegenstand zielorientiert aus ▪ es stellt Querverbindungen zu schon gemachten Erfahrungen her ▪ es entdeckt und interessiert sich für die Zusammenhänge ▪ Neugier und Eigenaktivität stärken **Therapeutisches Verhalten:** ▪ unkonventionelle Gegenstände anbieten und unkonventionelle Handlungen zulassen, initiieren, vormachen und unterstützen, damit neue Erfahrungen möglich werden ▪ Situation veranschaulichen und dadurch Problemstellung sichtbar und wahrnehmbar machen (z. B. „das hält nicht" und gleichzeitig vorzeigen) ▪ Aufträge geben, innerhalb eines Handlungsschrittes (z. B. Apfel kleiner machen → mit verschiedenen „Werkzeugen") ▪ Lösungen nicht vorwegnehmen ▪ das Kind auch Handlungen ausprobieren lassen, die nicht zu funktionieren scheinen (oft funktioniert es doch!) ▪ der Weg und der Prozess sind das Ziel, nicht das Produkt! ▪ Personifizieren und symbolische Handlungen einbeziehen
Sprachlicher Entwicklungsstand: Variiert stark!	**Sprachliches Verhalten der Therapeutin:** ▪ nur so viel sprechen wie nötig und nur, wenn die Aufmerksamkeit des Kindes vorhanden ist → das Kind soll nicht dauernd vom Wahrnehmen abgelenkt werden ▪ je nach Sprachverständnisstand des Kindes: klar formulierte Aufträge geben, die dem Kind sagen, *was* es tun kann, aber *nicht wie* (z. B. kleiner machen, festmachen, befestigen) → das Kind soll den Freiraum haben, verschiedene Lösungsmöglichkeiten zu suchen, d. h. das Verb soll nicht schon die Lösung vorwegnehmen (z. B. „wegmachen" statt „abschneiden" oder statt „absägen") ▪ Aufträge fordern zu einer Handlung auf und fragen nicht Wissen ab! ▪ **Konkretisierung der Sprachbegriffe *nach* der Handlung,** wenn das Kind die Bedeutung der Wörter erleben und wahrnehmen konnte (z. B. wir haben geschnitten, geraffelt, zerhackt, angeleimt, angeklebt, angenagelt, angeschraubt usw.)

5. Entwicklungsstufe	Entwicklungsziele und therapeutisches Verhalten
Ausprobieren mit viel Eigenaktivität immer noch innerhalb des gleichen Handlungsschrittes „Mittel zum Zweck“	**Entwicklungsziele:** ▪ noch mehr Eigenaktivität entwickeln und neue Handlungen der Situation anpassen ▪ nach eigenen Lösungen suchen ▪ dranbleiben, trotz Misserfolgen ▪ Angst vor Neuem verlieren ▪ eigenes Tun reflektieren, eigene Handlungen kontrollieren ▪ Selbstvertrauen stärken (ich schaffe das!) **Therapeutisches Verhalten:** ▪ das Kind motivieren, nach eigenen Lösungen zu suchen und Neues auszuprobieren ▪ das Kind empathisch begleiten und nicht hängen lassen, nicht überfordern ▪ das Kind nach einem geeigneten Gegenstand mit einem bestimmten Merkmal suchen lassen → aus der Vorstellung heraus hat das Kind auf dieser Stufe oft noch keine Lösung, aber möglicherweise, wenn es die vorhandenen Materialien und Werkzeuge sieht ▪ den Ablauf immer noch für das Kind planen → von den Merkmalen ausgehend, d. h. so, dass das Kind die momentane Situation verstehen kann und für den nächsten Handlungsschritt die Lösung eigenständig finden kann: z. B. weiterhelfen durch das Veranschaulichen des Problems (das hält nicht, das passt nicht hinein), durch einen konkreten Auftrag (suche etwas Spitzes) oder über konkrete Angebote (kannst du dies brauchen?) → das Kind weiß dadurch, ***was*** es tun soll, aber *nicht wie*.
Sprachlicher Entwicklungsstand: ▪ Große Fortschritte zeigen sich oft im Sprachverständnis und im Wortschatz. Die Kinder stellen vermehrt Fragen, auch Warum-Fragen. ▪ Oft verändern sich auch die formalen Aspekte der Sprache mithilfe von korrektiven Feedbacks oder über Bewusstmachung der Bedeutungsunterschiede während der heos-Arbeit. ▪ Es wird zunehmend ein verbaler Dialog mit dem Kind möglich. ▪ Falls nicht schon vorher vorhanden, steigt bei Kindern auf dieser Stufe oft das Interesse an Bilderbüchern und an Geschichten.	**Sprachliches Verhalten der Therapeutin:** ▪ immer mehr Sprache *vor* der Handlung nutzen (Aufträge geben), Fragen stellen, um das Kind auf die Problemstellung zu fokussieren, nur wenige Erklärungen im Voraus geben ▪ Versprachlichen und Reflektieren der Handlungen im Nachhinein → konkrete Begriffe differenzieren, auch zeichnerische Versprachlichungen oder den erlebten Ablauf erzählen

Bemerkung: Bisher lag der sprachliche Schwerpunkt v. a. im inhaltlichen Bereich (Sprachverständnis, Wortschatz). **Ab dieser Stufe ist die konkrete Arbeit an formalen Aspekten der Sprache (Phonetik-Phonologie und Morphologie-Syntax) sinnvoll.**
→ Kombination mit anderen Therapieansätzen
Viele Kinder auf dieser Entwicklungsstufe beginnen von selbst, die formalen Aspekte ihrer Sprache zu korrigieren, weil sie durch ihre verbesserte Fremd- und Eigenwahrnehmung sowie durch ihre Fähigkeit, ihr Tun und ihre Sprache zu reflektieren und Neues auszuprobieren, dafür vorbereitet sind.

6. Entwicklungsstufe	Entwicklungsziele und therapeutisches Verhalten
Planungsebene Handeln und Ausprobieren nach eigener Zielvorstellung, verbunden mit eigener Planung über mehrere Handlungsschritte **Das Erreichen dieser Stufe ist das Ziel der heos-Therapie!**	**Entwicklungsziele:** ▪ selbstständiges Arbeiten und Entwickeln von neuen Problemlösestrategien durch Ausprobieren ▪ logisches Denken und Kombinieren ▪ eigene Handlungen reflektieren und kontrollieren ▪ antizipieren und vorausschauen (mehrere Faktoren gleichzeitig beachten können) ▪ umsetzen der eigenen Vorstellungen in konkrete Handlungen ▪ Sequenzen/Abläufe ▪ geplante Handlungen gegenüber der Therapeutin mitteilen und begründen können **Therapeutisches Verhalten:** ▪ das Kind im Prozess begleiten ▪ sich Aufgaben vom Kind geben lassen: Was kann ich tun? ▪ alle zuvor genannten therapeutischen Mittel sind auch auf dieser Stufe anwendbar, wenn nötig
Sprachlicher Entwicklungsstand: evtl. Restsymptomatik auf der phonetisch-phonologischen oder morpho-syntaktischen Ebene → falls nötig, diese Restsymptomatik mittels anderer Therapieansätze weiter therapieren.	**Sprachliches Verhalten der Therapeutin:** ▪ der sprachliche Input muss nicht mehr so genau abgewogen werden, eine natürliche Kommunikation ist möglich ▪ gezielte Arbeit am Abbau der Restsymptomatik, falls dies noch nötig ist ▪ Versprachlichung der Handlungen und Handlungsabläufe, z. B. Rezepte aufschreiben, Handlungsablauf erzählen oder aufzeichnen, wichtige Merkmale zeichnerisch darstellen usw.

Konkrete Beispiele zu den verschiedenen Entwicklungsstufen in der heos-Therapie

Entwicklungsstufe	Schraubstock
1. Manipulation der Gegenstände	Das Kind klopft mit der Hand auf den Schraubstock oder zieht daran. Es zeigt diese Handlungsschemata auch bei anderen Gegenständen. Es ist aber noch nicht an der effektiven Funktion des Schraubstocks interessiert.
2. Funktionales Handeln ohne Beachtung des Handlungsresultats	Das Kind entdeckt den Schraubstock mit der Kurbel. Es schiebt den Kurbelstab durch das Loch hoch und lässt ihn wieder fallen und beginnt auch daran zu drehen. Wenn das Kind nur **funktional** mit dem Schraubstock hantiert, dann dreht es kurz oder mehrmals **um des Drehens willen,** um dann zu einer neuen Handlung überzugehen. Es nimmt aber die Veränderung bei der beweglichen Schraubstockbacke (öffnen bzw. schließen) nicht wahr, sondern schaut nur auf die Kurbel. Irgendwann wird das Drehen durch das Erreichen des Endes blockiert. Diese Unterbrechung kann dazu führen, dass das Kind die Veränderung bei der Schraubstockbacke wahrnimmt und so die nächste Stufe erreicht (Beachten des Handlungsresultats).

Apfel	Büchse / Dose
Das Kind klopft mit dem Apfel auf den Tisch, es dreht den Apfel am Stiel und schaut der Bewegung zu, es rollt den Apfel auf dem Tisch, lässt ihn fallen usw. Es ist für das Kind noch unwichtig, was durch sein Handeln geschieht.	Das Kind entdeckt eine Büchse. Es schüttelt diese ein paar Mal, klopft mit der Hand darauf oder mit der Büchse auf die Unterlage, lässt sie auf den Boden fallen, rollt sie usw. Es interessiert sich aber nicht für den Lärm oder dafür, wohin die Büchse rollt.
Das Kind schält den Apfel oder schneidet ihn mit dem Messer auseinander, weil es die Funktion dieser beiden Küchengeräte kennt. Dabei achtet es noch nicht darauf, wo noch Schale ist, sondern schält vielleicht immer an der gleichen Stelle. Es interessiert sich auf dieser Stufe auch noch nicht für die Art der Schalenstücke, die wegfallen (z. B. Größe, Form, ...), wie der geschälte Apfel aussieht oder sich im Vergleich zu den Stellen anfühlt, an denen er noch nicht geschält ist. Es interessiert sich auch noch nicht für die Form der Stücke, die es geschnitten hat. Dem Kind geht es in erster Linie um das Schälen oder Schneiden und nicht ums Resultat. Wenn ein Kind auf dieser Stufe bleibt, wird es bald kein Interesse mehr an der Handlung zeigen.	Das Kind entdeckt eine Büchse: Es schüttelt sie, öffnet und schließt sie oder füllt etwas hinein und leert es wieder aus. Diese Handlungen werden durch die Büchse als Gegenstand hervorgerufen. Das Tun an sich steht im Interesse des Kindes. Es ist für das Kind aber noch unwichtig, was es einfüllt/ausleert oder wo die Dinge hin rollen, wenn es sie ausleert. Auch das Schütteln macht es aus Freude am Tun. Dabei bemerkt es wohl, dass es einen Lärm verursachen kann, geht diesem aber nicht auf den Grund. Auch hier wird das Kind nicht lange verweilen. Erst wenn es die Veränderungen wahrnimmt, es also die nächste Stufe erreicht, kommen neue und spannendere Erfahrungen dazu.

Entwicklungsstufe	Schraubstock
3. Ausprobieren mit Beachtung des Handlungsresultats	Das Kind **nimmt wahr, dass es mit dem Drehen an der Kurbel etwas bewirkt und verändert,** nämlich, dass sich der Schraubstock öffnet oder schließt. Wenn das Kind **deswegen wieder auf- und zudreht,** dann probiert es den Schraubstock aus und beachtet das Handlungsresultat. Es dreht nicht an der Kurbel, um etwas einzuspannen (das könnte der nächste Schritt sein), sondern es dreht, um zu schauen, wie sich der Schraubstock bewegt, es erforscht den Zusammenhang zwischen seiner eigenen Drehbewegung bzw. der Drehrichtung der Kurbel und der Bewegung der Schraubstockbacke. Es nimmt das Handlungsresultat wahr und interessiert sich dafür.

Entwicklungsstufe	Schraubstock
4. Ausprobieren mit Ziel innerhalb einer einzelnen, konkreten Situation	Das Kind hat die Funktionsweise des Schraubstockes entdeckt. Es geht auf verschiedene Angebote der Therapeutin ein oder holt selbst verschiedene Gegenstände und versucht, diese einzuspannen. Es probiert z. B. aus, wie lang oder dick die Gegenstände sein können, damit sie im Schraubstock Platz haben, oder was mit welchen Gegenständen passiert, wenn es den Schraubstock fest zudreht (z. B. wie eine Kartonröhre zerquetscht wird, wie ein Tannenzapfen zerbröselt, wie sich ein Abdruck im Styropor abzeichnet, wie ein quer eingespannter Holzstab sich zuerst verbiegt und dann zerbricht oder wie ein Luftpolster zerplatzt ...). → Das Ziel des Kindes ist es, mit dem Schraubstock bei verschiedenen Gegenständen Veränderungen zu bewirken.

Apfel	Büchse / Dose
Mit dem Sparschäler schält das Kind wiederum einen Apfel. Auf dieser Stufe achtet es aber sehr wohl darauf, wo noch Schale ist, bzw. wo sie schon weg ist, und es dreht den Apfel, sodass es überall schälen kann. Es nimmt wahr, dass die geschälten Stellen nass sind, die ungeschälten trocken. Es schaut auch die Schalenstücke an, die wegfallen, und registriert, ob sie klein oder groß sind. Mit dem Apfelkernausstecher probiert das Kind aus, was es damit machen kann. Es drückt ihn auf den Apfel und merkt, dass dies ein Muster hinterlässt. Das will es nun wiederholen. Vielleicht drückt es auch schon so fest (evtl. mit Hilfe der Therapeutin), dass es ein Loch gibt. Es nimmt das Loch wahr, steckt den Finger hinein oder schaut hindurch.	Das Kind entdeckt eine Büchse. Das Kind füllt die Büchse, bis sie voll ist, dann leert es sie wieder aus. Es schaut, wie die ausgeleerten Dinge sich auf dem Boden verteilen und freut sich darüber. Schütteln: Es schüttelt, um immer wieder Lärm zu erzeugen, und schaut dabei die Therapeutin an (vielleicht hält sich diese die Ohren zu, weil es so laut tönt). Rollen: Das Kind lässt die Büchse von sich wegrollen. Es bemerkt, dass die Büchse vielleicht unter den Tisch rollt und kann sie wieder zurückholen. Oft geschehen neue Handlungsresultate per Zufall. Im Unterschied zur zweiten Stufe nimmt das Kind die neue Veränderung nun wahr und interessiert sich dafür. Es merkt, dass es mit seinem Tun etwas in der Umwelt oder beim Gegenüber bewirken kann. Es beginnt sich für Ursache- und Wirkungszusammenhänge zu interessieren.

Apfel	Büchse / Dose
Das Kind hat das Ziel, den Apfel zu zerkleinern oder ein Loch hinein zu machen. Es holt im Schrank verschiedene Küchengeräte oder erhält von der Therapeutin verschiedene Geräte zum Ausprobieren. Im Vergleich zur dritten Stufe steht jetzt die Veränderung des Apfels im Vordergrund. Das Kind sucht nach verschiedenen Werkzeugen, um beim Apfel das Ziel zu erreichen, ohne die Funktion der Geräte im Voraus schon genau zu kennen.	Das Kind hat nun das Ziel, durch das Schütteln der Büchse wieder verschiedene Geräusche zu erzielen. Dabei wird es aktiv und probiert aus, was laut klingt (Steine, Murmeln, ...) oder was kaum ein Geräusch erzeugt (Federn, Ballone, Papierfetzchen, ...). Es merkt auch, dass die Menge Einfluss auf den Lärmpegel hat: Ein einzelner Stein macht weniger Lärm als viele. Auch beim Rollen der Büchse wird das Kind aktiv und probiert aus, wie stark es diese anschubsen muss, damit sie weit wegrollt. Vielleicht entdeckt es auch die schiefe Ebene und kann mit der Steilheit das Tempo und den Weg der Büchse beeinflussen.

Entwicklungsstufe	Schraubstock
5. Ausprobieren mit viel Eigenaktivität „Mittel zum Zweck“	Das Kind will ein Brett zersägen. Es hält das Holz fest, aber es wackelt. Problemstellung: Was kann man tun, damit das Brett fixiert ist? Das Kind versucht das Problem mit einer Stütze zu lösen, z. B. fragt es die Therapeutin, ob sie das Brett festhalten kann, oder es macht eine Stütze mit Steinen oder Schleifklötzen, die es auf beiden Seiten des Brettes hinstellt und so das Brett „einklemmt“, oder es klebt das Brett mit Klebeband am Tisch an. Nach jeder Lösungsstrategie probiert es aus, ob es nun sägen kann. Falls diese Lösungen alle nicht ausreichen, kann es sein, dass es selbst den Schraubstock entdeckt oder dass die Therapeutin das Kind darauf hinweist. Gehen wir davon aus, dass das Kind den Schraubstock noch nie benutzt hat. Es wird zuerst die Funktion ausprobieren müssen. Sobald es aber die Funktionsweise verstanden hat, wird es das Brett in den Schraubstock stellen und zudrehen. → Das Kind sucht aktiv nach Lösungen und gibt nicht auf, bis es zum Ziel kommt. Es benutzt den Schraubstock als Mittel zum Zweck. Wenn es die Funktion des Schraubstockes verstanden hat, wird es ihn in einer späteren Situation wieder benutzen, wenn es etwas einklemmen muss.

Apfel	Büchse/Dose
Das Kind sucht gezielt nach geeigneten Gegenständen und Werkzeugen, die es schon kennt, und versucht zum Ziel zu kommen. Z. B. nimmt es den Fleischhammer, um den Apfel zu zerkleinern. Es nimmt wahr, dass der Apfel wegrollt. Es holt eine Schüssel, legt den Apfel hinein und bittet die Therapeutin, die Schüssel zu halten. Falls das Kind mit diesem Lösungsversuch nicht weiterkommt, sucht es nach weiteren Lösungsmöglichkeiten, um den Apfel zu fixieren oder ihn auf eine andere Weise zu zerkleinern (Kartoffelstampfer, Messer, Reibe usw.).	Die Therapeutin hat etwas in die Büchse gelegt (z. B. ein Holztierchen oder ein kleines Püppchen) und den Deckel gut angeklebt, sodass er nicht mehr geöffnet werden kann. Problemstellung: Das Püppchen oder Tier will wieder heraus. Das Kind versucht nun mit verschiedenen Werkzeugen (z. B. Schere, Bohrer, Schraubenzieher, Ahle, Hammer) die Büchse seitlich oder am Deckel zu öffnen und die Öffnung so weit zu vergrößern, dass der versteckte Gegenstand herausgeholt werden kann. Andere Situation: Das Kind will eine Büchse verschließen, deren Deckel nicht gut hält. Es probiert verschiedene Möglichkeiten aus, um die Büchse fest zu verschließen, z. B. indem es den Deckel fest andrückt, ihn mit einer Schnur zuzubinden versucht oder mit Leimstift zuklebt. Falls das nicht hält, den Deckel mit stärkerem Leim oder mit Klebeband zuklebt, ihn annagelt etc. Es bleibt dran, bis es eine Lösung gefunden hat, die passt und mit der das vom Kind verfolgte Ziel zufriedenstellend erreicht wird.

Entwicklungsstufe	Schraubstock
6. Planungsebene	Das Kind will z. B. ein Tier aus Holz bauen. Es zeichnet das Tier auf ein Brett. Um es auszusägen, legt es das Brett auf den Tisch und beginnt mit Sägen. Weil das Brett rutscht, sucht es nach einer besseren Lösung und erinnert sich an den Schraubstock. Es spannt das Brett ein und beginnt auszusägen. Irgendwann kommt es nicht weiter, weil je nach Sägerichtung z. B. der Schraubstock oder die Tischplatte im Weg ist. Es spannt das Brett höher ein. Falls dies nicht weiterhilft, dreht es das Brett oder es fährt mit der Säge den gleichen Weg zurück und beginnt an einem anderen Punkt zu sägen usw. Damit das Tier stehen kann, befestigt es das Tier zum Beispiel auf einem kleinen Holzbrett als Boden oder macht ihm „Füße“. Auch für die weiteren Merkmale (Fell, Ohren, Schwanz usw.) sucht es nach eigenen Lösungen. Es muss nicht sein, dass das Kind schon von Beginn an weiß, welche Handlungsschritte nötig sind. Meistens ist es so, dass es Schritt für Schritt weiter plant und für jede Problemstellung entweder eine neue Lösung suchen muss oder auf bisher gemachte Erfahrungen zurückgreift und diese an die neue Situation anpasst und anwendet. Dabei muss es immer wieder seine Handlungen kontrollieren und reflektieren.

Apfel	Büchse/Dose
Das Kind will einen Apfelkuchen backen. Es hat den Teig und einen Apfel mitgebracht. Es kann die bisherigen Erfahrungen in der Küche nutzen und weiß z. B., dass es den Teig auspacken und mit diversen Geräten oder mit den Händen flach drücken und in ein Blech legen kann. Es sucht nach geeigneten Küchengeräten, um den Apfel zu schälen und zu zerkleinern, und legt die Stücke dann auf den Teig, oder es packt die Apfelstücke in den Teig, oder es knetet diese in den Teig ein. Seine Vorstellung von einem Apfelkuchen muss nicht mit der unsrigen übereinstimmen. Wichtig ist, dass das Kind zu seinem Ziel kommt oder einen Auftrag der Therapeutin mit selbst gewählten Geräten ausführen kann, das Handlungsresultat beurteilt und gegebenenfalls bei Unzulänglichkeit des Resultats seine Handlung anpasst und dann wieder kontrolliert, bis es zum Schluss beim Ziel angelangt ist.	Das Kind will einen Helikopter bauen und findet für den Rumpf eine Büchse. Es muss immer wieder geeignete Gegenstände und Werkzeuge suchen, um Fenster und eine Türe zu machen, ein Heckteil, einen Rotor und Kufen zu bauen und diese an der Büchse zu befestigen usw. Dabei setzt es Gegenstände und Werkzeuge ein, deren Funktionen es in den vorhergegangenen Stufen ausprobiert und erfahren hat, und kann sie nun gezielt als Mittel zum Zweck einsetzen. Dabei sind auch hier noch viele Varianten offen. Die Probleme ergeben sich fortlaufend und es wird Schritt für Schritt nach Lösungen gesucht. Auf dieser Stufe ist oft ein vom Kind gezeichneter Plan der Ausgangspunkt für die Umsetzung. Auf dem Plan werden die wichtigsten Merkmale des Zielobjekts aufgezeichnet. Die Merkmale sollen bei der Umsetzung helfen. Es geht aber nicht darum, eine visuell ähnliche Kopie des Plans herzustellen.

Gezielter Einsatz von Sprache in der heos-Therapie

Sprache *vor* der Handlung	Sprache *nach* der Handlung
Wozu? ▪ um das Kind in eine neue Situation hineinzuführen ▪ um die Interaktion aufzubauen oder aufrechtzuerhalten ▪ zur Veranschaulichung der Situation bzw. der Problemstellung, z. B.: „Wir brauchen etwas Spitzes." „Kannst du das kleiner machen?", „Der Draht muss hier durchgehen (oder hineingehen und wieder rauskommen)." ▪ zum Formulieren von Aufträgen oder von Handlungsanregungen ▪ zum Strukturieren bzw. Planen der folgenden Handlung, wenn das Kind nicht weiterweiß.	**Wozu?** ▪ für den Aufbau des ersten situationalen Sprachverständnisses und um das Interesse für ein Handlungsresultat zu wecken ▪ bei Kindern, die schon mehr sprachliche Kompetenzen zeigen: für die Beschreibung einer Veränderung, eines Handlungsresultats, für die Differenzierung des Wortschatzes oder für die Reflexion ▪ für die Versprachlichung am Schluss der Stunde
Voraussetzungen: ▪ ausreichendes Sprachverständnis ▪ gute vertrauensvolle Beziehung ist vorhanden ▪ Kind zeigt bereits einen gewissen Grad an Eigenaktivität ▪ aktives Suchen nach geeigneten Werkzeugen oder Material ist möglich	**Voraussetzungen:** ▪ Aufmerksamkeit des Kindes oder triangulärer Blickkontakt ist während des Sprechens vorhanden ▪ das Kind reagiert bereits auf sprachliche Äußerungen
Was zu beachten ist: ▪ so wenig Sprache wie möglich bzw. nur so viel Sprache wie nötig, bezogen auf die folgende Handlung ▪ keine langen Erklärungen! ▪ Verwendung von **globalen Begriffen,** Oberbegriffen oder Merkmalen, z. B.: „Kannst du das zusammenmachen?", „Wir brauchen etwas Hartes", „Hole ein Werkzeug, um ein Loch zu machen", „Das muss kleiner sein"	**Was zu beachten ist:** ▪ mit dem Sprachangebot wenn möglich warten, bis das Kind die Veränderung wahrgenommen hat. Dem Kind genügend Zeit zum Wahrnehmen lassen. ▪ Verwendung von **konkreten Begriffen:** *vorher:* „zusammenmachen", *nachher*: z. B. zusammenkleben, zusammennageln, zusammenbinden, verschrauben *vorher:* „etwas Hartes", *nachher:* „Du hast einen Stein, ein Holzbrett, einen Holzklotz, eine dicke Kartonröhre genommen." *vorher:* „ein Werkzeug, um ein Loch zu machen", *nachher:* „Du hast ein Loch gebohrt mit dem Bohrer, dem spitzen Bleistift, einem Nagel, mit der Lochzange, mit einer Schere ..." *vorher:* „kleiner machen", *nachher:* schneiden, sägen, raspeln, zerhacken, ...

Sprache *vor* der Handlung	Sprache *nach* der Handlung
Wie formulieren? ▪ bei Veranschaulichung vor allem als Aussage, bei Aufträgen auch als Frage formulieren ▪ kurze, klare Sätze, die ein Merkmal beschreiben ▪ ich sage dem Kind, was es tun kann, **aber nicht *wie* und *womit*!** **Beispiel:** Wenn ich sage: „Kannst du das zusammenkleben?", dann schränke ich bereits die Möglichkeiten des Kindes ein. Es kann noch mit Klebeband oder Leim kleben, aber nicht mehr binden, schrauben, nageln ... Denn mein Wort beinhaltet bereits die Lösung.	**Wie formulieren?** ▪ **bei Kindern mit wenig Sprachverständnis und kleinem Wortschatz:** nur einzelne, klare Begriffe verwenden, die ein Merkmal oder eine Veränderung beschreiben, z. B.: „weg, hinein, zu, runtergefallen, klein, unten ...". Begriffe mit Mimik, Gestik oder Sprechmelodie emotional untermalen. Wichtig: Wörter aller Wortarten benutzen. Am Anfang sind vor allem Verben, Präpositionen und Adjektive wichtig. ▪ **bei Kindern mit besserem Sprachverständnis:** Satzlänge, Menge der verschiedenen Begriffe dem sprachlichen Niveau des Kindes anpassen. Lieber weniger verschiedene Wörter und nur Satzteile, dafür mehrmalige Wiederholungen. ▪ **bei Kindern, bei denen es vor allem um die Wortschatzdifferenzierung geht:** verschiedene Begriffe einander gegenüberstellen. „Was haben wir gemacht (sägen oder schneiden, zeichnen oder schreiben, ist etwas fein oder weich)?" ▪ **beim Versprachlichen am Schluss der Stunde:** einzelne Begriffe festigen, nochmals sichern, wiederholen, Merkmale aufzeichnen, ...
Verschiedene Schwierigkeitsstufen: **Beispiel 1:** Zwei Holzteile, die zusammengefügt werden müssen, halten nicht zusammen. Das Kind weiß nicht, was es tun kann, zeigt keine Handlungsinitiative: **Mögliche Formulierungen, mit *sinkendem* Schwierigkeitsgrad:** ▪ „Es fällt auseinander." → kommentiert die aktuelle Situation oder das Problem. Das Kind muss daraus schließen, was es dagegen tun kann. ▪ „Es hält nicht." → beinhaltet bereits das Ziel, aber in verneinender Formulierung. ▪ „Das muss zusammenhalten." → sagt klar, was das Ziel ist, aber nicht, wie das Kind dazu kommt. ▪ „Kannst du das zusammenmachen?" → klare Handlungsaufforderung. Wenn das Kind sagt, es wisse nicht wie, fordere ich	**Verschiedene Schwierigkeitsstufen:** ▪ Länge des sprachlichen Inputs: von einzelnen konkreten Begriffen, die oftmals wiederholt werden, zu Satzteilen, bis zu ganzen Sätzen ▪ Menge der verwendeten Begriffe: von 3-4 Begriffen pro Lektion, die angeboten werden, zu immer differenzierterem Sprachangebot **Wichtig dabei ist:** ▪ Es wird **nie alles** kommentiert, sondern Schwerpunkte werden pro Stunde oder über mehrere Lektionen festgelegt. → Wir arbeiten deshalb in Themen: z. B. über mehrere Wochen mit Teig arbeiten oder verschiedene Teige herstellen, Früchte oder Gemüse verändern, mit ähnlichem Ziel: z. B. Zerkleinern, Mus machen, Saft machen, oder über mehrere Wochen ein Projekt in der Werkstatt verfolgen.

Sprache *vor* der Handlung	Sprache *nach* der Handlung
es auf, im Regal etwas zu suchen, womit es die beiden Teile zusammenmachen kann. → Falls das Kind nichts findet, mache ich ein Angebot, z. B. Draht, Schnur, Klebeband, Nagel, Schraube etc. → Falls das Kind nicht weiß, wie es mit dem Angebot umgehen muss, führe ich es. Aber eigentlich sollte ich ein Angebot machen, von dem ich annehme, dass das Kind es kennt. **Beispiel 2:** Wir haben alle trockenen Zutaten zusammengemischt, aber der Teig ist krümelig. Es geht um die Problemstellung, was man tun kann, damit der Teig zusammenhält. Das Kind hat keine Idee. **Mögliche Formulierungen, mit *sinkendem* Schwierigkeitsgrad:** ▪ „Der Teig ist ganz krümelig." → kommentiert die Situation ▪ „Der Teig ist zu trocken." → beinhaltet bereits das Ziel, aber als Gegenteil formuliert ▪ „Kannst du den Teig nass machen?" → klare Handlungsaufforderung, aber das Kind hat immer noch verschiedene Möglichkeiten (z. B. mit Wasser, mit Milch, mit Zitronensaft, mit rohem Ei) ▪ „Kennst du etwas, was nass ist?" „Am Anfang der Stunde musstest du deine Hände abtrocknen, weil sie nass waren. Warum?"	**Ziel dieser Arbeit:** ▪ semantische Felder aufbauen und das Sprachverständnis sowie den Wortschatz differenzieren, indem wir das Kind zuerst die Erfahrungen machen lassen, damit es den Inhalt der Begriffe aufnehmen und verstehen kann. ▪ anschließend die Sprachbegriffe anbieten, differenzieren, Bezüge schaffen, Vergleiche ziehen, damit das Kind Unterschiede bzw. Zusammenhänge erkennen und verstehen lernen kann. ▪ durch die Arbeit am gleichen Thema über mehrere Lektionen und mit ähnlichem Material ist die Verinnerlichung und Sicherung der Begriffe möglich. ▪ das Kind erhält durch die Wiederholungen Sicherheit und es kann sich von Mal zu Mal weiter im Thema vertiefen, neue Veränderungen wahrnehmen und diese mit der Zeit reflektieren.

Das heos-Modell

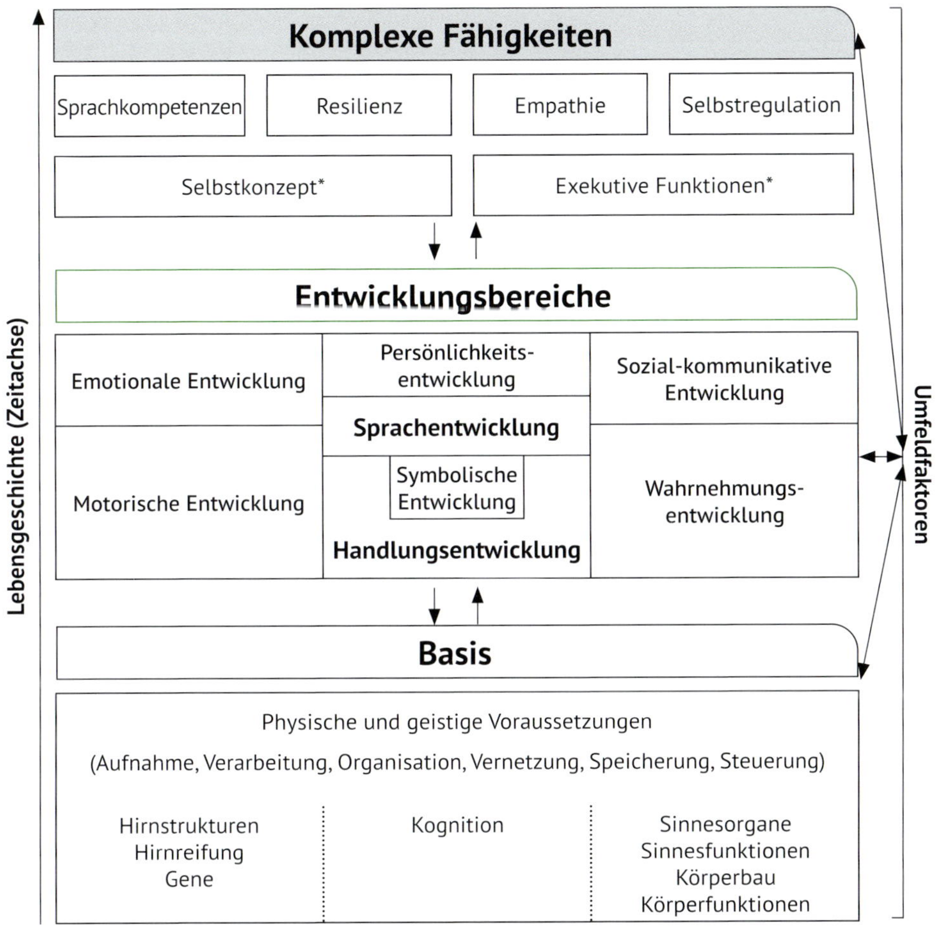

* siehe Detailansicht

Zeichnerische Versprachlichungen nach der Arbeit in der Küche*

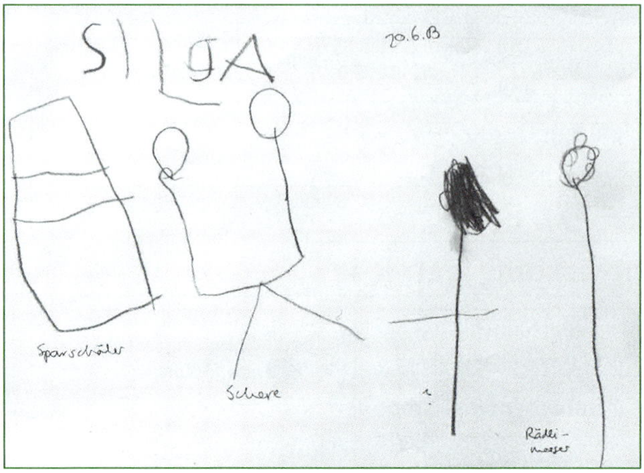

Vorschulkind
(kurz vor Kindergarteneintritt)
Das ca. 4;5-jährige Mädchen konnte bereits einige Merkmale darstellen und den Namen selbstständig schreiben.

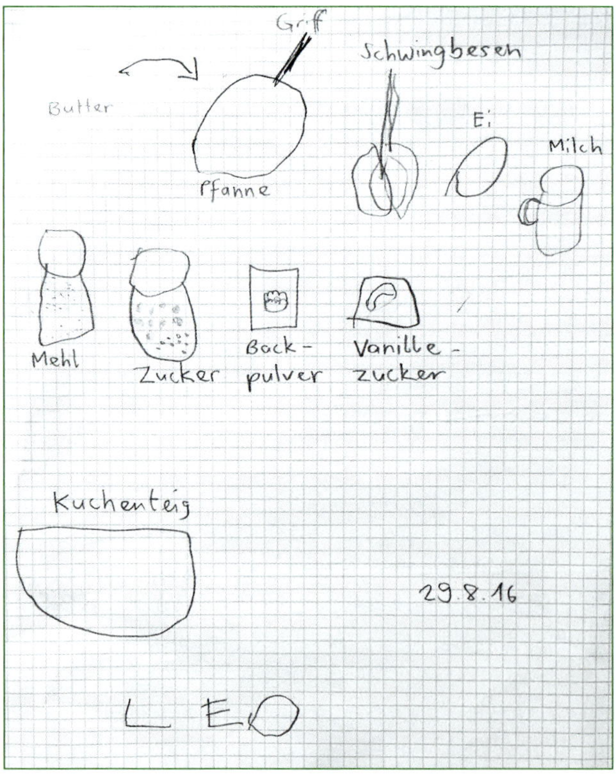

Ein Junge
(Anfang 2. Kindergartenjahr)
Alle Zutaten, die er für den Kuchenteig zusammenmischen musste, hat er aufgezeichnet.

*Weitere Beispiele finden Sie im Downloadmaterial.

Kind
(im 2. Kindergartenjahr)
Gezeichnetes „Rezept“ für den Kuchenteig

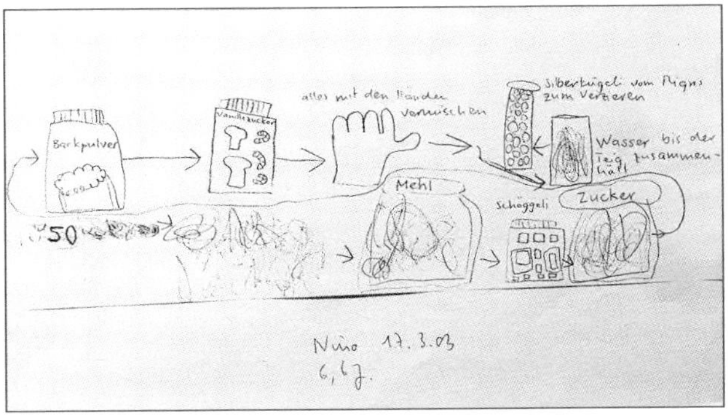

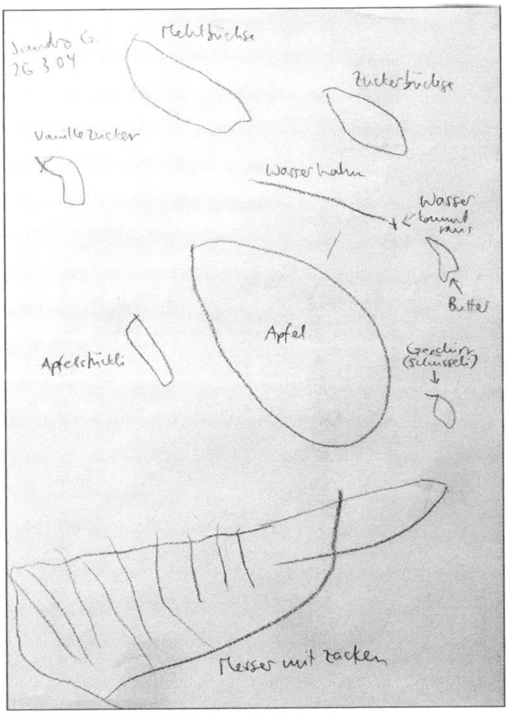

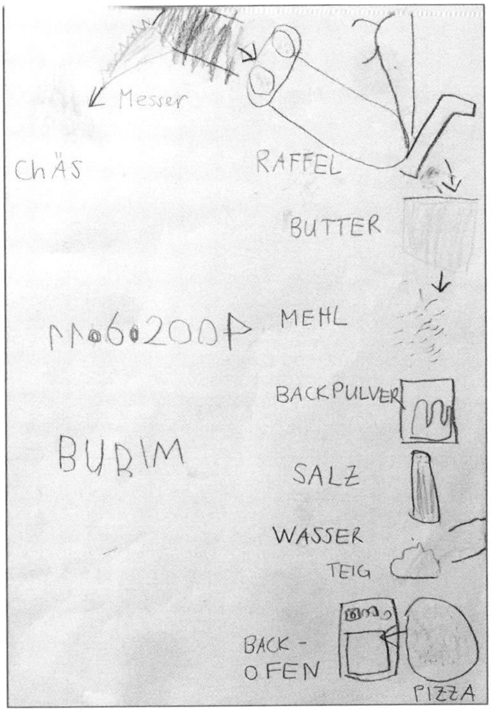

Versprachlichung eines Kindes mit starker Sehbeeinträchtigung
Das Messer mit den Zacken hat das Kind in dieser Stunde genau wahrgenommen. Alle anderen Formen sind noch nicht so deutlich erkennbar, sondern eher geschlossene, runde Formen.

Junge
(kurz vor dem Eintritt in die 1. Klasse)
„Rezept“ für selbst gemachte Pizza.
Der Junge malte die Gegenstände, ich schrieb sie in Großbuchstaben auf, weil er einige Buchstaben bereits kannte. Er musste mir jeweils den Anlaut nennen.

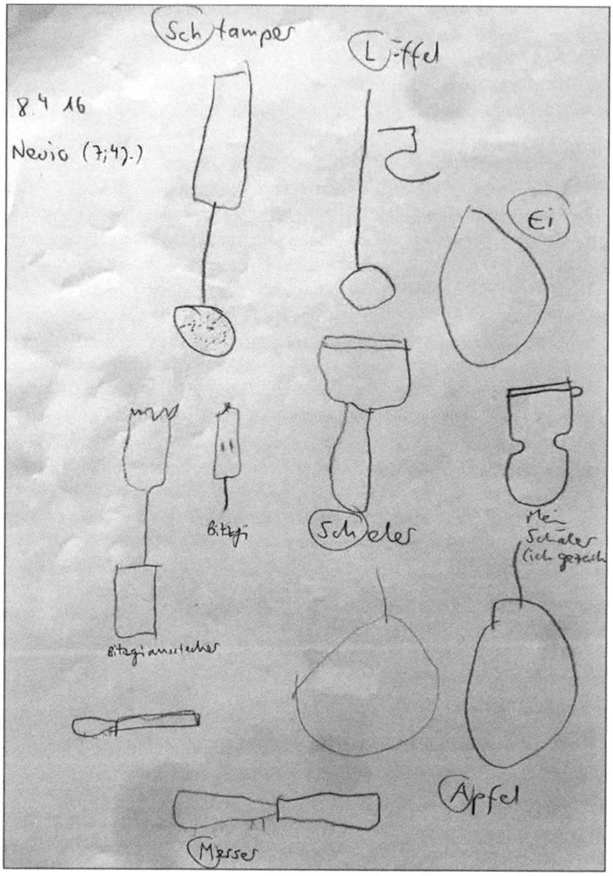

Kind im Einschulungsjahr, das zweimal wöchentlich in die Logopädie kam
Wir haben die gut hörbaren Anlaute erarbeitet. In den Zeichnungen sind bereits viele Details dargestellt.

Drei Wochen später
Aufzeichnung eines Teils des Ablaufes, wie er Kartoffelpüree gemacht hat.

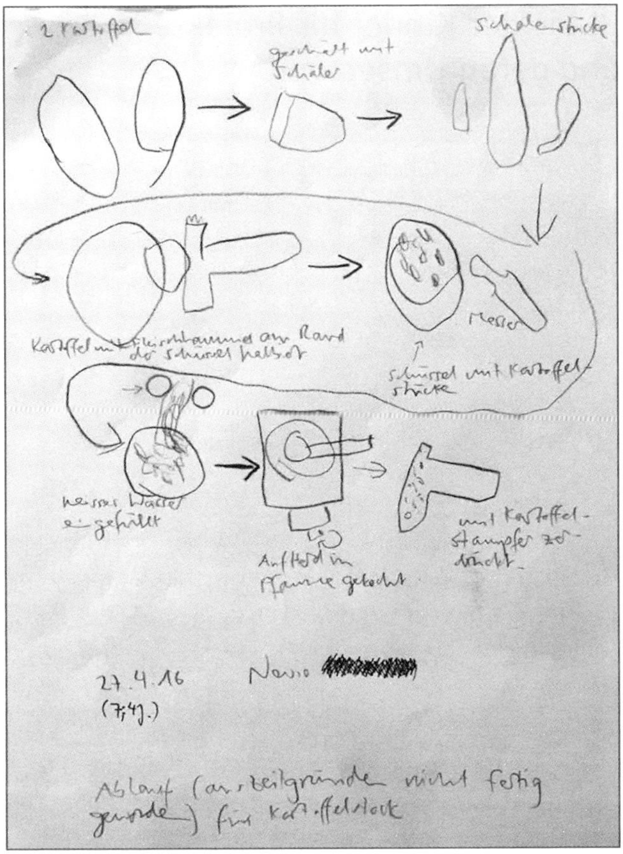

Gleiche Woche
Kartoffeln anders verarbeitet als zwei Tage zuvor.

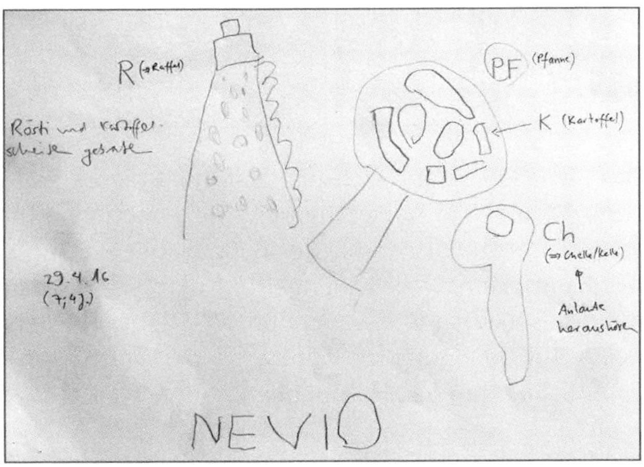

Pläne der Kinder für Projekte in der Werkstatt und deren Umsetzung*

Im Folgenden zeige ich einige Pläne und deren Umsetzung von Kindern in verschiedenen Entwicklungsstufen. Sie sollen veranschaulichen, was entstehen kann, wenn ein Kind etwas von den Merkmalen ausgehend bauen kann. Die Pläne dienen als Grundlage dazu, diese Merkmale zu erarbeiten. Es geht nicht darum, den Plan nachzubauen.
Weitere Beispiele finden Sie in der Download-Datei zu diesem Buch.

Advents- und Weihnachtsprojekte

▶ Ein Engel

Der Plan wurde von einem 4;7-jährigen Mädchen gemalt. Die Merkmale erarbeiteten wir gemeinsam. Wir schauten bei ihrem und meinem Körper, welche Körperteile der Engel braucht. Sie wusste, dass ein Engel im Unterschied zu uns Menschen Flügel besitzt, die sie seitlich als runde Formen dargestellt hat.

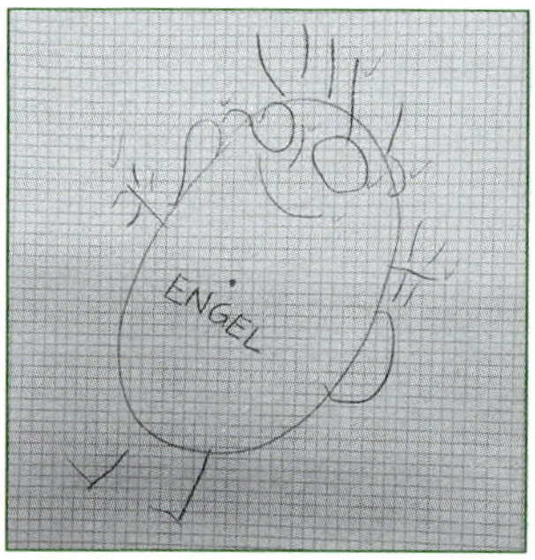

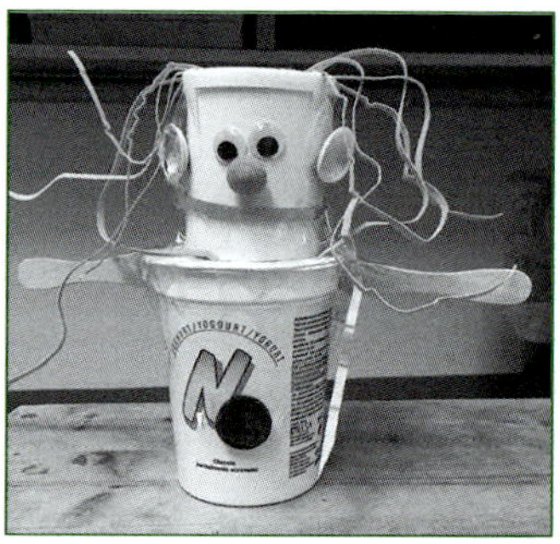

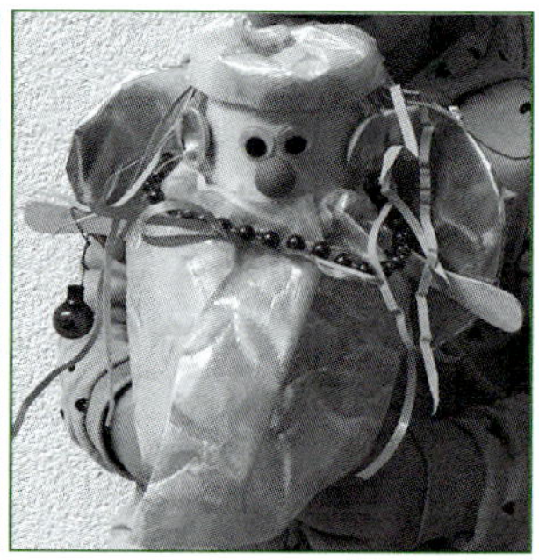

Das Mädchen befand sich zum Zeitpunkt dieses Projektes auf den Entwicklungsstufen 4 bis 5, je nach Situation. Die Materialien für die Körperteile suchte sie selbst im Materialschrank. Der Bauchnabel war ihr wichtig. Die Beine wollte sie nicht umsetzen, weil der Engel auf dem Becher bereits stehen konnte. Für das Kleid besprachen wir, woraus unsere Kleider bestehen und wie dieses Material heißt. Aus der Stoffkiste wählte sie den wattierten Glanzstoff aus, den wir mit einer Schnur um den Hals banden.

*Weitere Beispiele finden Sie im Downloadmaterial.

▶ Ein Nikolaus

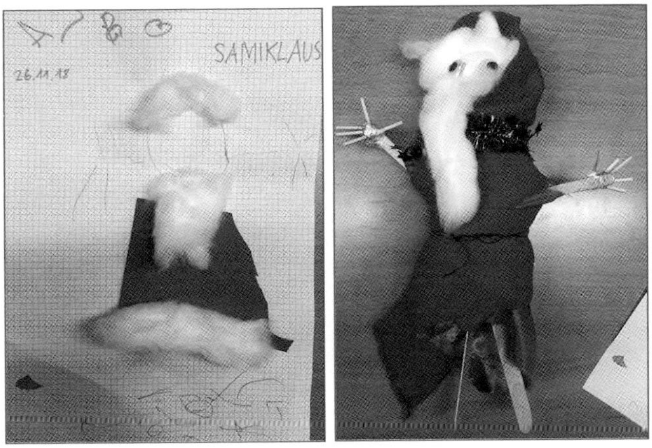

Diesem 4;7-jährigen Jungen war es beim Malen des Planes wichtig, dass der Nikolaus einen roten Mantel und einen langen Bart trägt. Ich bot ihm dafür das rote Papier und die Watte an.

In der folgenden Woche begannen wir mit der Umsetzung. Wir gingen von den einzelnen Merkmalen aus. Ich strukturierte den Ablauf mit meinen Fragen, Aufträgen und Angeboten (hauptsächlich Entwicklungsstufe 4). Die Kleider wickelten wir um den Körper. Der Junge hatte noch nicht genügend Ausdauer, um etwas zusammenzunähen.

▶ Der Nikolaus mit selbst genähten Kleidern

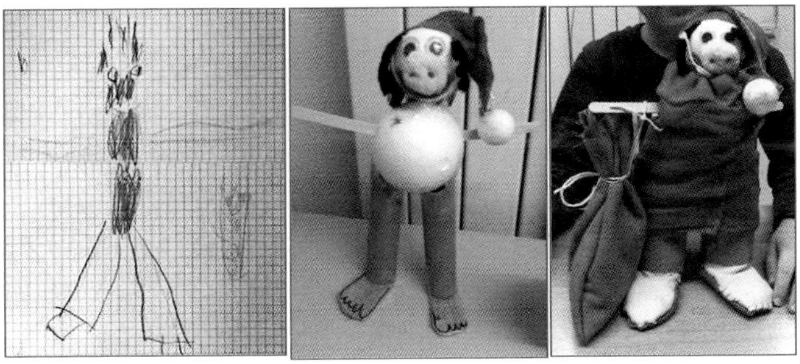

Während dieses Projekts lernte der Junge (im 1. Kindergartenjahr) mit der Schere verschiedene Materialien schneiden: die Hose aus Papier, den Mantel aus Stoff, die Schuhe aus Leder. Die Papierhose klebten wir zusammen, die restlichen Kleider nähten wir gemeinsam von Hand mit Nadel und Faden, den Sack tackerten wir zusammen. Der Junge befand sich auf den Entwicklungsstufen 4-5.

▶ Ein Weihnachtsbaum

Der gelbe Weihnachtsbaum entstand als Erstes auf dem Plan. Der 4;6-jährige Junge wusste, dass am Weihnachtsbaum seiner Familie jeweils Kerzen brennen. Er zeichnete sie als große blaue Kerzen. Ich zeichnete eine orange Kerze am Baum und er ahmte mich nach. Warum er auch noch zwei Sonnen und Regen auf seinen Plan zeichnete, weiß ich nicht mehr.

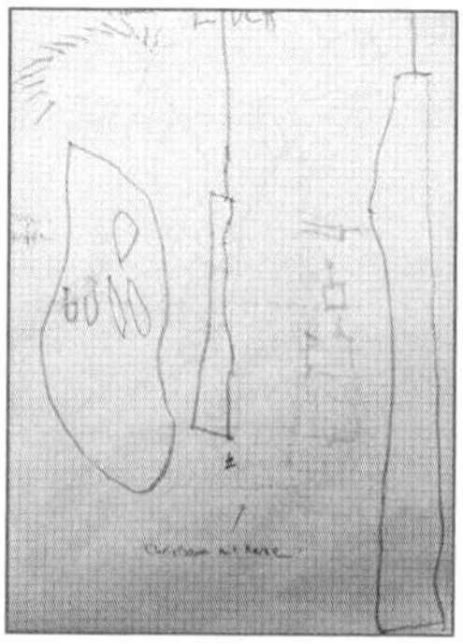

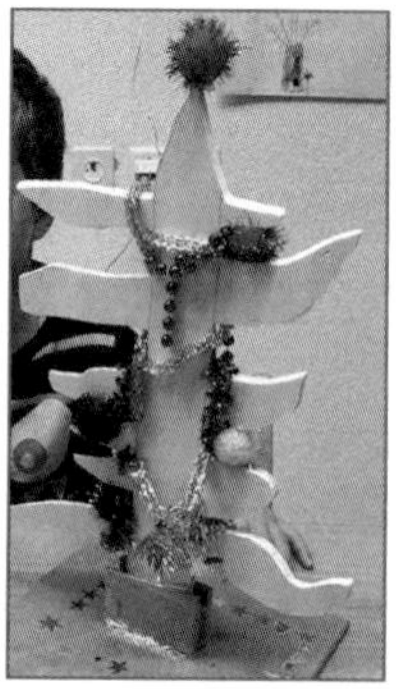

Dem Jungen war es wichtig, den Baum schmücken zu können. Deshalb zeichnete er auf das Holz längere Äste als auf dem Plan. Der Baum entstand schrittweise (Stufe 4).

▶ **Christbäume, die ohne Plan entstanden sind**

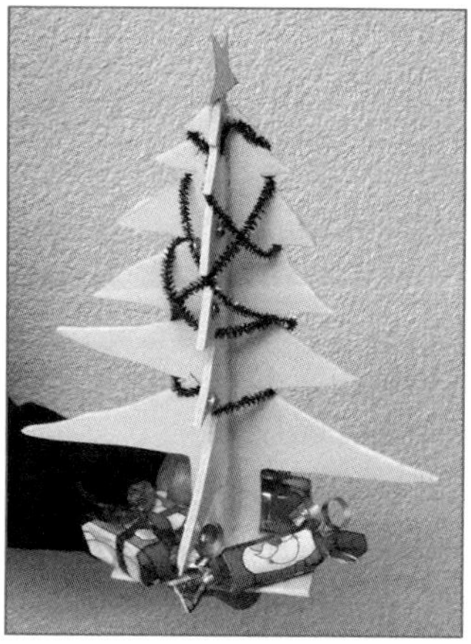

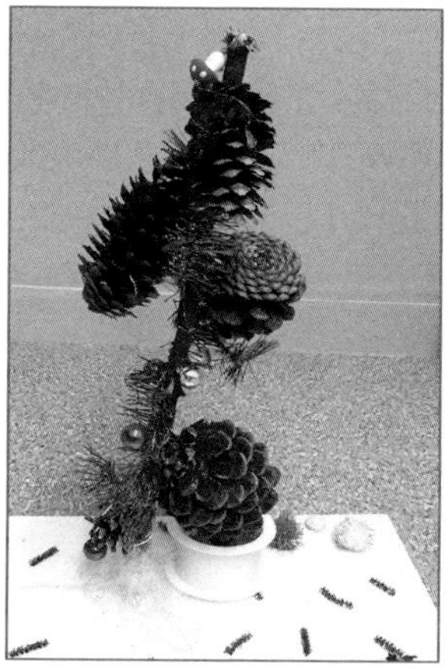

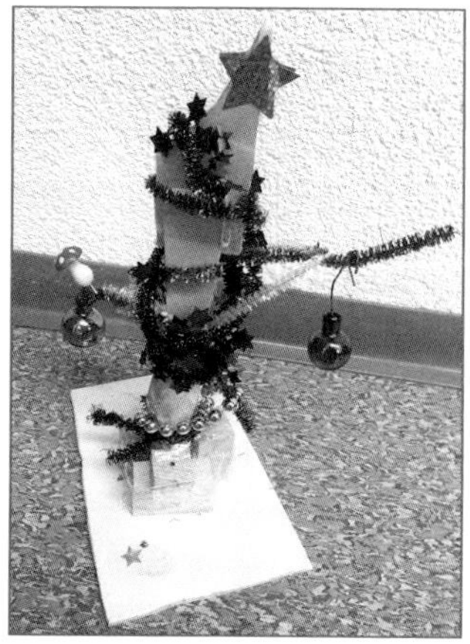

Osterhasenprojekte

▶ **Der Hase mit Krallen**

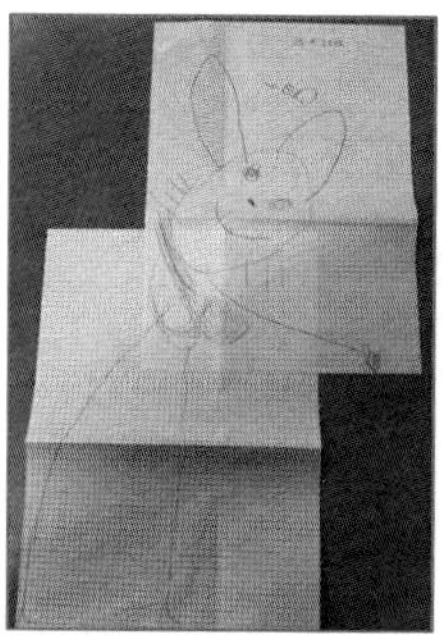

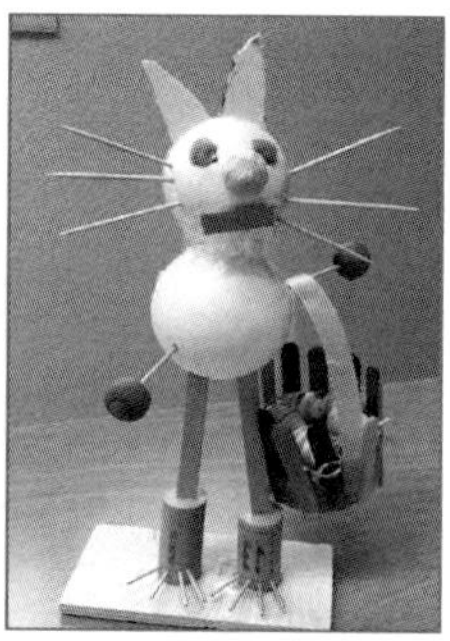

Dieser Osterhase wurde von einem ca. 5-jährigen Jungen im 1. Kindergartenjahr gebaut. Da der Kopf auf dem Plan etwas groß geriet, ergänzten wir ein weiteres Blatt, damit der ganze Körper Platz hatte. Schritt für Schritt bauten wir den Hasen nach den Merkmalen auf. Ich strukturierte den Ablauf, wenn nötig mittels Fragen, Aufträgen und Veranschaulichungen (Entwicklungsstufen 4 und 5).

▶ Der schmunzelnde Osterhase

Der 5;11-jährige Junge, der diesen Osterhasen baute, war sehr überrascht, dass er den Hasen anhand der besprochenen Merkmale selbst zeichnen konnte. Voll motiviert suchte er während der Umsetzung nach geeigneten Materialien im Regal. Aus dem vorangegangenen Projekt kannte er bereits einige Lösungsmöglichkeiten und konnte viele Problemstellungen selbst lösen. Bei der Handlungsplanung benötigte er noch Unterstützung (Entwicklungsstufe 4 und 5).

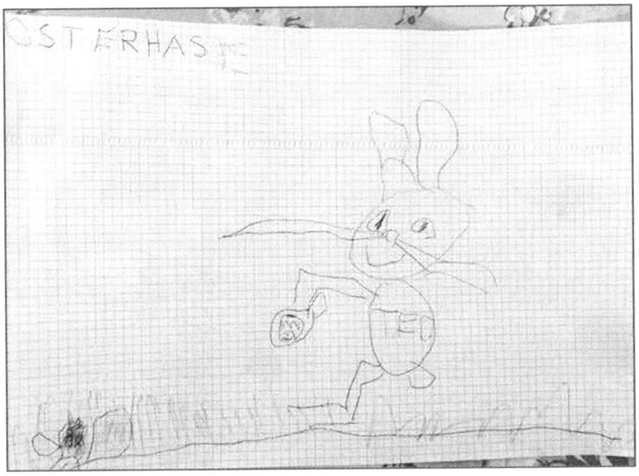

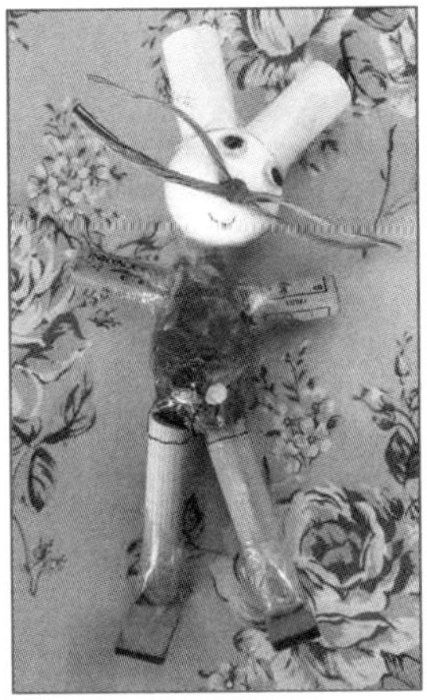

▶ Der Osterhase mit integriertem Korb

Dieser Osterhase wurde von einem Schüler in der Mittelstufe gebaut (Entwicklungsstufe 6). Er hatte eine genaue Vorstellung, wie er den Korb mit dem Hasenkörper verbinden möchte. Da der Hase auf diese Weise nicht stehen konnte, befestigte er hinten eine Art Wand, die er zu einer Wiese verzierte und stellte einen Fuß des Hasen auf das Osterei, damit der Hase nicht wackelte. Bei diesem Jungen nutzten wir den sprachlichen Austausch, um das Pseudostottern zu üben.

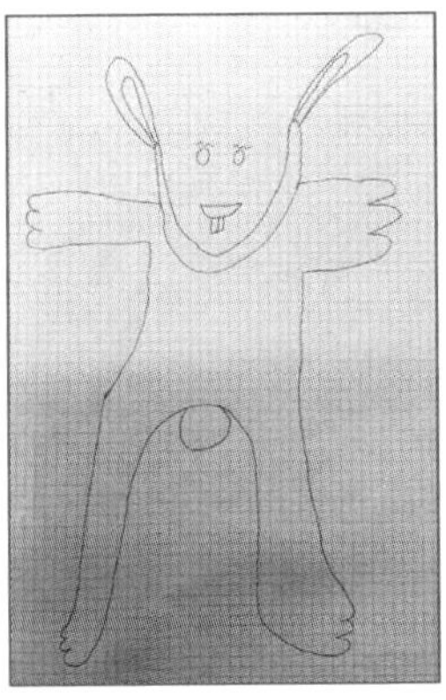

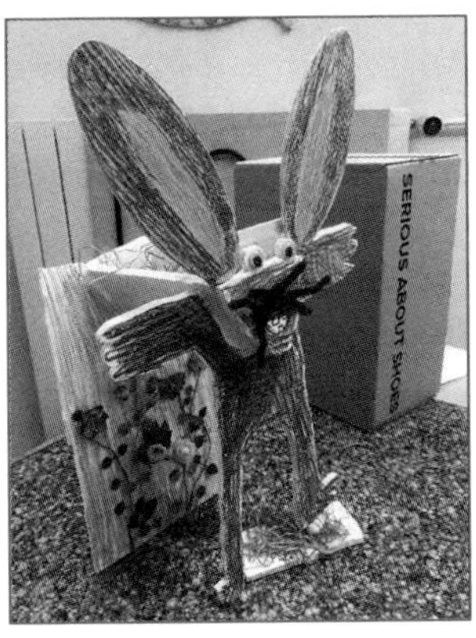

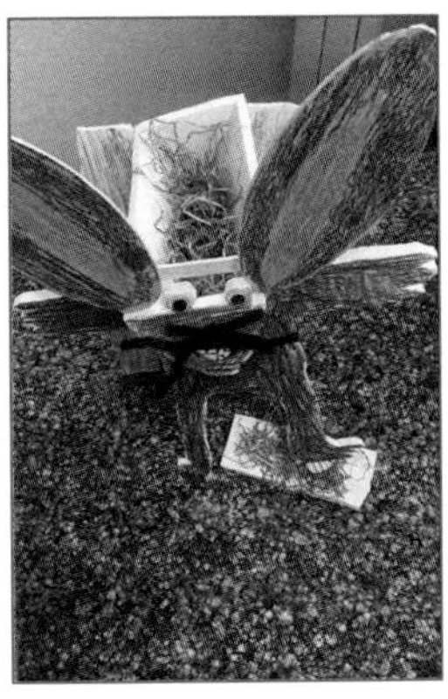

Puppen entstehen

▶ Der Freund Ares

Der Plan des 5;6-jährigen Jungen ist noch wenig differenziert. Während des Bauens, über den Vergleich mit seinem Körper, konnte er das Körperschema differenzieren.

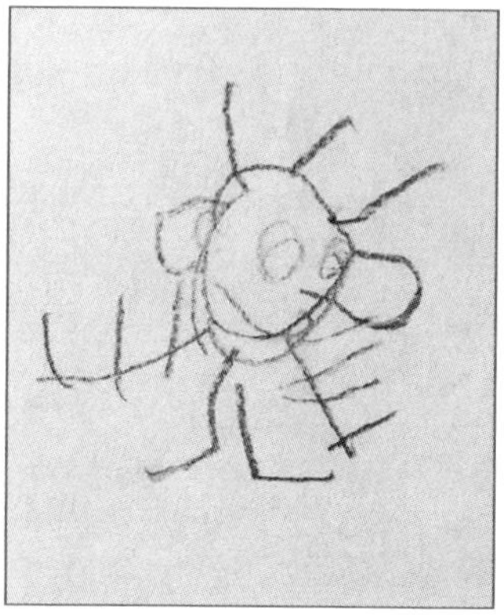

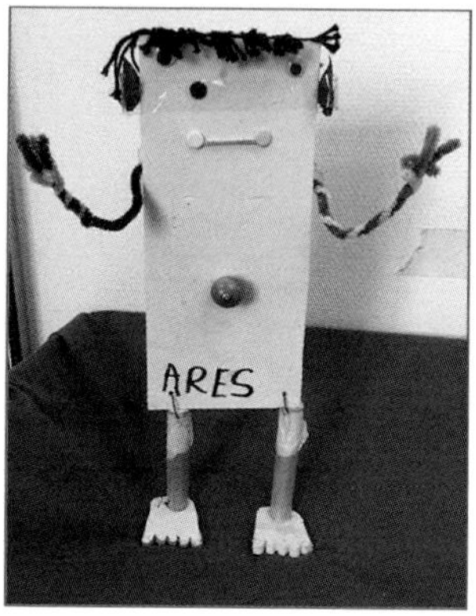

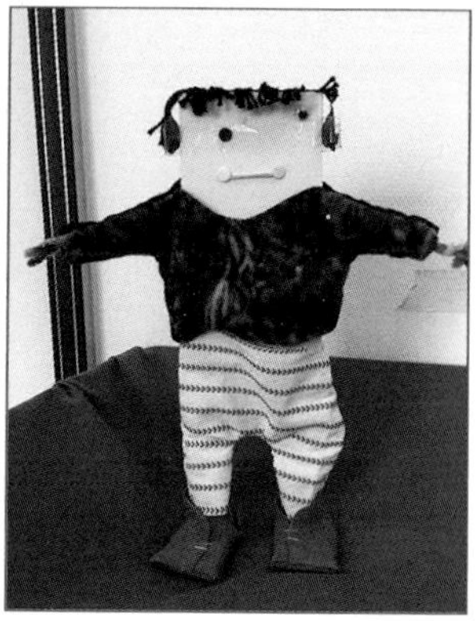

▶ Weitere Puppen, die ohne Plan entstanden sind

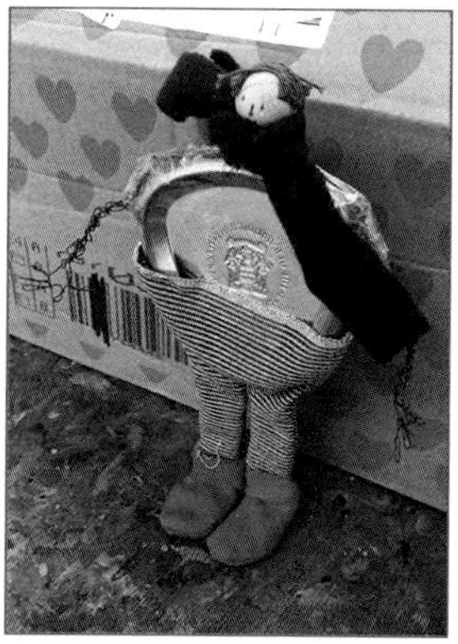

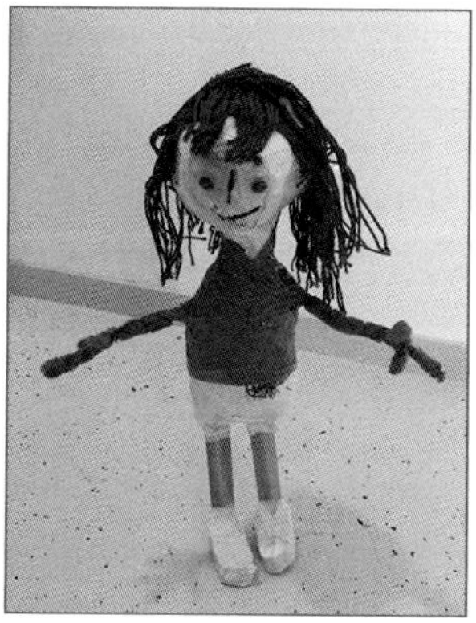

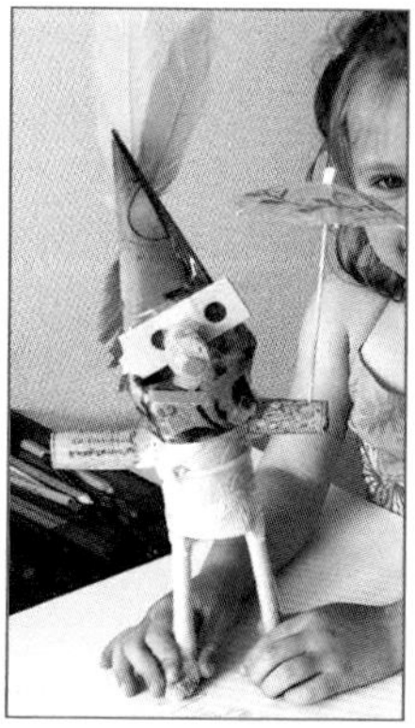

Beispiele für Tiere

▶ Eine Schildkröte mit Muschelpanzer

Der Körper der Schildkröte entstand ausgehend von der Plastikverpackung eines Kuchens, die der Junge im Materialschrank fand. Er suchte gezielt nach etwas Hartem für den Panzer und fand die Muscheln. Die restlichen Körperteile ergänzten wir Schritt um Schritt, immer indem er im Schrank nach etwas Passendem suchte (Entwicklungsstufen 4-5).

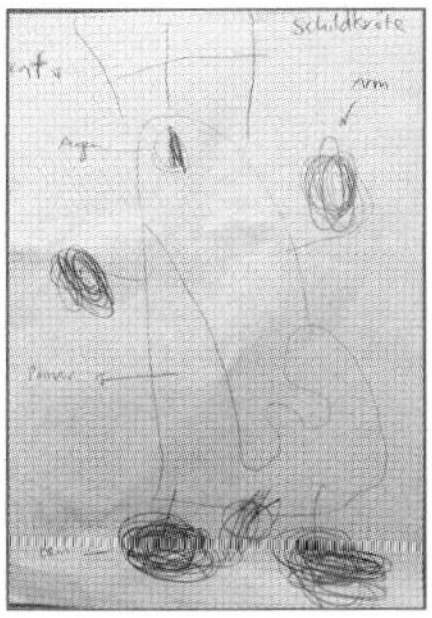

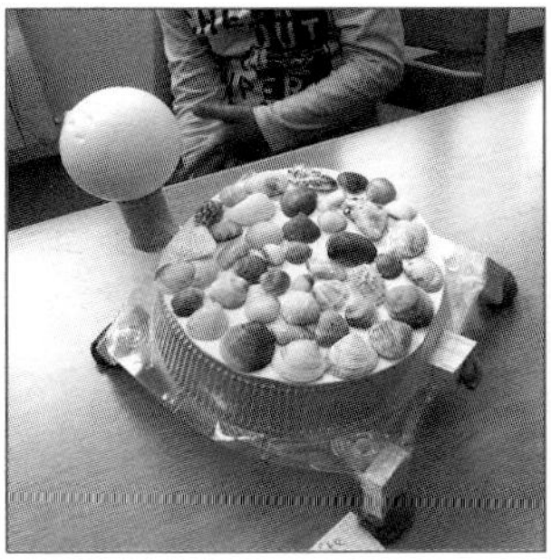

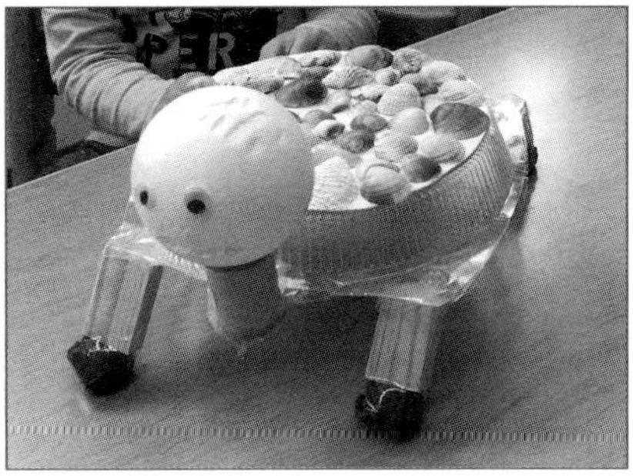

- Eine andere Schildkröte

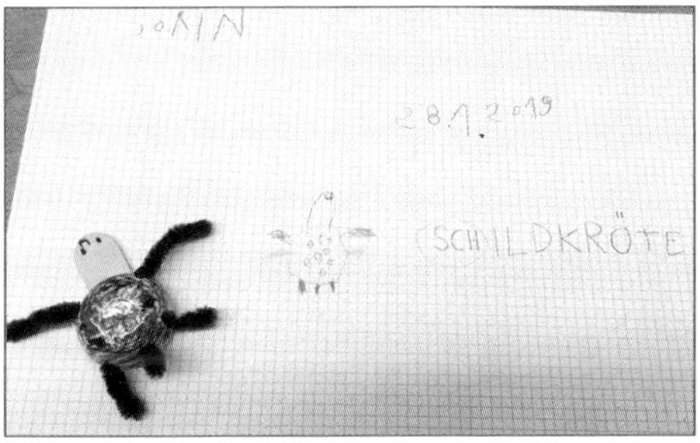

- Eine Giraffe

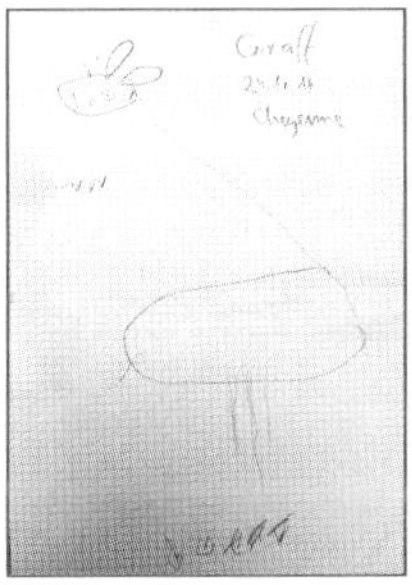

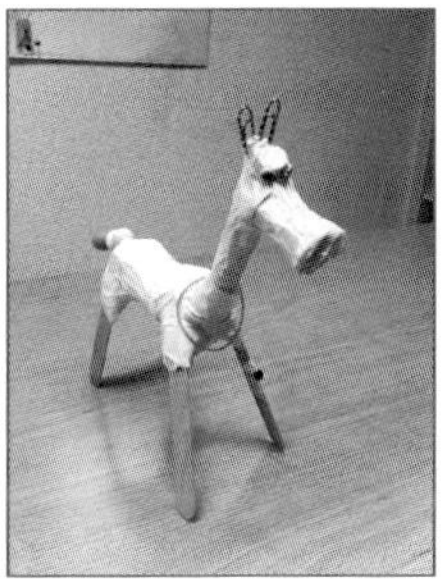

Verschiedene Häuser und Ställe

- **Kartonhaus mit Sitzplatz und Auto aus Plastikschale**
  (Entwicklungsstufe 4)

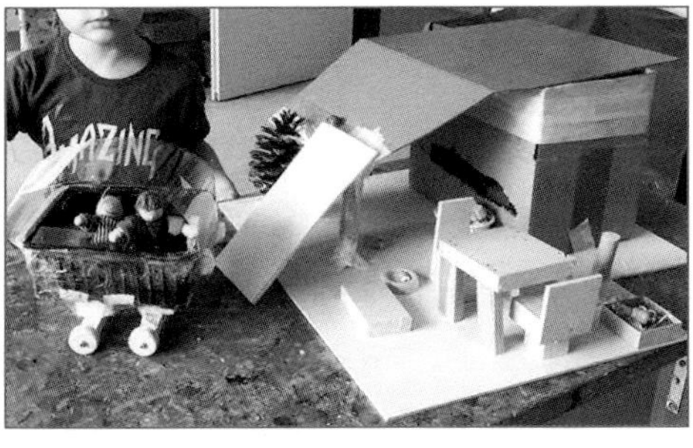

- **Kleines Kartonhaus mit Dachterrasse**
  (Entwicklungsstufe 3-4)

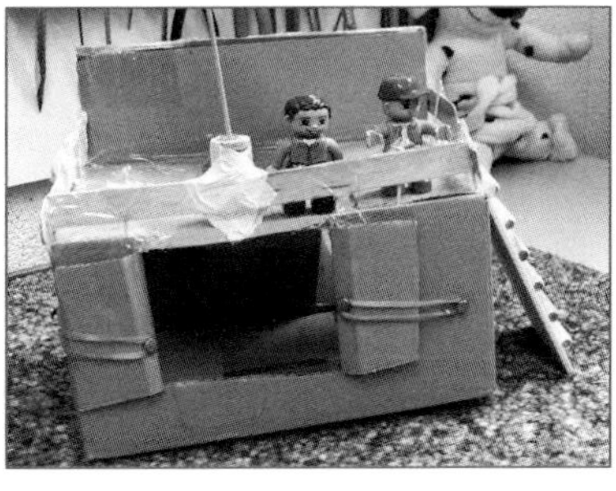

- **Holzhaus**
  (Entwicklungsstufe 5-6)

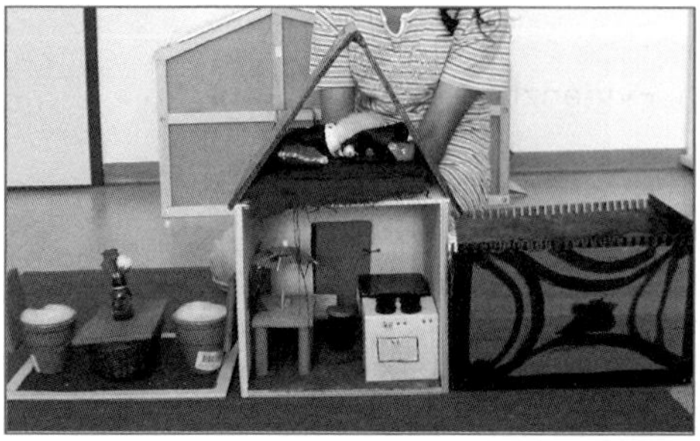

- **Stall für das Pferd**
  (Entwicklungsstufe 5)

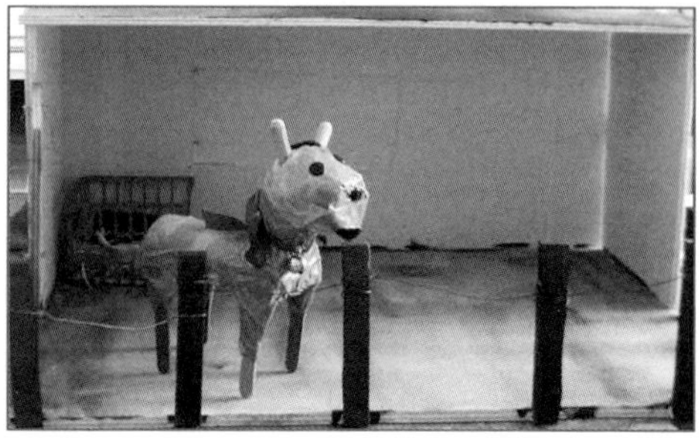

Da dem Mädchen während des Innenausbaus klar wurde, dass sie nicht für alles im Haus Platz hat, ergänzte sie das Projekt mit einem Sitzplatz und einem angebauten Badezimmer (rechts).

Verschiedene Fahrzeuge

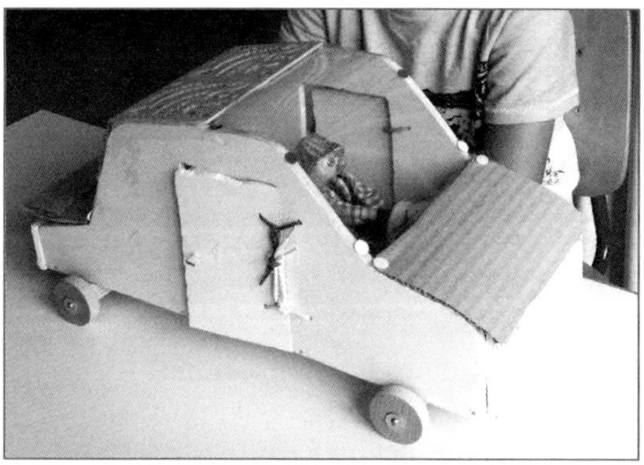

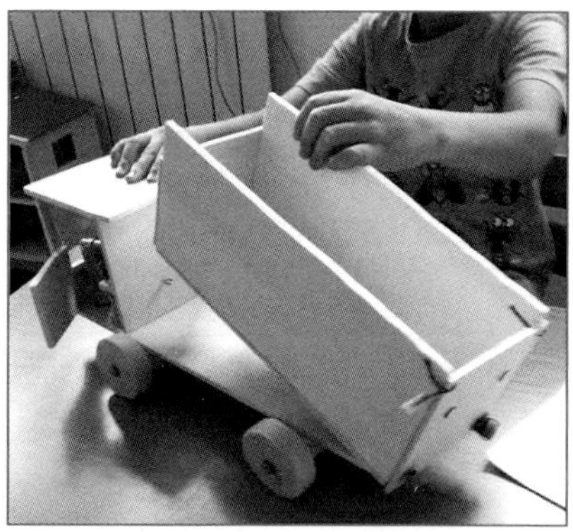

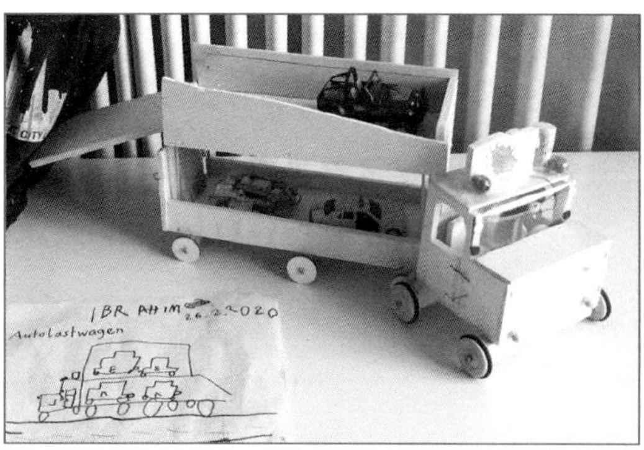

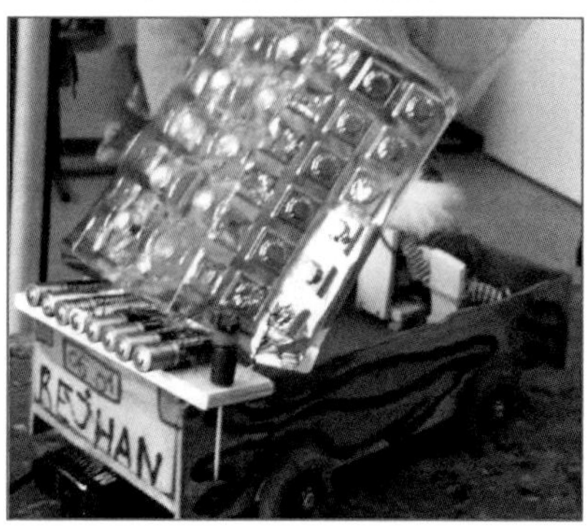

Literaturverzeichnis

AUER, W.-A. (2007): Sinnes-Welten. Die Sinne entwickeln. Wahrnehmung schulen. Mit Freude lernen. München: Kösel.

BEUSHAUSEN, U. & GRÖTZBACH, H. (2018): Evidenzbasierte Sprachtherapie. 2. überarbeitete Auflage. Idstein: Schulz-Kirchner.

BODROVA, E. & LEONG, D. J . (2016): Selbstregulation: Eine Basis für frühes Lernen. In: KUBESCH, S. (Hrsg.) (2016): Exekutive Funktionen und Selbstregulation. Neurowissenschaftliche Grundlagen und Transfer in die pädagogische Praxis. 2., aktualisierte und erweiterte Auflage. Bern: Hogrefe, 267-271.

BRUNSTING, M., HASLER, J., HELLER, L., LEMPEN, G. (2023): Von Lernschwierigkeiten zu Lernerfolgen – neue und bewährte Wege zu guten Exekutiven Funktionen. Grundlagen und Praxis in Schule und Therapie. Bern: Haupt.

BÜRKI GARAVALDI, M. (2007): Ausprobieren – notwendig für den Spracherwerb. SAL-Bulletin Nr. 123, 1-9.

BÜRKI GARAVALDI, M. (2005): Handlungs-Spiel-Räume und Sprache. Handlungs- und entwicklungsorientierte Sprachtherapie mit kleinen Kindern – Einblicke in Theorie und Praxis. 2. unveränderte Auflage. Luzern: SZH Edition.

BÜRKI GARAVALDI, M. (2004): Handlungs-Spiel-Räume und Sprache. Handlungs- und entwicklungsorientierte Sprachtherapie mit kleinen Kindern – Einblicke in Theorie und Praxis. 1. Auflage. Luzern: SZH Edition.

CENTER ON THE DEVELOPING CHILD, Harvard University (2016): Exekutive Funktionsfähigkeiten üben und verbessern – von der frühen Kindheit bis ins Jugendalter. In: KUBESCH, S. (Hrsg.) (2016): Exekutive Funktionen und Selbstregulation. Neurowissenschaftliche Grundlagen und Transfer in die pädagogische Praxis. 2., aktualisierte und erweiterte Auflage. Bern: Hogrefe, 295-321.

DELL, C. Jr. (1999): Therapie für das stotternde Schulkind. 2. überarbeitete Auflage. Jena: Demosthenes.

DIAMOND, A. (2014): Understanding Executive Functions: What helps or hinders them and how executive functions and language development mutually support one another. In: Perspectives on Language and Literacy, Spring 2014, 7-11.

DIAMOND, A. (2013): Executive Functions. In: The annual Review of Psychology, 135-168.

DIAMOND, A. & LEE, K. (2016): Interventionen, die sich bei der Entwicklung exekutiver Funktionen bei 4- bis 12-jährigen Kindern als hilfreich erwiesen haben. In: KUBESCH, S. (Hrsg.) (2016): Exekutive Funktionen und Selbstregulation. Neurowissenschaftliche Grundlagen und Transfer in die pädagogische Praxis. 2., aktualisierte und erweiterte Auflage. Bern: Hogrefe, 161-177.

EBERHART, J. (2016): Pädagogische Konzepte zur Förderung der exekutiven Funktionen und der Selbstregulation von Kindern und Jugendlichen. In: KUBESCH,

S. (Hrsg.) (2016): Exekutive Funktionen und Selbstregulation. Neurowissenschaftliche Grundlagen und Transfer in die pädagogische Praxis. 2., aktualisierte und erweiterte Auflage. Bern: Hogrefe, 217-229.

EICHHOLZER, M. (2017): Wissen oder Können? Handlungs- und entwicklungsorientierte Sprachtherapie. Berlin: Pro Business.

EICHHOLZER, M. (2012): Handlungs- und entwicklungsorientierte Sprachtherapie in Bildern. Berlin: Pro Business.

EICHHOLZER, M. (2010): Handeln Denken Sprache. Handlungs- und entwicklungsorientierte Sprachtherapie. Bern: Huber.

FOX-BOYER, A. (2023): Kindliche Aussprachestörungen. Phonologischer Erwerb, Differenzialdiagnostik, Therapie. 8., unveränderte Auflage. Idstein: Schulz-Kirchner.

FOX-BOYER, A. (2022): P.O.P.T. Psycholinguistisch orientierte Phonologie-Therapie. Therapiehandbuch. 4. Auflage. Idstein: Schulz-Kirchner.

GREENE, R. W. (2016): Kinder machen ihre Sache gut, wenn sie können. In: KUBESCH, S. (Hrsg.) (2016): Exekutive Funktionen und Selbstregulation. Neurowissenschaftliche Grundlagen und Transfer in die pädagogische Praxis. 2., aktualisierte und erweiterte Auflage. Bern: Hogrefe, 189-203.

HACHUL, C. & SCHÖNAUER-SCHNEIDER, W. (2012): Sprachverstehen bei Kindern. Grundlagen, Diagnostik und Therapie. München: Elsevier.

HAID, A. & STEINER J. (2021): Professionelles Handeln ist nicht nur auf Evidenzstudien angewiesen. In: logopädieschweiz 1/2021, 25-32.

HESS, K. (2022): Kinder brauchen Strategien. Eine frühe Sicht auf mathematisches Verstehen. 3. Auflage. Hannover: Kallmeyer.

KUBESCH, S. (Hrsg.) (2016): Exekutive Funktionen und Selbstregulation. Neurowissenschaftliche Grundlagen und Transfer in die pädagogische Praxis. 2., aktualisierte und erweiterte Auflage. Bern: Hogrefe.

KUBESCH, S. (2016a): Der Sport macht's. In: KUBESCH, S. (Hrsg.) (2016): Exekutive Funktionen und Selbstregulation. Neurowissenschaftliche Grundlagen und Transfer in die pädagogische Praxis. 2., aktualisierte und erweiterte Auflage. Bern: Hogrefe, 137-160.

LIEBERS, A., KUBESCH, S. & Hansen, S. (2016): Stopp oder es kracht! Die Drei aus Hirnschmalz. In: KUBESCH, S. (Hrsg.) (2016): Exekutive Funktionen und Selbstregulation. Neurowissenschaftliche Grundlagen und Transfer in die pädagogische Praxis. 2., aktualisierte und erweiterte Auflage. Bern: Hogrefe, 257-265.

MOTSCH, H.-J. (2004): Kontextoptimierung. Förderung grammatischer Fähigkeiten in Therapie und Unterricht. München: Reinhardt.

SANDRIESER, P. & SCHNEIDER, P. (2015): Stottern im Kindesalter. Forum Logopädie. 4., überarbeitete Auflage. Stuttgart: Thieme.

SCHMASSMANN, M. (1988): Hinten und vorne nicht drauskommen ... Magazin Primarschule 2/88, 2-9.

SCHMASSMANN, M. (1986): Mathematik im Kindergarten: Wirklichkeit abstrahierend ordnen. Der schweizerische Kindergarten, 1/86.

SCHMIDT, M. (2014): Kontextoptimierung für Kinder von 3-6 Jahren. 85 Praxiseinheiten für die Förderung grammatischer Fähigkeiten. 2., überarbeitete Auflage. München: Reinhardt.

WEIGL, I. & REDDEMANN-TSCHAIKNER, M. (2009): HOT – ein handlungsorientierter Therapieansatz für Kinder mit Sprachentwicklungsstörungen. 2., überarbeitete Auflage. Stuttgart: Thieme.

WENDLANDT, W. (1984): Zum Beispiel Stottern. Stolperdrähte, Sackgassen und Lichtblicke im Therapiealltag. München: Pfeiffer.

ZOLLINGER, B. (2015): Die Entdeckung der Sprache. 9., unveränderte Auflage. Bern: Haupt.

ZOLLINGER, B. (2004): Kindersprachen. Kinderspiele. Erkenntnisse aus der Therapie mit kleinen Kindern. Bern: Haupt.

ZOLLINGER, B. (2002): „Spätzünder“ oder „es kommt schon noch“. Eine Einführung in die frühe Sprachtherapie. In: ZOLLINGER, B. (Hrsg.) (2002): Wenn Kinder die Sprache nicht entdecken. Einblicke in die Praxis der Sprachtherapie. 2. Auflage. Bern: Haupt, 9-20.

Internetquellen

SCHMASSMANN, M. (2004): Kinder brauchen Zahlen. Mathematisches Denken pflegen und entwickeln. LERNEN ANREGEN, LERNWEGE BEGLEITEN. Fachreferate der Fachtagung für die Bildungsstufe VIER bis ACHT. März 2004 Bern © Verband Kindergärtnerinnen Schweiz KgCH 2004 (download)

Danksagung

Viele Menschen meines privaten und beruflichen Umfeldes haben zum Gelingen dieses Buchprojektes beigetragen. Ohne sie hätte ich den Schritt nicht gewagt. Sie motivierten mich immer wieder, dranzubleiben und halfen mir mit ihren kritischen Rückmeldungen und Anregungen. Es ist mir ein großes Anliegen, ihnen Danke zu sagen.

Maja Eichholzer bin ich sehr dankbar, dass ich durch sie die heos-Therapie kennenlernen durfte und sie bei mir das „heos-Feuer" entfachte. Bis zu ihrem Tod im Jahr 2018 blieb sie mit mir als Mentorin und Freundin verbunden und hat meine berufliche und persönliche Entwicklung maßgeblich geprägt.

Ganz herzlich danke ich meinen „heos-Kolleginnen" Claudia, Bettina und Anne für ihre wertvolle Unterstützung. Sie haben etliche Stunden ins kritische Studium meiner schriftlichen Kursunterlagen und meiner Manuskripttexte für dieses Buch investiert. Während vieler Sitzungen seit 2017 konnte ich enorm viel von unseren interessanten Diskussionen profitieren. Ihre Rückmeldungen motivierten mich immer wieder, die Texte zu überdenken und zu überarbeiten.

Regina bin ich enorm dankbar für ihre wertschätzende, ehrliche und professionelle Unterstützung während des gesamten Buchprojektes. Immer wieder half sie mir mit ihrer Außensicht und mit ihrer großen Erfahrung weiter und stellte mir zur richtigen Zeit die richtigen Fragen.

Meinen Teamkolleginnen Maaike, Melissa, Michaela, Chiara und Judith möchte ich für ihre vielseitige Unterstützung während unterschiedlicher Phasen des Buchprojektes danken. Sie boten sich an, Texte gegenzulesen, mir kritische Rückmeldungen zu geben, mit mir zu diskutieren und nach Lösungen zu suchen.

Meiner Arbeitgeberin, der logopädischen Vereinigung Oberrheintal, danke ich für die guten Arbeits- und Rahmenbedingungen, die eine professionelle Umsetzung des Berufsauftrags sowie eine intensive und kollegiale Zusammenarbeit im Team ermöglichen. Dank ihrer Erlaubnis, mich während der Weiterbildungszeit im Jahr 2021 intensiv mit der heos-Therapie und der aktuellen Fachliteratur auseinanderzusetzen, konnte ich das Buchprojekt starten.

Meine Praktikantinnen und verschiedene Kursteilnehmerinnen forderten mich mit ihren Fragen immer wieder heraus und motivierten mich, meine Arbeit zu reflektieren und die Orientierungshilfen zu entwickeln, die als Grundlage für dieses Buch dienten. Sie machten mir die Lernprozesse bewusst, die nötig sind, um diesen Therapieansatz zu verstehen.

Ich danke auch meinen bisherigen und aktuellen Therapie-Kindern und deren Eltern für ihr Vertrauen, das sie mir schenken. Die Kinder fordern mich immer wieder heraus und belohnen mich mit ihren Fortschritten sowie mit ihrem Lachen und den leuchtenden Augen, wenn sie ihre Freude zum Ausdruck bringen, weil sie eine Hürde überwinden konnten oder etwas Neues entdecken.

Magdalena danke ich für ihre Ermutigung, meine Erfahrungen aufzuschreiben. Jürgen bin ich dankbar, dass er für mich den Kontakt zum Verlag herstellte und mein Projekt unterstützte.

Meine Freundin Judith und Dragana, eine Mutter, deren Kind während längerer Zeit bei mir in Therapie war, boten sich an, meine Texte aus der Perspektive von Laien und aus Sicht einer Mutter zu lesen und kritische Rückmeldungen zu geben. Dafür danke ich ihnen herzlich.

Meinem Mann Jürg bin ich enorm dankbar, dass er mich während des Buchprojektes emotional und mit seinen kritischen Fragen unterstützte und mir den nötigen Freiraum gab.

Die Zusammenarbeit mit Doris Zimmermann und Susanne Koch vom Schulz-Kirchner-Verlag war für mich sehr angenehm. Sie trugen mit ihrer professionellen Begleitung einen wichtigen Teil dazu bei, dass ich dieses Buchprojekt zufrieden abschließen kann. Herzlichen Dank dafür.

Viele weitere Personen haben mich indirekt unterstützt, die ich leider nicht alle namentlich aufzählen kann. Trotzdem bin ich mir bewusst, dass sie im ganzen Prozess ebenfalls eine wichtige Rolle spielten. Dafür bin ich ihnen dankbar.

Maja Hirschbühl